国家卫生健康委员会
"十四五"规划新形态教材

全国高等学校教材

供护理学类专业高等学历继续教育等使用

社区护理学

U0276179

第 4 版

主　　编	涂　英　沈翠珍	
副 主 编	庄嘉元　宁艳花	

数字负责人　涂　英

编　　者	卜小丽	兰州大学护理学院
(以姓氏笔画为序)	王　筠	广州医科大学护理学院
	宁艳花	宁夏医科大学护理学院
	庄嘉元	福建医科大学护理学院
	闫贵明	天津医科大学护理学院
	李　慧	济宁医学院护理学院
	李现文	南京医科大学护理学院
	李春艳	湖南中医药大学护理学院
	杨　娟	吉林医药学院护理学院
	杨莉莉	浙江中医药大学护理学院
	沈翠珍	浙江中医药大学护理学院
	张　黎	重庆医科大学护理学院
	倪翠萍	中国医科大学护理学院
	涂　英	广州医科大学护理学院

秘　　书	王　筠	广州医科大学护理学院

人民卫生出版社
·北京·

图书在版编目（CIP）数据

社区护理学 / 涂英，沈翠珍主编. -- 4 版 . -- 北京 ：
人民卫生出版社，2024. 12. --（全国高等学历继续教育
"十四五"规划教材）. -- ISBN 978-7-117-37366-1

I. R473. 2

中国国家版本馆 CIP 数据核字第 2024EZ1856 号

社区护理学
Shequ Hulixue
第 4 版

主　　编	涂　英　沈翠珍
出版发行	人民卫生出版社（中继线 010-59780011）
地　　址	北京市朝阳区潘家园南里 19 号
邮　　编	100021
E – mail	pmph @ pmph.com
购书热线	010-59787592　010-59787584　010-65264830
印　　刷	人卫印务（北京）有限公司
经　　销	新华书店
开　　本	787×1092　1/16　　印张：18
字　　数	423 千字
版　　次	2007 年 8 月第 1 版　　2024 年 12 月第 4 版
印　　次	2024 年 12 月第 1 次印刷
标准书号	ISBN 978-7-117-37366-1
定　　价	59.00 元

打击盗版举报电话	010-59787491	E- mail	WQ @ pmph.com
质量问题联系电话	010-59787234	E- mail	zhiliang @ pmph.com
数字融合服务电话	4001118166	E- mail	zengzhi @ pmph.com

出版说明

为了深入贯彻党的二十大和二十届三中全会精神，实施科教兴国战略、人才强国战略、创新驱动发展战略，落实《教育部办公厅关于加强高等学历继续教育教材建设与管理的通知》《教育部关于推进新时代普通高等学校学历继续教育改革的实施意见》等相关文件精神，充分发挥教育、科技、人才在推进中国式现代化中的基础性、战略性支撑作用，加强系列化、多样化和立体化教材建设，在对上版教材深入调研和充分论证的基础上，人民卫生出版社组织全国相关领域专家对"全国高等学历继续教育规划教材"进行第五轮修订，包含临床医学专业和护理学专业（专科起点升本科）。

本套教材自1999年出版以来，为促进高等教育大众化、普及化和教育公平，推动经济社会发展和学习型社会建设作出了重要贡献。根据国家教材委员会发布的《关于首届全国教材建设奖奖励的决定》，教材在第四轮修订中有12种获得"职业教育与继续教育类"教材建设奖（1种荣获"全国优秀教材特等奖"，3种荣获"全国优秀教材一等奖"，8种荣获"全国优秀教材二等奖"），从众多参评教材中脱颖而出，得到了专家的广泛认可。

本轮修订和编写的特点如下：

1. 坚持国家级规划教材顶层设计、全程规划、全程质控和"三基、五性、三特定"的编写原则。

2. 教材体现了高等学历继续教育的专业培养目标和专业特点。坚持了高等学历继续教育的非零起点性、学历需求性、职业需求性、模式多样性的特点，贴近了高等学历继续教育的教学实际，适应了高等学历继续教育的社会需要，满足了高等学历继续教育的岗位胜任力需求，达到了教师好教、学生好学、实践好用的"三好"教材目标。

3. 贯彻落实教育部提出的以"课程思政"为目标的课堂教学改革号召，结合各学科专业的特色和优势，生动有效地融入相应思政元素，把思想政治教育贯穿人才培养体系。

4. 将"学习目标"分类细化，学习重点更加明确；章末新增"选择题"，与本章重点难点高度契合，引导读者与时俱进，不断提升个人技能，助力通过结业考试。

5. 服务教育强国建设，贯彻教育数字化的精神，落实教育部新形态教材建设的要求，配备在线课程等数字内容。以实用性、应用型课程为主，支持自学自测、随学随练，满足交互式学习需求，服务多种教学模式。同时，为提高移动阅读体验，特赠阅电子教材。

本轮修订是在构建服务全民终身学习教育体系、培养和建设一支满足人民群众健康需求和适应新时代医疗要求的医护队伍的背景下组织编写的，力求把握新发展阶段，贯彻新发展理念，服务构建新发展格局，为党育人，为国育才，落实立德树人根本任务，遵循医学继续教育规律，适应在职学习特点，推动高等学历医学继续教育规范、有序、健康发展，为促进经济社会发展和人的全面发展提供有力支撑。

新形态教材简介

　　本套教材是利用现代信息技术及二维码，将纸书内容与数字资源进行深度融合的新形态教材，每本教材均配有数字资源和电子教材，读者可以扫描书中二维码获取。

　　1. 数字资源包含但不限于PPT课件、在线课程、自测题等。

　　2. 电子教材是纸质教材的电子阅读版本，其内容及排版与纸质教材保持一致，支持多终端浏览，具有目录导航、全文检索功能，方便与纸质教材配合使用，可实现随时随地阅读。

获取数字资源与电子教材的步骤

❶ 扫描封底**红标**二维码，获取图书"使用说明"。

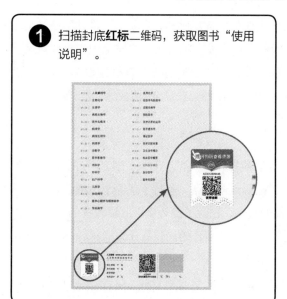

❷ 揭开红标，扫描**绿标**激活码，注册 / 登录人卫账号获取数字资源与电子教材。

❸ 扫描书内二维码或封底绿标激活码随时查看数字资源和电子教材。

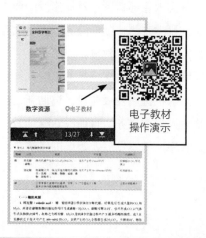

电子教材
操作演示

❹ 登录 zengzhi.ipmph.com 或下载应用体验更多功能和服务。

扫描下载应用

客户服务热线 400-111-8166

前　言

　　社区护理是将护理与医疗、预防、保健、康复、健康教育等有机融合，开展连续的、动态的、综合的护理服务，达到促进和维护人群健康的目的。随着我国人口老龄化加速、疾病谱变化、生育政策调整，人们对卫生服务的需求日益提高，社区卫生服务已成为提升人们健康素养、实现健康中国行动目标的关键要素。社区护理作为社区卫生服务的重要组成部分，在全生命周期健康管理中发挥着重要作用。《社区护理学》（第4版）教材正是在此背景下进行修订的。

　　本教材共十四章，内容包括绪论、社区健康教育与健康促进、社区人群健康管理、社区人群健康研究的流行病学方法、以社区为中心的护理、以家庭为中心的护理、社区儿童健康管理、社区妇女健康管理、社区老年人健康管理、社区慢性病患者健康管理、社区康复护理、社区安宁疗护、社区突发公共卫生事件的管理、社区中医药健康管理，涵盖了从事社区护理工作所需要的基本理论、基本知识与服务实践。

　　本教材的编写遵循继承性与创新性相结合、理论与实践相结合的原则，继承上版教材的基本内容，引入国内外社区护理的先进理念，紧贴我国基本公共卫生服务"专项"实践，增设了"互联网+"社区护理、卫生服务模式、重点人群健康管理、中医体质辨识等前沿内容，力求反映社区护理的新进展，提高了新版教材的高阶性、创新性、实用性。同时，本教材配有学习目标、相关链接、问题与思考、学习小结、复习思考题等模块，提供课件、自测题、在线课程等数字资源，帮助学生理解和巩固章节内容，可提高学生自主学习的兴趣和能力。

　　本教材适用范围广泛，可供护理学专业专科起点升本科学生、本科及专科学生、社区护士、护理教师及相应水平的读者学习使用。

　　在教材修订过程中，各位编者密切合作，严谨求实，精益求精，提出了许多宝贵建议，在此深表谢意。同时，向给予编者们大力支持和帮助的相关单位表示衷心感谢。

　　由于水平有限，教材中难免有不足或疏漏之处，恳请广大读者批评指正。

涂　英

2024年8月

目　录

第一章
绪论
001

第一节　社区 001
一、社区的概念 001
二、社区的分类 002
三、社区的特点 002
四、社区的功能 003
五、社区健康 003
第二节　社区卫生服务 004
一、社区卫生服务的概念 004
二、社区卫生服务的策略 004
三、社区卫生服务的对象 007
四、社区卫生服务的特点 007
五、社区卫生服务的功能 008
六、社区卫生服务的工作内容 008
七、社区卫生服务的组织与机构 009
八、社区卫生服务的运行模式 009
九、我国社区卫生服务的发展 011
第三节　社区护理 012
一、社区护理的概念 012
二、社区护理的特点 013
三、社区护理的伦理准则 013
四、社区护理的工作内容 013
五、社区护理的工作方法与技术 014
六、社区护士的基本要求 014
七、社区护理的发展 016

第二章
社区健康教育与
健康促进
020

第一节　社区健康教育 020
一、相关概念 020
二、健康教育相关理论 021
三、社区健康教育的对象 024
四、社区健康教育的内容 025
五、社区健康教育的形式 026
六、社区健康教育的程序 027
第二节　社区健康促进 030
一、相关概念 030
二、健康促进相关理论 032

三、健康促进的活动领域......034

四、健康促进的基本策略......035

五、社区健康促进的内容......036

第三章
社区人群健康
管理
038

第一节 概述......038

一、相关概念......039

二、健康管理的意义......040

三、健康管理的特点......040

四、健康管理的发展......040

五、健康管理的内容......041

六、社区护士在健康管理中的作用......045

第二节 社区人群健康管理模式......045

一、社区居民自我管理模式......045

二、以社区为导向的基层医疗模式......046

第三节 社区健康信息化管理......047

一、社区居民健康档案的概念......047

二、建立社区居民健康档案的目的......047

三、社区居民健康档案的基本内容......048

四、社区居民健康档案管理......049

第四章
社区人群健康
研究的流行病
学方法
053

第一节 概述......053

一、相关概念......053

二、流行病学的特征......056

三、流行病学的功能......057

四、流行病学研究方法......058

第二节 流行病学在社区人群健康研究
中的应用......061

一、社区卫生服务中常用的流行病学方法......061

二、社区卫生服务中常用的流行病学统计
指标......065

三、流行病学方法在社区护理中的应用......069

第五章
以社区为中心的
护理
071

第一节 社区健康护理程序......071

一、社区健康护理评估......071

二、社区健康护理诊断......074

三、社区健康护理计划......076

四、社区健康护理实施......077

五、社区健康护理评价......078

第二节 奥马哈系统......079

一、奥马哈系统的发展史......079

二、奥马哈系统的结构框架 ⋯⋯⋯⋯⋯⋯080
三、奥马哈系统的使用步骤 ⋯⋯⋯⋯⋯⋯081
第三节　社区健康护理常用模式 ⋯⋯⋯⋯082
一、"以社区为服务对象"模式 ⋯⋯⋯⋯082
二、"公共卫生护理概念"模式 ⋯⋯⋯⋯085
三、"以社区为焦点的护理程序"模式 ⋯⋯086
四、"公共卫生干预轮"模式 ⋯⋯⋯⋯⋯086

第六章
以家庭为中心的
护理
090

第一节　家庭 ⋯⋯⋯⋯⋯⋯⋯⋯⋯⋯⋯090
一、家庭的概念 ⋯⋯⋯⋯⋯⋯⋯⋯⋯⋯090
二、家庭类型 ⋯⋯⋯⋯⋯⋯⋯⋯⋯⋯⋯091
三、家庭结构 ⋯⋯⋯⋯⋯⋯⋯⋯⋯⋯⋯092
四、家庭功能 ⋯⋯⋯⋯⋯⋯⋯⋯⋯⋯⋯093
五、家庭资源 ⋯⋯⋯⋯⋯⋯⋯⋯⋯⋯⋯094
六、家庭生活周期及其发展任务 ⋯⋯⋯⋯094
七、家庭健康 ⋯⋯⋯⋯⋯⋯⋯⋯⋯⋯⋯095
第二节　家庭健康护理 ⋯⋯⋯⋯⋯⋯⋯⋯097
一、家庭健康护理的概念 ⋯⋯⋯⋯⋯⋯⋯097
二、家庭健康护理的目的 ⋯⋯⋯⋯⋯⋯⋯097
三、家庭健康护理的内容 ⋯⋯⋯⋯⋯⋯⋯098
四、家庭健康护理的原则 ⋯⋯⋯⋯⋯⋯⋯098
第三节　家庭健康护理程序 ⋯⋯⋯⋯⋯⋯099
一、家庭健康护理评估 ⋯⋯⋯⋯⋯⋯⋯⋯099
二、家庭健康护理诊断 ⋯⋯⋯⋯⋯⋯⋯⋯103
三、家庭健康护理计划 ⋯⋯⋯⋯⋯⋯⋯⋯103
四、家庭健康护理实施 ⋯⋯⋯⋯⋯⋯⋯⋯104
五、家庭健康护理评价 ⋯⋯⋯⋯⋯⋯⋯⋯104
第四节　家庭访视 ⋯⋯⋯⋯⋯⋯⋯⋯⋯⋯105
一、概述 ⋯⋯⋯⋯⋯⋯⋯⋯⋯⋯⋯⋯⋯105
二、家庭访视程序 ⋯⋯⋯⋯⋯⋯⋯⋯⋯⋯106
三、家庭访视中的沟通技巧 ⋯⋯⋯⋯⋯⋯108
第五节　居家护理 ⋯⋯⋯⋯⋯⋯⋯⋯⋯⋯109
一、概述 ⋯⋯⋯⋯⋯⋯⋯⋯⋯⋯⋯⋯⋯109
二、居家护理的形式 ⋯⋯⋯⋯⋯⋯⋯⋯⋯111
三、居家护理风险防范 ⋯⋯⋯⋯⋯⋯⋯⋯114

第七章
社区儿童健康
管理
117

第一节　社区儿童保健 ⋯⋯⋯⋯⋯⋯⋯⋯117
一、儿童保健的概念与意义 ⋯⋯⋯⋯⋯⋯117
二、儿童各阶段生长发育与行为特点 ⋯⋯118
三、社区儿童健康管理的内容 ⋯⋯⋯⋯⋯119

　　　　　四、家庭在社区儿童保健中的作用................119

　　　　第二节　社区0~6岁儿童的健康管理................120
　　　　　一、预防接种................120
　　　　　二、新生儿家庭访视................124
　　　　　三、健康监测................126
　　　　　四、保健指导................127

第八章
社区妇女健康
管理
135

　　　　第一节　社区妇女保健................135
　　　　　一、社区妇女保健的概念与意义................135
　　　　　二、妇女保健的主要统计指标................136
　　　　　三、社区妇女保健的内容................137

　　　　第二节　社区孕产妇的健康管理................143
　　　　　一、服务对象................143
　　　　　二、服务内容................143
　　　　　三、服务流程................145
　　　　　四、服务要求................145

第九章
社区老年人健康
管理
149

　　　　第一节　社区老年人群保健................149
　　　　　一、相关概念................149
　　　　　二、老年保健原则................150
　　　　　三、老年人健康服务需求................150
　　　　　四、老年人健康综合评估方法................151

　　　　第二节　社区老年人群的健康服务................152
　　　　　一、保健指导................152
　　　　　二、老年人常见疾病的预防与护理................155

　　　　第三节　社区65岁及以上老年人的
　　　　　　　　健康管理................157
　　　　　一、健康管理服务................157
　　　　　二、医养结合服务................158
　　　　　三、失能老年人长期照护服务................160

第十章
社区慢性病患者
健康管理
164

　　　　第一节　概述................164
　　　　　一、慢性病的概念................164
　　　　　二、慢性病的特点................165
　　　　　三、慢性病的危险因素................165
　　　　　四、慢性病的流行状况................166

　　　　第二节　慢性病社区管理................167
　　　　　一、社区慢性病管理的意义、原则与
　　　　　　　策略................167

二、社区慢性病管理流程......168

三、社区慢性病管理模式......170

四、社区护士在慢性病管理中的作用......173

第三节　常见慢性病患者的社区管理与
　　　　居家护理......173

一、高血压......174

二、2型糖尿病......178

三、严重精神障碍......184

**第十一章
社区康复护理
189**

第一节　概述......189

一、相关概念......189

二、社区康复护理的原则......190

三、社区康复护理的对象......190

四、社区康复护理的内容......191

第二节　社区康复护理技术与方法......191

一、社区康复护理评估......191

二、社区康复护理常用技术......195

第三节　社区常见疾病患者的康复护理......201

一、脑卒中患者的康复护理......201

二、慢性阻塞性肺疾病患者的康复护理......205

**第十二章
社区安宁疗护
210**

第一节　概述......210

一、安宁疗护的概念与意义......211

二、安宁疗护的原则......212

三、安宁疗护的对象......213

四、安宁疗护的形式......213

第二节　社区安宁疗护措施......214

一、常见症状的舒缓护理......214

二、心理护理和人文关怀......218

第三节　死亡教育......221

一、死亡教育的概念与意义......221

二、死亡教育的内容......221

三、死亡教育的方法......222

**第十三章
社区突发公共卫
生事件的管理
224**

第一节　概述......224

一、相关概念......225

二、突发公共卫生事件的分级......226

三、突发公共卫生事件应急管理的组织
　　体系与模式......227

第二节　突发公共卫生事件的应急管理……228
　　一、突发公共卫生事件的预警管理……228
　　二、突发公共卫生事件应急处理……232
第三节　社区突发传染病的应急管理……235
　　一、传染病的分类管理……235
　　二、常见传染病的预防与管理……237

第十四章
社区中医药健康
管理
243

第一节　概述……243
　　一、社区中医药健康管理的目的……243
　　二、社区中医药健康管理的优势……243
　　三、社区中医药健康管理的内容……244
第二节　社区常用中医适宜技术……245
　　一、拔罐疗法……245
　　二、艾灸法……246
　　三、刮痧疗法……247
　　四、推拿……248
　　五、敷药法……249
第三节　中医体质辨识……250
　　一、中医体质辨识的概念……250
　　二、中医体质辨识的内容与方法……251
　　三、中医体质辨识的应用……257

推荐阅读
264

附录
266

附录1　第1次产前检查服务记录表……266
附录2　第2~5次产前随访服务记录表……267
附录3　产后访视记录表……268
附录4　产后42日健康检查记录表……269
附录5　高血压患者随访服务记录表……270
附录6　2型糖尿病患者随访服务记录表……271
附录7　严重精神障碍患者个人信息
　　　　补充表……272
附录8　严重精神障碍患者随访服务
　　　　记录表……273

索引
274

第一章　绪论

学习目标	
知识目标	1. 掌握　社区的概念、特点；社区卫生服务的概念、对象、内容；社区护理的概念、内容、工作方法与技术。 2. 熟悉　社区的分类、功能；社区卫生服务的策略、特点、功能、组织与机构、运行模式；社区护理的特点、伦理准则、发展；社区护士的角色、任职条件、能力要求。 3. 了解　健康社区的定义、发展；我国社区卫生服务的相关政策。
能力目标	1. 能根据三级预防的策略为服务对象制订社区护理措施。 2. 能根据家庭医生签约服务的工作内容发挥社区护士的角色功能。
素质目标	树立"大健康"观念，具有促进与维护社区人群健康的使命感，认同社区护士的职业价值。

社区护理学是综合运用护理学与公共卫生学的理论与技术，适应社区内个人、家庭和群体健康需求的一门应用性学科。1997年我国国务院发布《关于卫生改革与发展的决定》以来，社区卫生服务和社区护理工作不断发展，为提高全民健康水平发挥了重要作用。随着2019年通过的《中华人民共和国基本医疗卫生与健康促进法》自2020年6月1日起施行，我国医疗卫生与健康事业深入发展，推进了健康中国建设。2023年，中共中央、国务院印发《关于进一步完善医疗卫生服务体系的意见》，要求满足群众全方位、全周期健康需要，促进卫生健康事业高质量发展。社区护理作为社区卫生服务的组成部分，在社区公共卫生和基本医疗服务中发挥着非常重要的作用。

第一节　社区

社区是构成社会的基本单位，是人们在地域中的社会性集合和组织。它由许多的家庭、机构和团体组成，与人们的生活和健康息息相关。它是社区护士开展社区护理工作的场所。

一、社区的概念

社区（community）一词源于拉丁语，原意是亲密的关系和共同的东西。1881年德国社会学家 F. Tönnies 最早提出"社区"的概念，他认为，社区是由具有共同的习俗和价值观念的同质人口组成的、关系密切的社会团体或共同体。我国社会学家费孝通于 20 世纪 30 年代首次引入 community，并翻译成"社区"。费孝通认为："社区是若干社会群体（家族、氏族）或社会组织（机关、团体）聚集在某一个地域里所形成的在生活上相互关联的大集体。"社区在不同国家的表现形式有差异，各国学者从不同的角度解释"社区"的内涵。1978 年在哈萨克斯坦的阿拉木图召开的国际初级卫生保健会议上，社区被定义为："以某种形式的社会组织或团体结合在一起的一群人。"世界卫生组织（World Health Organization，WHO）认为，社区是由共同地域、共同价值或利益体系所决定的社会群体，其成员之间相互认识、相互沟通及影响，在一定的社会结构及范围内产生及表现其社会规范、社会利益、价值观念及社会体系，并完成其功能。

二、社区的分类

根据人群的特点，可将社区分为以下三类。

1. 居住在相同地域的社区　大部分社区根据地理位置划分，主要有城市和农村两大社区。

2. 具有共同兴趣或目标的社区　人们因某些共同兴趣或目标而联系在一起构成的社区。因此，任何一个具有一定数量人群的社会团体、机构都可以构成一个社区，如学校社区、商业社区、旅游社区。

3. 解决共同健康问题的社区　人们因为解决共同健康问题而结合起来构成的社区。例如，癌症患者自发组织起来成立癌症患者协会，定期聚集交流治疗经验，相互鼓励。

三、社区的特点

社区作为一种社会形式，具有以下四个特点。

1. 人口是构成社区的第一要素　人口要素包括社区人口的数量、质量、结构和分布，体现出社区的风貌和特点。社区人口数量过多或过少都不利于社区的正常分工和协作。WHO 认为一个代表性的社区，人口数量在 10 万~30 万。在我国，社区人口一般为 3 万~10 万。社区人口的质量、结构及分布反映了这个社区的人口关系和整体面貌。

2. 地域是社区存在的基本自然环境条件　社区是地理空间和社会空间的有机结合，这种结合决定了社区的性质和未来的发展前途，如文化社区、工业社区、商业社区等。WHO 的量化标准是：一个代表性的社区，面积在 5 000~50 000km^2。在我国，城市社区按街道办事处或居委会管辖范围设置，农村社区按乡镇和村划分。

3. 社区认同是社区性质的重要标志　社区人群具有相似的文化背景、行为模式、价值观念，因共同利益、问题和需求而联系在一起，比较容易产生共同的社会意识、行为规范、生活方式、文化氛围等，从而形成了社区内在的同质性。这种同质性有利于增强社区居民的凝聚力和归属感，便于对社区进行管理。

4. 社区结构是衡量社区发达程度的标准　社区结构是指社区内的各种社会群体和组织及其相互关系。社区有生产、教育、医疗、娱乐、商业、交通通信等组织机构，能满足居民的物质和精神需要。同时，社区通过居委会、派出所等基层管理机构，联合解决户籍、治安、环境卫生、生活福利等居民面临的问题，制定和执行相应的行为规范和条例制度，以规范人们的行为，协调人际关系。

四、社区的功能

为了满足社区人群的需要，社区应具备以下五种功能。

1. 社会化功能　社会化是个体融入现实社会的起点。个体的社会化过程就是在社会文化的熏陶下，自然人转变为社会人的过程。通过社区管理、社区教育活动、居民相互影响等方式，个体形成社区特有的风俗习惯、文化特征、价值观念和意识形态，从而完成了社区的社会化功能。

2. 生产、分配及消费的功能　社区具有协调和利用资源的功能，以满足社区居民的需要。社区内有工厂生产产品，有商店销售产品，有居民购买产品，形成一个小社会。目前，由于社会的发展、交通和通信设备的便利、生活圈的扩大，生产、分配及消费的需求已不局限于本社区内。

3. 社会参与和归属的功能　社区内的组织和社团通过举办活动，为社区居民提供自由参与和互相交流的机会，可以满足人们自我实现和社会化的需要，产生大家庭似的归属感，同时增强了社区居民的凝聚力。

4. 社会控制功能　社区制定各种规章制度，规范人们的道德行为，如制定社区内防止污染、垃圾处理和治安保卫等相关规定，以维持社区环境和社会秩序，有效地保障居民的权利与安全。我国城市的街道和居民委员会、农村的镇和村民委员会，是人民群众直接管理自己事务的组织形式。

5. 相互支持及福利功能　是指社区邻里间的相互帮助和社区内的养老院、福利院、活动中心等福利机构对居民的援助。如社区居民，尤其是社区的老、幼、妇、病（慢性病患者）、残（残疾人）处于疾病或功能康复期经济困难时，社区能提供援助，满足其需求。

五、社区健康

1989年，WHO对健康的定义是"健康不仅是没有疾病，而且包括躯体健康、心理健康、社会适应良好和道德健康"，体现了生理、心理、社会、道德四个方面健康的重要性，强调了个体不仅要对自己的健康负责，还应为社会群体的健康承担社会责任。

（一）健康社区的概念

健康社区（healthy community）是指拥有健康的物质环境、人文环境和人群的社区。主要包括社区健康政策、健康管理、健康环境和健康人群。

健康社区是社区发展的重要目标和社区综合实力的重要标志，具有相对性和动态性。个体组成家庭，家庭是社区的基本单位，个体的健康直接影响家庭健康，家庭也会对个体健康造成影响，而社区环境会直接影响他们的健康活动。因此，一方面要进行社区健康评估，及时发现社区健康问题；另一方面，要提高社区居民的健康素养，激励居民积极营造健康社区环境，参与健康促进、解决社区健康问题等活动。健康社区是健康城市的基础，是实现健康城市最理想的场所。

（二）健康社区的发展

20世纪60年代末，美国最先提出"健康社区"的概念，要求政府、组织、企业与从事健康促进的部门进行沟通，提出满足群众健康需求的措施，从而解决当地的健康问题，提高人们的生活质量和健康水平。20世纪80年代，WHO启动"健康城市计划"，倡导"健康社区"全球战略行动。通过健康社区建设，创造安全、舒适、满意、愉悦的生活、工作、休闲条件，获取一个可持续发展的、对健康支持的环境。以健康社区为载体，进行城市建设，是确保健康城市可持续发展的关键。

相关链接 | **健康社区运动**

随着社会政治、经济、文化的发展，人们日益关注社区的健康问题。1985年，加拿大首先开展健康社区运动，并于1988年形成健康社区网络，覆盖了加拿大全国200个社区。健康社区运动的目的是动员全社会力量参与，系统解决社区的健康问题，建立健康促进的长效机制，维护和促进社区居民的健康，为创建和谐社会、健康城市奠定基础。此后，在WHO的推动下，逐渐成为全球性运动，尤其在美国和欧洲，健康社区运动取得了长足的发展。21世纪初，我国已经有许多城市开展创建健康社区的活动，逐步认识到健康与城市可持续发展有相辅相成、密不可分的关系，促进了健康城市的建设。社区卫生服务中心在其中所起到的作用非常重要。2016年，全球100多个城市的市长相聚于中国上海，达成《健康城市上海共识》，坚定不移地推进健康城市行动计划。

第二节　社区卫生服务

社区卫生服务是社区建设的重要内容。它以基层社区卫生服务机构为主体，开展社区定向的卫生服务，满足居民日益增长的医疗卫生服务需求。

一、社区卫生服务的概念

社区卫生服务（community health service，CHS）又称社区健康服务，我国1999年颁布的《关于发展城市社区卫生服务的若干意见》提出：社区卫生服务是社区建设的重要组成部分，是在政府领导、社区参与、上级卫生机构指导下，以基层卫生机构为主体，全科医师为骨干，合理使用社区资源和适宜技术，以人的健康为中心、家庭为单位、社区为范围、需求为导向，以妇女、儿童、老年人、慢性病患者、残疾人等为重点，以解决社区主要卫生问题、满足基本卫生服务需求为目的，融预防、医疗、保健、康复、健康教育、计划生育技术服务为一体，有效、经济、方便、综合、连续的基层卫生服务。

二、社区卫生服务的策略

（一）公共卫生

1. 公共卫生的概念　美国公共卫生学家 Charles Winslow 教授认为，公共卫生（public health）是指通过组织社会力量，高效率地预防疾病、延长寿命、促进心理和身体健康的科学和艺术。目前该定义被广泛采用。

公共卫生的宗旨是预防和控制疾病、保障和促进公众健康。公共卫生的基本属性是公共性、公益性和公平性。

2. 公共卫生的功能　主要包括：① 预防疾病的发生和传播；② 保护环境免受破坏；③ 预防意外伤害；④ 促进和鼓励健康行为；⑤ 对灾害作出应急反应；⑥ 保证卫生服务的有效性和可及性。只有在政府主导下发挥公共卫生的功能，才能达到保障公众健康的目的。

3. 公共卫生的措施　公共卫生措施是以预防医学的基本观念和理论为基础，根据公共卫生的宗旨和功能所采取的社会性实践的总称，体现在以下几个方面。

（1）预防性卫生服务：包括免疫接种、计划生育、妇幼卫生、老年保健、健康体检、爱国卫生运动等。

（2）疾病预防与控制：包括环境中有害因素的控制、突发公共卫生事件的控制、传染性疾病和地方病的防治与监测、职业卫生与安全、意外伤害的预防与服务、食品安全的保障等。

（3）健康促进：包括传播健康知识、改变不良卫生习惯和行为、加强体育锻炼和社会适应、促进合理营养、减少精神紧张和社会压力等。

（4）卫生服务研究：包括制定卫生法规、合理使用卫生资源、改进医疗卫生服务、优化卫生机构管理、收集与分析卫生统计资料等。

（二）三级预防

疾病的自然发生、发展过程可分为易感染期、临床前期、临床期、残障期、死亡五期。根据疾病发生发展过程及健康影响因素的作用规律，在实施公共卫生服务时，将疾病预防策略按等级分类，称为三级预防（three levels of prevention）。三级预防是公共卫生的重要策略，在社区卫生服务中发挥着主要作用。

1. 第一级预防（primary prevention）　亦称为病因预防，是在疾病尚未发生时针对致病因素（或危险因素）采取的综合性预防措施。其目的是保护健康人群，预防危险因素的发生和作用，尽可能减少疾病的发生，也是预防疾病和消灭疾病的根本措施。第一级预防的基本原则是合理膳食、适量运动、戒烟限酒、心理平衡。第一级预防的主要内容包括以健康教育、自我保健、环境保护和检测为中心的健康促进，以及对病因（危险因素）明确或具备特异预防手段的疾病采取的健康保护。

2. 第二级预防（secondary prevention）　亦称临床前期预防，是在疾病的临床前期做好早期发现、早期诊断、早期治疗的"三早"预防措施。其目的是防止或减缓疾病发展。通过普查、定期体检、高危人群筛查及监护等方法早期发现健康问题。早期诊断和早期治疗则需通过提高医疗水平来实现。

3. 第三级预防（tertiary prevention）　亦称临床期预防，是在发病期对患者采取对症治疗、康复治疗的措施。其目的是防止疾病恶化及减少残障、提高生存质量、延长寿命、降低死亡率。措施包括专科治疗、建立家庭病床、社区康复、心理咨询和指导。

（三）初级卫生保健

1. 初级卫生保健的概念　1977年5月，在第30届世界卫生大会上，WHO提出"2000年人人享有健康（health for all by the year 2000，HFA/2000）"的全球卫生战略目标。为推动全球卫生战略目标的实现，1978年9月，WHO和联合国儿童基金会在哈萨克斯坦的阿拉木图联合召开了国际初级卫生保健会议，通过了《阿拉木图宣言》，正式提出了"初级卫生保健"的概念，并指出初级卫生保健是实现"2000年人人享有健康"这一目标的基本策略和关键途径。

初级卫生保健（primary health care，PHC）是指最基本的、人人都能得到的、体现社会平等权利的、人民群众和政府都能负担得起的卫生保健服务，又称基本卫生保健。其核心是人人公平享有，手段是适宜技术和基本药物，筹资以公共财政为主，受益对象是社会全体成员。

2. 实施初级卫生保健的基本原则

（1）资源分配合理：把较多的卫生资源投放到基本的卫生保健服务中，使人们接受卫生服务的机会均等，尤其是给予弱势群体足够的医疗救助。

（2）社区参与：在政府统一领导下，社区居民积极主动地参与当地卫生保健活动，成为卫生保健机构的合作者和健康促进的倡导者。

（3）预防为主：这是初级卫生保健的显著特征。预防有利于充分利用卫生保健资源，满足大多数人的卫生保健需求。

（4）适宜技术：初级卫生保健工作者提供或使用既科学又易于推广、适合当地社会经济发展水平、能为广大群众所接受的技术和方法。

（5）综合利用：初级卫生保健的实施涉及卫生服务、营养、教育、住房等诸多方面，必须动员全社会各领域与相关部门密切配合、相互支持。

（6）转诊合理：建立健全双向转诊制度，做到小病在社区，大病在医院，康复回社区，以合理、有效利用卫生保健资源。

3. 初级卫生保健的基本内容

（1）促进健康：通过健康教育和各种政策、法规等社会环境支持，人们养成良好的行为和生活方式，保持良好的身体和心理状态，提高健康素养和自我保健能力，消除和减轻影响健康的危险因素，提高生命质量。

（2）预防保健：在未发病或发病前期采取针对性的措施，预防各种疾病的发生、发展和流行，为妇女、儿童和老年人等特殊人群提供针对性的保健服务，如开展预防接种、疾病筛查、慢性病管理等。

（3）合理诊疗：为社区居民提供及时、可及、有效的基本医疗服务，做到疾病的早发现、早诊断、早治疗，在发病初期即能采取适宜、有效的措施，防止疾病恶化或迁延，促进早日痊愈。

（4）康复防残：通过医学、教育、职业、社会等综合措施，加强失能者、残疾者的生理、心理和社会的康复治疗，最大限度恢复其功能，以适应社会生活。

三、社区卫生服务的对象

社区卫生服务的对象是社区内全体人群，按照其健康状况和卫生服务需求，可将社区卫生服务对象分为五类人群。

1. 健康人群 健康人群的特点有：① 身体健康，即身体结构完好和功能正常；② 心理健康，即正确地认识自我和适应环境；③ 良好的社会适应能力，即个人行为与社会规范相一致；④ 道德健康，即能按社会行为的规范准则来约束及支配自己的行为。随着人们对健康的重视，健康人群成为社区卫生服务的主要对象。

2. 亚健康人群 亚健康指介于健康与疾病之间，机体出现结构和功能减退、心理失衡，可以向疾病发展或健康逆转的中间状态，有人称之为第三状态。其特点为机体活力降低、反应能力减退、适应能力下降及工作效率低下等，同时，无临床检查证据。亚健康状态往往不被个人所意识，不为医学所确认。因此，亚健康人群应成为社区卫生服务的重点对象，得到及时的健康照顾。

3. 高危人群 高危人群是指明显存在某些健康危险因素的人群，其疾病发生的概率明显高于其他人群。健康危险因素是指机体内、外环境中存在与疾病发生、发展及死亡有关的诱发因素，如不良生活方式、职业危险因素、家族危险因素等。

4. 重点人群 重点人群是指出于各种原因需要在社区得到特殊保健服务的人群，如0~6岁儿童、孕产妇、老年人及残疾人等人群。

5. 患病人群 患病人群是指患有各种疾病的人群，如慢性病患者、严重精神障碍患者等。居家患者是社区卫生服务的重要对象。

四、社区卫生服务的特点

与医院服务相比，社区卫生服务具有以下特点。

1. 基础性 社区卫生服务包括基本公共卫生服务、基本医疗服务，可为社区居民提供最基本的预防、医疗、保健、康复服务，满足他们的健康需求。

2. 综合性 社区卫生保健人员必须具有内、外、妇、儿各专科及老年医学、康复医学、精神病学、营养学等多学科或跨学科的知识和技能，才能为居民提供优质的卫生保健服务。

3. 持续性 社区卫生服务不因某一健康问题的解决而终止，而是根据生命周期各阶段及疾病过程分期，提供针对性的卫生服务，是医院治疗后的补充和延续。社区卫生保健人员对其所管辖社区居民的健康负有相对固定的长期责任。

4. 可及性　社区卫生服务在时间安排、服务内容及地点、收费标准等方面能够满足社区居民的需求，服务及时、方便、经济，社区居民切实感受到实惠。

5. 协调性　许多互相关联的因素影响着人们的健康，需要社区卫生保健人员整合、利用社区内、外资源，与社区工作者、上级医疗机构工作人员等保持密切沟通，才能解决居民的健康问题。

五、社区卫生服务的功能

在我国，政府主要通过保障基本公共卫生服务、基本医疗服务的落实，推进个体、家庭、社区群体三个层面社区卫生服务功能的发挥。具体包括以下六个方面。

1. 预防　根据个体、家庭、社区群体的不同需求，提供全方位、有针对性的三级预防服务。在个体层面，主要针对个体不同生命阶段；在家庭层面，主要针对家庭中影响个体健康的危险因素和不良生活方式；在社区群体层面，主要针对群体的共同需求进行社区资源利用。

2. 医疗　提供有效、经济、便捷的基本医疗服务，如一般常见病、多发病的诊疗，急重症的紧急救护与转诊，恢复期患者的继续治疗。

3. 保健　为社区重点人群提供综合性、连续性的保健服务，如妇女保健、儿童保健、老年保健。

4. 康复　在专业机构的指导下，利用社区资源开展医疗康复，如慢性病患者的康复、残疾人的康复。

5. 健康教育　健康教育贯穿在社区预防、医疗、保健、康复及优生优育指导中，以提高各项服务的效率。

6. 计划生育技术服务　如避孕药具的发放与管理。

六、社区卫生服务的工作内容

我国社区卫生服务的工作内容如下：

1. 基本公共卫生服务　它是社区卫生服务的重要组成部分，致力于社区人群的健康保护。主要内容包括居民健康档案管理、健康教育、预防接种、儿童健康管理、孕产妇健康管理、老年人健康管理、高血压患者健康管理、2型糖尿病患者健康管理、严重精神障碍患者管理、肺结核患者健康管理、中医药健康管理、传染病及突发公共卫生事件报告和处理、卫生监督协管、重大公共卫生项目及其他。

2. 基本医疗服务　它不仅是社区卫生服务的重要内容，也是其他工作的基础，以门诊和出诊等形式开展工作。主要内容包括一般常见病和多发病诊治、诊断明确的慢性病治疗、家庭医疗、康复、转诊、社区现场应急救护、临终患者的舒缓医疗。

3. 其他服务　为满足社区人群的多层次、多方面需求，对未纳入基本医疗服务范围的项目可以提供相应的医疗和护理服务，如康复性器械使用、养老、口腔牙齿正畸等。

七、社区卫生服务的组织与机构

我国社区卫生服务机构由政府统一规划设置，在城市为社区卫生服务中心和社区卫生服务站，属于一级医疗机构；在农村则为乡镇卫生院和村卫生室，属于二级转诊机构。原则上按照每个街道办事处所辖范围或每3万~10万人口设置1个社区卫生服务中心，以乡镇为单位设置1所乡镇卫生院。对于辖区内距离社区卫生服务中心或乡镇卫生院较远导致服务难以覆盖的区域，可由社区卫生服务中心或乡镇卫生院相应下设数量不等的社区卫生服务站、村卫生室。社区卫生服务机构需要与当地医院、卫生防疫部门及各级政府部门相互联系、密切合作，形成社区卫生服务网络。

社区卫生服务中心的房屋建筑面积不应少于1 000m²，布局合理；至少设观察床5张，以护理康复为主要功能的病床不得超过50张。至少有临床科室（全科诊疗、中医、康复治疗、抢救、预检分诊）、预防保健科室（预防接种、儿童保健、妇女保健、健康教育、避孕药具发放）、医技及信息资料处理等科室。

社区卫生服务中心按每万名居民配备不少于2名全科医生、2名社区护士、1名公共卫生医生，其中，全科医生与社区护士是社区卫生服务工作的主要力量，配备比例为1∶1。设护理康复或日间观察床位的社区卫生服务中心，增配适量的医生和护士。每个社区卫生服务中心应在核定的医生总数内配备一定比例的中医类别执业医师，根据实际工作的需要，可配备药剂、检验、超声和放射工作人员各1名，其他人员按不超过医生、护士和医技人员编制总数的5%配备。

社区卫生服务中心要建立健全各项管理制度，包括职业道德规范与行为准则、岗位责任制度、培训与考核管理制度、技术服务规范与工作制度、服务差错及事故防范制度、服务质量管理制度、医疗废物管理制度、档案与信息管理制度等。

相关链接 | **家庭医生团队**

为了开展家庭医生签约服务，我国社区卫生服务中心积极组建家庭医生团队。每个团队至少配备家庭医生1名、社区护士1名。家庭医生团队可根据居民健康需求和签约服务内容选配成员，如公共卫生医生、专科医生、药师、健康管理师、中医师、心理咨询师、康复治疗师、社工等。原则上由家庭医生担任团队负责人，负责本团队成员的任务分配、管理和考核。家庭医生团队发挥着社区卫生服务"健康守护者"的作用。开展家庭医生签约服务的机构要建立健全家庭医生团队管理制度，明确团队工作流程、岗位职责、考核办法、绩效分配办法等。

八、社区卫生服务的运行模式

为了提高社区卫生服务中心服务能力，满足居民个性化、多元化健康需求，政府规范社区卫生服务的运行机制，加强监督、评价、激励，促进基本公共卫生服务和基本医疗服务的有效落实。

（一）家庭医生签约服务

1. 家庭医生签约服务的概念　家庭医生签约服务是指以全科医生为核心，家庭医生团队为支撑，通过签约的方式，促使家庭医生与签约家庭建立起一种长期、稳定的服务关系，以便对签约家庭的健康进行全过程的维护，为签约家庭和个人提供安全、方便、有效、连续、经济的基本医疗服务和基本公共卫生服务。

2. 家庭医生签约服务的签订 个人或家庭自愿选择一个家庭医生团队签订《家庭医生签约服务协议》。该协议明确了签约服务的内容、方式、期限和双方的责任、权利、义务及其他有关事项。服务协议有效期为1~3年。服务期满后居民可续约或选择其他家庭医生团队签约。签约服务费由医保基金、基本公共卫生服务经费和签约居民付费等分担。鼓励和引导居民就近签约，也可跨区域签约。

3. 家庭医生签约服务的内容 家庭医生团队按协议的内容（服务包）向签约居民提供服务。服务包分为基本服务包和个性化服务包两类。基本服务包有基本医疗服务、基本公共卫生服务，如常见病和多发病的中西医诊治、合理用药、就医路径指导、优先预约、优先转诊、出诊和国家基本公共卫生服务项目等。个性化服务包有针对居民健康状况和需求的健康管理服务，如健康评估、康复指导、家庭病床服务、家庭护理、药品配送与用药指导、长期处方服务、中医药"治未病"服务、远程健康监测等。

4. 家庭医生签约服务的形式 实行团队签约服务，即以家庭医生团队的形式按照协议为签约居民提供多种形式的服务，如全程服务、上门服务、错时服务、预约服务等。鼓励组合签约服务，即居民或家庭在与家庭医生团队签约的同时，自愿选择一所二级医院、一所三级医院，进行"1+1+1"的组合式签约，形成三级医院的"包干分片"；在组合内居民自行选择就医机构，在组合外则通过家庭医生转诊。

5. 家庭医生签约服务的考核 将签约服务人数、重点人群占比、续签率、健康管理效果、服务质量及签约居民满意度等作为评价指标，进行签约服务的绩效考核。政府行政部门定期对家庭医生团队开展评价考核，将考核结果与家庭医生团队和个人的经费拨付、绩效分配等挂钩。应用以签约居民为主体的反馈评价体系来开展社会监督，其评价结果作为家庭医生团队绩效考核的重要依据和居民选择家庭医生团队的重要参考。

（二）医防融合健康管理服务

通过全科医疗服务为慢性病患者提供诊疗和双向转诊服务、康复后的连续性健康管理服务，即在全科诊疗的同时落实慢性病管理、老年人健康管理等基本公共卫生工作，加强医防合作，从而形成基本医疗服务－基本公共卫生服务共通共融机制，开展医防融合健康管理服务。

社区卫生服务中心从全科门诊开始实施以预防－治疗－管控为整体的、连续的慢性病医防融合健康管理服务。例如，全科医生在门诊诊疗时，对65岁及以上老年人开展面对面的随访、体质辨析等，提供治疗、康复、护理、健康宣教等一体化服务；对诊断明确的高血压、冠心病、2型糖尿病等慢性病患者，开展诊治、随访、健康教育一站式服务；对诊断明确的慢性阻塞性肺疾病、脑卒中康复期、晚期肿瘤、慢性肾衰竭等慢性病患者，提供治疗、康复、家庭病床、护理等连续性服务。

通过推进社区卫生服务中心的全科门诊与上级医院的专科门诊之间的联动，加强全科医生和专科医生的协作，为签约居民提供"一站式"全专结合服务，促进基层医防融合，增强家庭医生签约服务的连续性、协同性和综合性。

政府通过开展相关活动，如"优质服务基层行"活动，组织专家根据基层医疗卫生机构绩效评价方案对各地提供的社区卫生服务进行绩效评价。评价结果将作为国家基本药物制度补助项目等资金的绩效分配因素，以激励基层医疗卫生机构提高服务能力和效率。

九、我国社区卫生服务的发展

随着我国社会、经济、文化的发展，医药卫生改革不断深入，逐步形成适应我国医药卫生改革方向的社区卫生服务体系，主要发展阶段如下。

（一）社区卫生服务酝酿试点阶段（1990—1998年）

1996年，全国卫生工作会议召开，提出积极发展社区卫生服务。1997年1月，政府出台《中共中央、国务院关于卫生改革与发展的决定》，提出"改革城市卫生服务体系，积极发展社区卫生服务，逐步形成功能合理、方便群众的卫生服务网络"，这是我国社区卫生服务的标志性文件。同年11月，全国社区卫生服务工作现场研讨会在济南召开，全面拉开了我国社区卫生服务的序幕。1998年12月，颁布《国务院关于建立城镇职工基本医疗保险制度的决定》，指出"积极发展社区卫生服务，将社区卫生服务中的基本医疗服务项目纳入基本医疗保险范围"。政府相继出台了一系列政策文件，推动了社区卫生服务及社区护理的发展。

（二）社区卫生服务框架建设阶段（1999—2005年）

1999—2005年，国家主要针对城市社区卫生服务的发展目标、设置、内容等进行政策规划，建立社区卫生服务的框架。例如，1999年7月，十部委联合在《关于发展城市社区卫生服务的若干意见》中提出发展社区卫生服务的总体目标，并规范了社区卫生服务概念。其他相关政策包括2000年《关于发展全科医学教育的意见》和《城市社区卫生服务机构设置原则》、2001年《城市社区卫生服务基本工作内容（试行）》、2002年《社区护理管理的指导意见（试行）》和《关于加快发展城市社区卫生服务的意见》等。

（三）社区卫生服务完善建设阶段（2006—2018年）

从2006年起，国家政策主要在于完善社区卫生机构运行机制和服务模式。特别是2006年2月，国务院发布《国务院关于发展城市社区卫生服务的指导意见》（以下简称《指导意见》），明确了发展社区卫生服务的指导思想、基本原则、工作目标和政策措施。之后，政府各部门出台配套文件，进一步细化《指导意见》提出的有关政策措施，为加快推进城市社区卫生服务工作提供了有力的制度保障。

2009年，《中共中央 国务院关于深化医药卫生体制改革的意见》颁布后，健全基层医疗卫生服务体系和促进基本公共卫生服务均等化成为重点工作。例如，2009年颁布了《国家基本公共卫生服务规范（2009年版）》，2010年颁布了《关于卫生事业单位实施绩效考核的指导意见》，2011年颁布了《社区卫生服务机构绩效考核办法（试行）》等，并参照城市社区卫生服务模式，规范农村的医疗卫生服务。政府于2011年、2015年、2016年相继出台《国务院关于建立全科医生制度的指导意见》《国务院办公厅关于推进分级诊疗制度建设的指导意见》《关于推进家庭医生签约服务的指导意见》，旨在通过基层医疗卫生机构综合改革和全科医生制度建设，加快推进家庭医生签约服务，促进基层首诊、分级诊疗，提供综合、连续、协同的基本医疗卫生服务。2016年《"十三五"深化医药卫生体制改革规划》以及2017年《"十三五"推进基本公共服务均等化规划》《国家基本公共卫生服务规范（第三版）》等文件，进一步明确了基本公共卫生服务项目的实施、家庭医生签约服务的方向。2018年《国务院办公厅关于改革完善全科医生培养与使用激励机制的意见》《关于规范家庭医生签约服务管理的指导意见》的印发旨在加快培养大批合格的全科医生，促进家庭医生签约服务的提质增效。

（四）社区卫生服务整合发展阶段（2019年以来）

2019年以来，国家政策推动社区卫生服务与养老、慢性病管理等的融合，健全医疗卫生服务体系，不断增强人民群众获得感、幸福感、安全感。2019年《国务院关于实施健康中国行动的意见》《健康中国行动（2019—2030年）》是国家指导疾病预防和健康促进的重要文件。政府公布《新划入基本公共卫生服务相关工作规范（2019年版）》，将妇幼卫生、老年健康服务、医养结合、卫生应急、孕前检查等内容纳入基本公共卫生服务。同年，通过了《中华人民共和国基本医疗卫生与健康促进法》，旨在发展医疗卫生与健康事业，推进健康中国建设。2020年《关于深入推进"互联网＋医疗健康""五个一"服务行动的通知》，通过"互联网＋"整合便民、惠民的医疗健康服务。2022年《关于推进家庭医生签约服务高质量发展的指导意见》提出家庭医生根据已具备的服务资质，强化基本医疗服务功能，拓展康复、医养结合、安宁疗护、智能辅助诊疗等服务，满足群众日益增长的健康需求。2023年，中共中央、国务院颁布了《关于进一步完善医疗卫生服务体系的意见》，明确指出到2035年，形成整合型医疗卫生服务体系，医疗卫生服务公平性、可及性和优质服务供给能力明显增强，促进人民群众健康水平显著提升。

第三节　社区护理

社区护理在社区卫生服务中发挥着重要的作用，其涉及的领域非常广泛。为了提高社区护理服务的质量和效率，社区护士发挥了多样化的角色功能，以满足社区人群的健康需求，促进了社区护理的发展。

一、社区护理的概念

社区护理（community care）起源于公共卫生护理，20世纪70年代由美国护士Rose Eastman首次提出。美国护士协会（American Nurses Association，ANA）将社区护理定义为：社区护理是将公共卫生学和护理学理论结合，用以促进和维护社区人群健康的一门综合性学科。

在我国，社区护理的定义为：社区护理是综合应用护理学与公共卫生学的理论与技术，以社区为基础，以人群为对象，以服务为中心，将医疗、预防、保健、康复、健康教育等融于护理学，并以促进和维护人群健康为最终目的，提供连续、动态和综合的护理服务。

二、社区护理的特点

1. 以公共卫生服务为主要内容 社区护理服务侧重于积极主动地进行预防，通过运用公共卫生学及护理学的理论、技术和方法，促进社区健康，减少社区人群的发病率。

2. 以人群为主要服务对象 社区护士关注人群的健康状况、人群与环境的关系，并运用护理程序的工作方法，解决社区人群现存的和潜在的健康问题，而不是只照顾一个人或一个家庭。社区护理的对象可以随人群健康需要而变化，护士角色可以相应调整。

3. 服务内容的综合性 由于社区护理的服务对象广泛，人群健康的影响因素多种多样，社区护士必须以系统的观点，从卫生管理、社会支持、身心照护、咨询等方面为社区人群、家庭、个人提供综合服务。

4. 服务方式的长期性、连续性和可及性 社区护士提供的是从健康、亚健康到疾病、伤残，从生命孕育到生命终结的连续性服务，因此，社区护理具有长期性。社区护理属于初级卫生保健范畴，当社区人群需要时就能得到相应的服务，体现出就近性、方便性和主动性，因此，社区护理具有可及性。

5. 社区护士的自主性和独立性 社区护士往往独自到居民家中开展护理工作，需要单独解决居民的健康问题，因此，社区护士必须具有较强的独立工作能力和工作自主性。

6. 多部门的协调性 社区护士除了与团队内的其他护士、全科医生、理疗师等医务人员密切合作，还要与辖区行政部门、单位、机构协作，以协调、利用社区资源，动员公众参与，才能完成社区护理工作。

三、社区护理的伦理准则

由于社区护理的工作特点、服务对象、工作场所、工作内容与临床护理有明显差异，社区护士在处理护患关系时，更容易遇到意想不到的法律和伦理方面的问题，如居家护理时对患者意愿的尊重、出诊时的人身安全风险。如果对这些问题处理不当，会导致医疗纠纷、医疗事故、医疗意外等，直接影响社区卫生服务质量。因此，社区护士应遵守护理伦理原则，包括尊重原则、不伤害原则、有利原则、公正原则，在实际工作中作出恰当的伦理判断和正确的伦理决策。

四、社区护理的工作内容

社区护理的实践范畴广泛，主要的工作内容如下。

1. 基本公共卫生服务 社区护士作为实施基本公共卫生服务的主力军，参与以下服务项目。

（1）卫生信息管理：健康信息收集、居民健康档案管理、社区诊断。

（2）健康教育：通过咨询、讲座、宣传日等活动，开展卫生知识普及、重点人群及重点场所健康教育。

（3）传染病预防与控制：传染病及突发公共卫生事件的报告和处理、预防接种、结核病防治、性病与艾滋病防治、预防传染病的知识与技术培训。

（4）慢性病、严重精神障碍防治与管理：高危人群、重点慢性病的筛查与监测、营养与运动指导。

（5）重点人群保健：孕产妇管理、产后访视、新生儿访视、生长发育监测、计划免疫、0~6岁儿童健康管理、老年人自我保健指导。

（6）康复：家庭和社区康复训练指导、理疗、中医适宜技术应用。

（7）计划生育技术服务：宣传教育与咨询。

2. 基本医疗服务 社区护士提供的护理服务非常广泛，其中包括个体或人群健康状况监测、常见病与多发病的协助治疗和护理、伤口护理、慢性病管理、产后访视、安宁疗护、应急救护等护理工作。

五、社区护理的工作方法与技术

1. 主要工作方法 社区护理工作方法是社区护士对社区中的个人、家庭和人群提供健康护理服务时使用的方法。常用工作方法有护理程序、健康教育、家庭访视、居家护理等。

社区护理程序是应用护理程序对生活在社区中的存在或潜在健康问题的个人、家庭以及社区群体和组织进行健康护理。社区健康教育是指有目的、有计划地对社区中具有不同健康需求的个人、家庭和群体开展教育。家庭访视主要是协调、计划和指导社区中的存在或潜在健康问题的个人或家庭进行家庭健康管理。居家护理是对社区中的老年人、慢性病患者及需要特殊护理的患者提供生活护理、护理技术操作及护理指导。

2. 常用护理技术 主要有基础护理技术、专科护理技术两大类。常用的基础护理技术有生命体征的监测、药物管理、个人卫生及饮食指导、雾化吸入、导尿、鼻饲、灌肠等；专科护理技术包括慢性病患者的家庭护理、产妇与婴儿的护理、造口护理、康复运动指导、安宁疗护等。

六、社区护士的基本要求

社区护士（community nurse）是指在社区卫生服务机构及其他有关机构从事社区护理工作的护理专业技术人员。社区护士往往在一个相对开放的环境中工作，其工作形式、工作内容及服务对象都与临床护士有所不同，社区护士负责该社区与健康有关的问题。所以，社区护士必须在工作中发挥多种角色功能，具有全面、综合的护理能力。

（一）社区护士的角色

1. 照顾者（care provider） 是社区护士最基本的角色。社区护士既要熟练应用护理程序对患者进行整体护理，又要有流行病学知识，随时发现致病因素并进行疾病预防。社区护理工作范畴要从照顾个体扩展到照顾群体，从治疗扩展到预防。

2. 教育者（educator） 是社区护士的重要角色。社区健康教育侧重在讲解疾病的预防、治疗、康复等方面。社区护士要认识到教育的重要性和长期性，能运用健康教育程序，持之以恒地开展健康教育，帮助服务对象建立健康的行为和生活方式。

3. 咨询者（consultant） 要求护士运用沟通技巧，提供相关信息，给予护理对象情绪支持及健康指导，解除护理对象的疑惑，使其清楚地认识自己的健康状况，正确选择解决问题的方法。在咨询过程中应重点培养护理对象独立决策的能力。

4. 管理者（manager） 由于社区护理工作涵盖的范围较广，社区护士往往承担了管理者的角色，例如，组织健康促进活动，进行社区健康管理、物资管理等。因此，社区护士必须具备一定的组织管理能力，包括沟通能力、分析问题和解决问题的能力、应变能力。

5. 协调者（coordinator） 社区护士既了解服务对象的社会文化背景、身体及心理状态，又了解卫生政策及法律。因此，社区护士能在服务对象与社区卫生服务团队中的其他成员、社区组织、家庭等的沟通中当好协调者，共同配合，执行卫生保健工作，提高居民对社区卫生保健工作的满意度。

6. 康复训练者（rehabilitation trainer） 社区护士运用专业知识和技能，开展康复教育，协助患者进行功能训练，最大程度恢复其身体功能；指导患者利用残肢或矫正用具工作、生活，提高患者自我照顾能力，减轻其对家庭、社会的依赖。

7. 研究者（researcher） 作为研究者，社区护士应具有敏锐的观察能力，早期发现个人、家庭、社区人群的健康问题，研究探讨相应的社区护理方法。积极参与疾病的致病因素、生活习惯与健康的关系、特殊人群的健康需求等专题研究，以探索科学依据，指导健康促进的实践。

（二）社区护士的任职条件

2002年，我国出台了《社区护理管理的指导意见（试行）》，明确规定社区护士的任职条件。

1. 具有国家护士执业资格并经注册。

2. 通过地（市）以上卫生行政部门规定的社区护士岗位培训。

3. 独立从事家庭访视护理工作的护士，应具有在医疗机构从事临床护理工作5年以上的工作经历。

（三）社区护士应具备的能力

社区护士的能力直接影响社区护理服务质量。社区护士必须具备以下能力。

1. 分析评估能力 社区护士通过收集、分析资料，提出有价值的信息并加以利用，可以发现并解决社区居民的健康问题，协助社区进行健康相关研究。

2. 人际沟通能力 社区护士服务于不同年龄、文化、社会背景的社区居民、家庭，需要他们的理解和配合，同时，必须取得社区管理者及其他卫生工作人员的密切配合，因而社区护士必须具有良好的人际沟通能力。

3. 综合护理能力 社区护士必须具备基础护理技能、专科护理技能，在工作中运用各种适宜技术，才能满足社区人群的健康需求。

4. 解决问题能力 社区护士经常独立完成社区护理服务，发现潜在危险因素后，有责任在问题发生之前采取措施，避免或减少问题的发生。因此，慎独精神、解决问题的能力及应变能力非常重要。

5. 组织、管理能力 社区护士只有充分调动一切积极因素，才能有效地提供直接护理服务或应对突发公共卫生事件。因此，必须具备组织和管理能力。

6. 科研能力 社区护士应该不断获取与本专业发展有关的新知识，总结经验并提出新观点，进行社区护理科研活动，推动我国社区护理事业的发展。

7. 自我防护能力 社区护士常常在非医疗场所提供有风险的医疗护理服务，应做好法律上的自我防护和人身自我防护。

七、社区护理的发展
（一）社区护理的发展过程

社区护理起源于西方国家，经历了家庭护理、地段护理、公共卫生护理和社区护理四个阶段（表1-3-1）。

▼ 表1-3-1 社区护理发展史

发展阶段	护理对象	护理类型	护理内容
家庭护理	患者	以个体为导向	治疗护理
地段护理	患者	以个体为导向	治疗护理
公共卫生护理	有需要的群体和家庭	以家庭为导向	治疗护理及预防保健
社区护理	个人、家庭、社区	以人群为导向	治疗护理、疾病预防、健康促进

1. 家庭护理阶段（1859年以前） 在19世纪中期之前，卫生服务资源匮乏，医疗水平有限，护理专业的发展几乎为空白，多数患者都在家中疗养，由家庭主妇看护。虽然家庭主妇们没有受过正规的护理技能训练，只能做一些简单的生活照顾和康复护理，但是，这些初步的家庭护理为早期的地段护理奠定了基础。

2. 地段护理阶段（1859—1900年） 此阶段主要是针对个人的治疗护理，地段护士的主要来源是经过培训的志愿者，少数为护士。

虽然从1854年起，英国流行病学会在某些社区贫困人群中挑选了一些妇女，经过培训后指派她们为社区贫困人群提供服务，探索改善贫困人群健康状况的方法，但直到1859年才开始规范地段护理实践。当年，英国利物浦企业家William Rathbone因其妻子患慢性病卧床在家时，得到地段护士Mary Robinson的精心护理，他深深地体会到社区护理的重要性，于是，在英国利物浦市成立世界上第一所访视护理机构。之后，在现代护理教育的奠基人Florence Nightingale的帮助下，William Rathbone创办护士学校，开始地段护理教育。此后，美国开始出现地段访视，并于1885年在纽约成立地段访视社，后统一命名为"访视护士学会"。护理的内容从照顾患者发展到预防保健，地段护理的这一突出特点，为公共卫生护理的形成奠定了基础。

3. 公共卫生护理阶段（1900—1970年） 此阶段主要针对群体和家庭进行治疗护理和预防保健工作。这个时期服务对象已经由贫困患者拓宽为地段居民，服务内容也由单纯的治疗护理扩展到预防保健、健康宣教、环境检测等公共卫生护理服务。

此阶段的公共卫生护理者被称为公共卫生护士，多数经过系统的专业学习，少数为志愿者。1912年，美国护士Lillian D. Wald正式提出公共卫生护理的概念，在美国成立公共卫生护理学会，制定公共卫生护理的原则和标准，设置公共卫生护理教育课程，并在1944年纳入大学教学，作为护理学士学位必修课程。她积极推动社区护理运动，提倡妇幼卫生和全民的卫生保健，被认为是现代公共卫生护理的开创人。在此阶段，护士获得了更多的自主权，公共卫生护理的范围从个人走向了社会，工作内容得到进一步扩展，公共卫生机构逐渐由政府进行监管。

4. 社区护理阶段（1970年至今） 这个时期的服务对象为个人、家庭和整个社区，工作内容主要为治疗护理、疾病预防和健康促进。

1970年，美国护士Rose Eastman首次提出"社区护理"一词，将公共卫生与社区护理相结合。此后，越来越多的护士将公共卫生护理和医疗护理融为一体，在社区范围内提供服务。20世纪70年代中期，美国护士协会将这种服务称为社区护理，将从事社区护理的护士都称为社区护士。1978年，WHO肯定了社区护理的作用，要求社区护理成为居民"可及的、可接受的、可负担得起的"卫生服务。从此，社区护理事业在世界各地迅速发展起来。1984年以后，人们认识到，社区护理涉及范围广，涵盖社区中护士的所有工作，公共卫生护理是社区护理的一部分。

（二）我国社区护理的发展

1. 社区护理教育的发展 在我国，公共卫生护理的发展起始于1925年。当时，北京协和医学院在护理教育中增设了预防医学课程；并且由北京协和医学院公共卫生学教授Grant发起，建立了"北平市卫生局第一卫生事务所"，为居民提供公共医疗服务。1932年，政府设立了中央卫生实验处，开始训练公共卫生护士。1945年，北京协和医学院成立公共卫生护理系，公共卫生护理课程包括健康教育、心理卫生、家庭访视与护理技术指导。1950年后，取消了高等护理教育及公共卫生护理的相关课程。1983年恢复高等护理教育后，一些高校护理专业的课程设置中增加了护士预防保健知识和技能的训练。1994年，卫生部直属的八所医科大学与泰国清迈大学联合举办了护理硕士班，开设了社区健康护理和家庭健康护理课程。1996年5月，中华护理学会在北京举办了"全国首届社区护理学术会议"，倡导发展和完善我国的社区护理，重点是社区中的老年人护理、母婴护理、慢性病及家庭护理等。1997年起，护理本科教育中设置了社区护理课程，首都医科大学同年开始招收社区护理专科生。2000年7月，卫生部科技教育司印发了《社区护士岗位培训大纲（试行）》，社区护士岗位培训随即展开。

2. 社区护理实践的发展 1997年后，北京、天津、上海、广州、深圳等城市先后成立了社区卫生服务机构，社区护理工作逐步在全国开展。2002年，卫生部出台的《社区护理管理的指导意见（试行）》规范了社区护理管理工作。2005年发布的《中国护理事业发展规划纲要（2005—2010年）》指出，要拓宽社区护理服务内容，促进社区护理的发展。2006年以后，国家陆续出台了一系列社区卫生服务政策，社区护理工作得到进一步发展。2016年11月发布的《全国护理事业发展规划（2016—2020年）》强调，通过社区护士队伍建设、发展家庭病床和居家护理等措施，提高基层护理服务水平，加快社区护理发展。2019年1月出台的《国家卫生健康委办公厅关于开展"互联网+护理服务"试点工作的通知》促进了现代信息技术在社区护理中的应用。2019年3月出台的《国务院办公厅关于推进养老服务发展的意见》指出，持续完善居家为基础、社区为依托、机构为补充、医养相结合的养老服务体系，推动在社区开展医养结合服务。我国社区护理实践将随着医疗卫生事业的蓬勃发展而不断完善，为人群的健康提供更加专业的服务。

（三）我国社区护理面临的挑战

1. 强化社区护理专业理念，构建多元服务模式 随着社区老年人口不断增多，老年人群的保健、养老、慢性病长期照护等成为备受关注的问题。社区护士应该提升居家护理服务能力，开展压力性损伤、人工造口、膀胱冲洗、外周中心静脉置管、糖尿病足等社区护理服务，满足老年人群的护理需求。通过社区卫生服务中心的安宁疗护、老年养护病床，开展老年护理、慢性病健康管理、临终护理等专科护理工作，让社区居民得到实实在在高质量的护理服务。在家庭医生团队中，社区护士除协助医生做好签约工作外，应探索如何做好上门护理、护理咨询、健康教育、慢性病管理等专科护理工作，充分发挥专业角色作用。

2. 优化管理机制，建立社区护理服务规范及评价标准 一直以来，社区护理的专业性不突出，社区护理专科护士的作用不能充分发挥出来，是社区护理管理者致力解决的问题。应该在政府卫生行政管理机构的主导下，组织社区护理专家，制定出社区护理服务项目、服务规范及评价标准，建立起专业特色突出的社区护理管理制度，才能不断提升社区护理管理水平，提高社区护理服务质量。

3. 细化培训内容，形成社区专科护士培养体系 社区护士的培训形式包括学历教育、在职培训等，其中，成人学历教育所占比例较大，而社区护士专科护理技能培训较少，不利于社区护士岗位胜任力的提高。应该综合政府部门、高等院校、专业团体的资源，开展形式多样的社区专科护士规范化培训。培训内容包括公共卫生、预防、急救、中医、康复等知识和技能，为居家医疗、家庭护理夯实基础，提升社区护理服务能力，满足社区居民的健康需求。

4. 深化实践内涵，开展"互联网+"社区护理服务 高速发展的现代信息技术拓宽了社区护理的服务范畴，丰富了社区护士的实践内容。例如，基于区域全民健康信息平台，实现线上为居民提供签订协议、健康咨询、慢性病随访等家庭医生签约服务；作为家庭医生团队的主要成员，社区护士建立居民互联网群组，开展健康教育、用药指导、预约就诊等服务；积极推广应用人工智能等新技术，开展智慧居家护理服务。"互联网+"社区护理服务推动了社区护理服务的信息化、智能化，将促进社区护理的高质量发展。

（涂英）

学习小结

社区是若干社会群体或社会组织聚集在某一地域里所形成的一个生活上相互关联的大集体。充分利用社区在人口、地域、社区认同、社区结构上的特点，发挥社区的社会化、生产和消费及分配、社会参与和归属、社会控制、相互支持及福利等功能，以满足社区人群的需要。

社区卫生服务融预防、医疗、保健、康复、健康教育、计划生育技术服务为一体，为居民提供有效、经济、方便、综合、连续的基层卫生服务。通过家庭医生签约服务、医防融合健康管理服务等服务模式，开展基本公共卫生服务和基本医疗服务，充分体现了社区卫生服务的特点。

社区护理是社区卫生服务的重要组成部分。通过运用公共卫生学及护理学的理论、技术和方法，为社区人群提供连续、动态和综合的护理服务。社区护士应具有全面、综合的护理服务能力，在工作中运用护理程序、健康教育、家庭访视、居家护理等社区护理工作方法，发挥多种角色功能。

复习参考题

1. 选择题

（1）社区存在的基本环境条件是

A. 地域

B. 人口

C. 互动要素

D. 认同要素

E. 安全要素

（2）陈某，因脑卒中后遗症办理了家庭病床。社区护士小张上门开展居家护理，通过与家属沟通，了解到陈某近日喂食困难导致进食量少。小张担心陈某可能出现消瘦、免疫力下降等不良后果，于是耐心地向家属示范喂食的方法。社区护士小张表现出的最关键核心能力是

A. 综合护理能力

B. 收集信息能力

C. 自我防护能力

D. 组织管理能力

E. 解决问题能力

（3）李某，男，65岁，高血压病患者，一直遵医嘱服用抗高血压药。因抗高血压药已服完，所以自行前往社区卫生服务中心门诊看病，遂签订了《家庭医生签约服务协议》。此时，以下服务中便民针对性最强的是

A. 中医药"治未病"服务

B. 长期处方服务

C. 优先预约服务

D. 优先转诊服务

E. 出诊服务

2. 某小区面积 $1.24km^2$，户籍人口2.5万，60岁以上老人占12.6%。按照政府规划，拟在此建设一家社区卫生服务站，以服务该小区及周边居民。但部分业主非常担忧因此带来的传染病扩散、患者数量剧增等安全问题，而上诉反对建设社区卫生服务站。于是，政府相关部门组织专家再次进行评估。同时，为争取业主们的理解与支持，还对小区居民做了专题报告。请问：

（1）建立此社区卫生服务站对维护居民健康有哪些好处？

（2）根据此小区的人口特点，社区卫生服务站可以开展哪些服务内容？

3. 2009年，我国首次发布了《国家基本公共卫生服务规范（2009年版）》，后经多次修订，逐步明确和规范了社区卫生服务的内容和要求。根据以上情况，结合当前社区护理实践，请问：

（1）社区护士执行该规范时应具备哪些能力？

（2）社区护理作为社区卫生服务的重要组成部分，主要面临哪些挑战？

选择题答案

（1）A （2）E （3）B

第二章

社区健康教育与健康促进

学习目标

知识目标	1. 掌握　社区健康教育的概念、步骤；健康促进的概念；社区健康教育和健康促进的区别。 2. 熟悉　社区健康教育的对象、内容、形式、程序；常见的健康教育和健康促进理论。 3. 了解　健康素养、健康传播的概念；健康促进的活动领域和基本策略。
能力目标	1. 能运用知信行模式、健康信念模式、行为改变阶段模式等开展社区健康教育。 2. 能运用格林模式、创新扩散理论等设计社区健康促进计划。
素质目标	具有社区居民健康"守门人"的责任感，做社区健康传播的践行者。

社区健康教育与健康促进是公共卫生工作的基础和核心，也是预防疾病的重要措施，而社区护理的中心任务就是预防疾病、维护和促进社区健康。因此，健康教育与健康促进是社区护理实践的基本方法。由此可见，建立和完善适应社会发展需要的健康教育与健康促进工作体系具有重要意义。

第一节　社区健康教育

健康教育是医疗卫生工作的基础，在提高人们健康素养、帮助人们养成健康行为、改善疾病防治效果等方面都发挥着重要的作用，也是社区护理的基本工作方法。

一、相关概念

（一）健康教育

健康教育（health education）是通过信息传播和行为干预，帮助个体或群体掌握卫生保健知识，树立健康观念，自愿采纳有利于健康的行为和生活方式的教育活动与过程。

健康教育的实质是一种有计划、有组织、有系统的教育活动和社会活动。其目的是促使人们自觉地采纳有益于健康的行为和生活方式，消除或减轻影响健康的危险因素。其核心在于教育人们树立健康信念，改变不良行为和生活方式，促进个体和群体的健康。

（二）社区健康教育

社区健康教育（community health education）是以社区为基本单位，以人群为教育对象，以促进居民健康为目标，有目的、有计划、有组织、有评价的健康教育活动。

在社区针对不同人群开展健康教育，有利于提高社区人群的健康信念，使他们关心自身、家庭及社区的健康问题，自觉改变不良行为与生活方式；有利于推进健康促进和疾病预防工作，从而降低社区人群的发病率、残障率和死亡率，提高生活质量。

（三）健康素养

健康素养（health literacy）是个体获得、理解和处理基本健康信息与服务并作出正确健康决策的能力。健康素养从低到高分为功能性健康素养、互动性健康素养、批判性健康素养三个层次。功能性健康素养是指与获取健康信息或服务等密切相关的基本能力，如读写、交流、识数等能力。互动性健康素养是指在日常生活中通过各种传播方式，积极寻求获得健康信息并应用新知识改变健康状况的能力。互动性健康素养直接影响个体健康行为的形成。批判性健康素养是指对获取的健康信息加以分析判断，并根据自己的实际情况将健康知识运用到日常生活事件中的能力。

世界卫生组织（WHO）将健康素养视为个体赋权和行动两项要素的综合，强调健康素养代表着认知和社会技能，如阅读、运算、理解、决策时利用健康信息、承担相应角色等方面的能力。这些技能决定了个体具有动机和能力去获得、理解和利用健康信息，从而促进和维持健康。健康素养与社区护理服务所涉及的预防、保健、医疗、康复、健康教育等密切相关。

（四）健康传播

健康传播（health communication）是指运用各种传播媒介、渠道和方法，为维护和促进个体与群体健康而获取、制作、传递、交流、分享健康信息的过程。健康传播作为传播学的一个分支，是一般传播行为在医学领域的具体体现和深化，是健康教育的重要策略，具有鲜明的特点与规律。

健康传播通过实现对个体与群体健康知识的有效传递，最终促使行为内在转变。按照传播的规模，健康传播可分为自我传播、人际传播、群体传播、组织传播、大众传播等。

二、健康教育相关理论

健康相关行为的改变是一个极其复杂的过程，为了有效地改变人群的健康相关行为，国内外学者提出了许多行为改变的理论。目前应用较多的理论为知信行模式、健康信念模式、行为改变阶段模式。

（一）知信行模式

1. 主要内容　知信行模式（knowledge，attitude，belief and practice model；KABP model）是认知理论在健康教育中的应用，"知"是指信息、知识，"信"是指信念、态度，"行"是指行为改变。其中，各要素之间有着密切的关系，信息是关键，知识是基础，信念是动力，态度是行为改变的前提，行为改变是目标。该模式认为，人们在摄取信息的过程中获得了知识，通过对知识进行积极思考，产生强烈的责任感，才能激发人们产生信念、形成对事物的态度，从而引起行为改变。由此可见，只有当人们了解了有关的健康知识，建立起积极、正确的信念与态度时，才有可能主动改变危害健康的行为，形成有益于健康的行为，见图2-1-1。

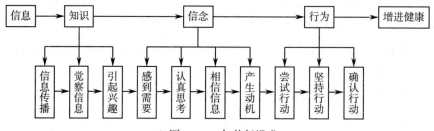

▲ 图2-1-1　知信行模式

2. 应用要点　知识是行为改变的必要条件，但不是充分条件。从知识转化到行为改变是一个复杂的过程，有许多因素可影响知识向行为的转变。其中，信念的确立和态度的转变是两个关键环节。在知识传播的基础上，确立信念之后，如果产生态度的转变，才有可能引起行为改变。影响态度转变的因素有以下几点。① 信息的权威性：信息的权威性越强，可靠性和说服力就越强，态度转变的可能性就越大。② 传播的效能：传播的感染力越强，越能激发和唤起受教育者的情感，就越有利于产生态度的转变。③ "恐惧因素"：恐惧使人感到事态的严重性，但若使用不当，会引起极端反应或逆反心理。④ 行为效果与效益：行为效果与效益不仅有利于强化个体行为，同时能促使信心不足者发生态度转变。只有全面掌握知、信、行转变的复杂心理过程，才能及时、有效地减弱或消除不利影响，促进有利环境的形成，进而达到改变行为的目的。

（二）健康信念模式

1. 主要内容　美国社会心理学家Hochbaum于1958年提出了健康信念模式（health belief model，HBM），美国心理学家Becker和Rosenstock进行了修订。健康信念模式包括个人认知、修正因素和行动的可能性三个部分（图2-1-2）。

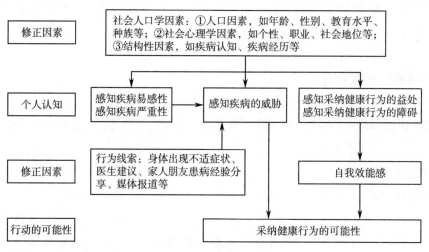

▲ 图2-1-2　健康信念模式

该模式认为，健康信念是人们改变不良行为的关键，健康信念的形成是一个复杂的心理过程，受到众多因素的影响，主要涉及个人认知、修正因素等，具体体现在以下六个方面。

（1）感知疾病的威胁：包括对疾病易感性和严重性的感知。对疾病威胁的感知程度是促使人们产生行为动机的直接原因。其中，感知疾病的易感性是个体对自身罹患某种疾病或出现某种健康问题可能性的判断。通常情况下，个体感到自己患某种疾病的可能性越大，就越有可能采取行动来避免疾病的发生。感知疾病的严重性既包括疾病对躯体健康的不良影响，如疼痛、伤残和死亡，又包括对心理健康的影响，如意识到疾病会影响到工作、家庭生活、人际关系等。

（2）感知采纳健康行为的益处：指个体对采纳健康行为后可能带来益处的主观判断，包括保护及改善健康状况的益处和其他收益。人们采纳健康行为后受益越多，就越愿意主动采纳该行为。

（3）感知采纳健康行为的障碍：指个体对采纳健康行为后将会面临障碍的主观判断，包括行为的复杂性、时间、经济负担等。个体感觉到的障碍越多，采纳健康行为的障碍就越大。

（4）自我效能感：指个体对自己能够成功地采取行为，并获得期望结果的信心，是对个人能力的评价和判断。性别、年龄、文化程度、个性等因素会影响自我效能感。如果个体坚信行为能够产生好的结果，并且具有不达目的不罢休的意志力，则其自我效能感水平较高，更容易采纳并维持有益于健康的行为。主要通过自己成功完成过某种行为、他人的经验、口头劝说、情感激发等途径产生和提高自我效能。

（5）社会人口学因素：包括人口因素、社会心理因素、结构性因素，如性别、年龄、人格特点、社会经济地位、同伴影响、个体所具有的疾病与健康知识等。

（6）行为线索：主要指产生健康行为的诱发因素。包括内在关键事件和线索、外在关键事件和线索，前者包括身体出现不适症状等，后者包括医生的建议、家人或朋友的患病经验分享、媒体有关危害健康行为严重后果的报道等。

2. 应用要点　健康信念模式在社区健康教育中具有广泛的应用空间。在应用时，需要着重解决以下关键问题：① 使个体即行为主体觉察到疾病的威胁及威胁的严重性，并感知采取健康行为的益处和可能遇到的障碍；② 通过设计激发事件，创造行为线索；③ 提高个体自我效能感，保证行为的持续性。

（三）行为改变阶段模式

1. 主要内容　1982年美国心理学家Prochaska和Diclemente首次提出了行为改变阶段模式（stage of behavior change model）。该模式认为，人们的行为发生改变是一个连续、动态、漫长而复杂的过程，强调个人的决策能力对行为变化的影响；进行行为干预时，要先确定人们所处的阶段，再根据不同阶段人们的需要和动机，给予相应的干预措施，才能推动人们向下一阶段转变，最终形成有益于健康的行为。这一行为改变过程分为五个阶段（图2-1-3）。

（1）无意识阶段：也称无改变打算阶段，是指人们对问题尚未了解，并没有改变行为的意向，即对行为改变毫无思想准备。这是因为人们不知道或者尚未意识到自己存在不健康的行为，或者多次尝试改变行为但最终失败。本阶段对于行为改变失去兴趣，常伴有抵触情绪。

应对策略是协助提高认识，激发情感，消除负面情绪；推荐相关读物，提供建议；在需要时提供具体帮助等。

（2）有意识阶段：也称犹豫不决阶段，是指人们开始意识到存在的问题及其严重性，开始考

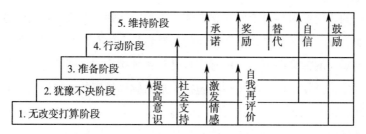

▲ 图2-1-3　行为改变阶段模式

虑改变行为，但意识到改变行为的益处、困难与障碍，仍犹豫不决。

应对策略是帮助他们进行自我再评价，通过阅读专题文章或参加专题报告会等途径提高认识，协助拟定行为改变计划，提供改变行为的具体方法和步骤等。

（3）准备阶段：指人们的态度发生转变，怀着必胜的信念提出行为改变的承诺，向家属或朋友宣布改变行为的决定，并开始行动，如向他人咨询、购买书籍自学、制订行为改变时间表等。

应对策略是提供规范的行为改变指南，确定切实可行的目标，鼓励人们积极尝试；寻求家属、朋友和同事等社会关系的支持等，尽可能克服在行为改变过程中可能出现的困难。

（4）行动阶段：指人们已经采取行动，尝试新的行为。但是，需要注意的是，多数人在行为改变过程中没有计划、没有具体目标、没有他人的帮助，这样往往会导致行动失败。只有行动达到足以降低健康问题风险的程度才被视作行为改变。

应对策略是给予支持、鼓励、强化，如争取社会支持和环境支持、使用替代方法、请成功者现身说法、激励机制、家属支持等。

（5）维持阶段：指人们已维持健康行为6个月以上，并已取得行为改变的成果。此阶段需要长期坚持，防止不健康行为的复发。许多人在行为改变成功后，因为放松警惕而复发。常见的复发原因有过分自信、精神或情绪困扰、难以抵制诱惑等。

应对策略是通过创造支持性环境、建立互助组等方法不断增强人们的信心，预防复发，巩固已有成果。

2. 应用要点　虽然行为改变阶段模式将行为改变划分为不同阶段，但这并不意味着行为改变是一种单向的线性变化，而实际是一种螺旋式的改变模式。行为改变阶段模式强调将问题行为的干预拓展至不同阶段，根据干预对象的行为所处阶段提供具有针对性的行为支持技术。在第一、二阶段中，应该通过启发，使其认识到问题行为的危害、对改变行为产生的收益与付出的成本进行权衡而产生改变行为的意向；在第三阶段，则应促使其作出自我决定，确定改变问题行为的策略；在第四、五阶段，需要满足其行动需求，促进行动效果，并教会其自我强化、辅以改变环境等，避免复发现象。

三、社区健康教育的对象

社区健康教育是面向社区全体居民的，因此，社区健康教育的对象不仅包括患病人群，还包括健康人群、高危人群、患者家属和照顾者。

1. 健康人群　指社区健康教育中的主要群体，由各个年龄段的人群组成。这类人群对健康教育的需求最低。健康教育的内容侧重于促进健康与预防疾病的知识，目的是帮助他们维持良好的生活方式，提高对疾病预防及早期诊断重要性的认识，保持自身健康。

2. 高危人群　指那些目前尚健康，但本身存在某些致病的生物因素或不良的行为及生活习惯的人群。这类人群发生疾病的概率高于健康人群，是社区健康教育的重点对象。健康教育的内容侧重于与高危因素有关的疾病预防，帮助他们认识疾病的危险因素，掌握自我保健的技能，从而自觉地纠正不良的行为及生活习惯，消除致病隐患。

3. 患病人群　包括各种急、慢性疾病的患者，这类人群根据疾病的分期可以分为临床期患者、恢复期患者、残障期患者及临终患者。对于前三期的患者，健康教育的内容侧重于疾病治疗和康复的相关知识，帮助他们积极地配合治疗，自觉地进行康复，从而减少残障。对于临终患者，健康教育实质上是死亡教育，重点是帮助他们正确面对死亡，减少对死亡的恐惧，尽可能平静地度过人生的最后阶段。

4. 患者家属和照顾者　他们与患者生活环境相同，可能存在患同类疾病的高危因素，同时，因为长期照护患者，患者家属和照顾者易产生心理上的疲惫，甚至厌倦。对于这类人群，健康教育的内容侧重于自我监测技能、家庭照顾技巧和心理护理，使他们不仅掌握家庭护理的基本技能，还能维护和促进自身的身心健康。

四、社区健康教育的内容

根据社区健康教育对象的需求，确定社区健康教育内容。

1. 一般性健康教育　包括社区的公共卫生与环境保护、个人卫生保健、饮食与营养、疾病防治、家庭常用药品的使用和管理、优生优育、精神卫生、突发公共卫生事件应急处置、家庭急救等知识。帮助健康教育对象掌握增强个人和人群健康的基础知识。

2. 特殊性健康教育　是针对青少年、妇女、老年人、残疾人、0~6岁儿童的家长等社区特殊人群常见健康问题进行的健康教育，帮助他们了解健康保健方面的知识和技能。

3. 卫生管理法规教育　宣传普及医疗卫生法律法规及相关政策，帮助社区人群了解与社区健康有关的政策和法规，提高社区人群参与卫生管理的意识，自觉遵守卫生法律法规，以维护社区健康。

📣 **问题与思考**

随着人口老龄化进程的加快，以阿尔茨海默病为主的老年期痴呆发病人数持续增加，严重威胁老年人健康和生命质量，给家庭和社会带来沉重负担。《国家卫生健康委办公厅关于开展老年痴呆防治促进行动（2023—2025年）的通知》提出，在社区健康大讲堂、老年大学等开设老年期痴呆防治专题讲座，利用敬老月、老年健康宣传周、世界精神卫生日、世界阿尔茨海默病日等活动和纪念日，举办老年期痴呆防治知识宣教活动。

思考：老年期痴呆防治健康教育应该包括哪些内容？

五、社区健康教育的形式

社区健康教育形式多种多样，社区护士在进行健康教育时应因地制宜、因人而异，用不同的方法把教育内容传授给社区不同的人群。

1. 语言教育　又称口头教育，是指通过语言的交流和沟通，讲解和宣传健康教育知识，增加社区居民对健康知识的正确认识，是健康教育最基本、最主要的形式。语言教育不受客观条件的限制、无须特殊的设备、易于开展、具有较大的灵活性。主要方式包括交谈、健康咨询、专题讲座、小组讨论、同伴教育。

（1）交谈：根据社区居民已有的知识和经验，通过面对面的方式，传递信息，交流情感，实施行为指导，从而宣传相关的健康知识。其特点是简便易行、针对性强、反馈及时，是个别教育和入户家庭访视的基本形式。

（2）健康咨询：是一种双向交流形式，以面对面或者电话形式解答社区居民有关疾病、健康方面的疑问，帮助他们作出行为决策，保持或促进身心健康。

（3）专题讲座：健康教育者通过组织集体听课或举办学习班，就某一专题进行讲课，是社区健康教育常用的一种群体教育方法，适用于社区重点人群的健康教育。这种方式目的明确、内容突出、针对性强。

（4）小组讨论：由健康教育者组织、引导与协调，以小组的形式，就健康教育对象共同的学习需求和相似的健康问题，进行集体讨论与沟通交流。小组成员一般在6~20人。

（5）同伴教育：由有过同样患病经历或同样健康问题的居民对健康教育对象进行现身说法，分享信息、观念或技能，是同伴之间有意识地互相学习。作为一种群体教育形式，已被广泛地运用于社区健康教育领域。

2. 文字教育　针对有阅读能力的教育对象，以文字为传播媒介进行健康教育。它的特点是不受时间和空间限制，材料可以反复使用，经济可行。主要有以下几种形式。

（1）卫生标语：是一种适合各种场合的宣传形式，如条幅标语、招牌标语等。其内容简练、制作方便、意义明确，具有鼓动性和号召性。

（2）传单：针对某个社区健康问题，制作单页的文字或美术宣传品进行健康教育。其应急性强，内容较详细。

（3）手册：用大众化的语言编辑健康教育内容，印刷成册，帮助社区居民掌握有关健康保健的知识和技能。其内容知识性强，便于保存，是卫生科普教育的好教材。

（4）墙报或专栏：结合季节性健康问题和社区卫生服务中心工作内容，将健康教育信息浓缩成短小精悍的科普文章，布置在黑板、展牌、灯箱等上面。其内容可读性强、形式多样、图文并茂，易于接受。

（5）报刊：定期出版发行，信息量大，综合性强，是社区居民学习健康知识的重要途径。

（6）宣传画：将文字与形象艺术相结合。图文并茂、印刷精美，富有感染力。

3. 实践教育　通过指导学习者的实践操作，学习者可以掌握并应用自我或家庭健康的护理技能。例如指导高血压患者掌握自测血压的方法。

4. 电化教育 通过现代化的声光设备传递教育信息，包括广播、录音、电视、电影、幻灯、投影等手段。其内容覆盖面广、新颖有趣，是社区居民喜闻乐见的形式，易于普及。

5. 在线教育 利用计算机网络，充分发挥文字、声音、图像三者的优势，共享资源，通过电脑、移动应用程序等进行健康信息传播。

6. 自媒体教育 自媒体（we media）也称作公民媒体、个人媒体等，是一种平民化、普泛化、自主化的健康传播方式，以现代化、电子化手段，向不特定的大多数或者特定的个体传递信息。自媒体教育是便携式网络终端普及时代背景下一种较新的健康教育形态，可以实现自我传播、人际传播、群体传播等。

7. 体验式教育 随着虚拟现实（virtual reality，VR）技术、体感技术等的应用日益广泛，采用这些沉浸式技术能将健康教育对象置身于"真实世界"场景，通过肢体动作、手势控制操作视频、图片、游戏等内容，在灾害逃生、缓解孤独症、预防艾滋病等健康教育中实现人机交互，让健康教育对象在感受沉浸式场景的同时，达到健康教育的目的。

8. 综合教育 将语言、文字、电化、实践、民间传统等多种教育方法适当结合、综合应用。例如举办健康教育展览、知识竞赛或健康游园会。此法适合大型的宣传活动。

9. 健康教育处方 通过医嘱或护嘱形式提供的健康文字材料，供医护人员在患者就诊时发放。健康教育处方是针对某种疾病的特点，对患者进行防治知识、用药及生活方式指导，使患者在药物治疗的同时多注重预防保健和自我护理。此法是对语言教育内容的补充，便于患者保存阅读，有效辅助患者进行自我保健和家庭保健护理。

六、社区健康教育的程序

根据《国家基本公共卫生服务规范（第三版）》中的健康教育服务流程进行社区健康教育的设计（图2-1-4），按照护理程序开展社区健康教育，具体步骤如下。

（一）社区健康教育评估

社区健康教育评估（assessment of community health education）是指健康教育者通过各种方式收集有关教育对象和环境的资料，了解教育对象的健康教育需求，为社区健康教育诊断提供依据。评估内容如下。

1. 健康教育对象 社区居民是社区健康教育的主体，他们的理解与配合是社区健康教育活动能否成功的重要因素。社区护士应重点收集的资料包括：① 需求评估，社区健康教育主题与内容以往较多由卫生专业人员决定，但在实践中需要更加重视社区居民的需求与意愿，评估社区居民参与改变生活方式活动的意愿及所需的健康教育内容；② 健康素养评估，健康素养可以视作个体维护和促进身体、心理和社会适应处于良好状态的能力，需评估社区居民的基本健康知识、技能水平，以及其健康决策能力等；③ 其他指标评估，健康知识、健康信念、自我效能感、行为动机等。

2. 健康教育环境 包括生态环境、学习环境和社会环境。需要收集职业、经济收入、住房状况、交通工具、学习条件等信息。

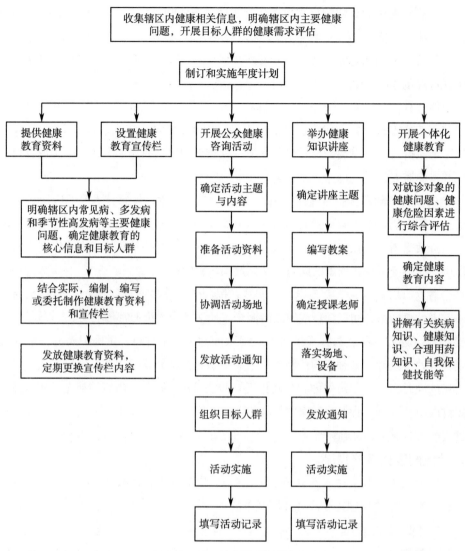

▲ 图2-1-4 健康教育服务流程

3. 医疗卫生服务资源 包括医疗卫生机构的数量与地理位置、享受基本医疗卫生服务的状况、卫生立法与卫生政策、社会经济状况等。

4. 教育者 包括教育能力、教育态度、教育经验、教育水平等。

（二）社区健康教育诊断

社区健康教育诊断（diagnosis of community health education）是指根据评估阶段收集的资料，分析社区存在的健康问题和社区居民的学习需要，从而确定健康教育诊断。

1. 明确社区健康教育诊断 对社区健康教育评估所收集的定量资料、定性资料进行整理与分析，确定本社区现存的或潜在的健康问题并提出社区健康教育诊断。社区健康教育诊断涉及许多方面，如主要健康问题及健康危险因素、社区中高危人群的数量、社区健康教育的可行性及覆盖率、社区健康教育的组织与管理能力。

2. 确定社区健康教育诊断的优先次序　对于同一个社区，有可能同时存在多个现存的或潜在的健康问题，因而有必要对提出的社区健康教育诊断进行排序。在排序时，需要考虑到社区居民的需求与意愿、可利用的健康教育资源、健康问题的严重程度、社区护士的教育能力等。确定健康教育优先次序的常用方法有专家评分法、问题树法、社区参与式法等。

（三）制订社区健康教育计划

确定了社区健康教育诊断之后，即可制订社区健康教育计划（planning of community health education）。健康教育者应以教育对象为中心，与其他社区卫生服务人员、社区基层组织领导及教育对象共同磋商制订社区健康教育计划。

1. 确定健康教育的目标　按照任务内容，目标可分为教育目标、行为目标、健康目标和政策环境目标等；按照完成时间，目标可分为近期目标和远期目标。根据健康教育的不同目的明确各类目标，目标数量由实际情况决定。

2. 制订健康教育的措施　具体内容包括：① 确定教育者和教育对象，健康教育的实施者应是社区护士、全科医生等卫生工作者，且具备全面的、科学的、与时俱进的知识信息和良好的职业道德；② 确定教育内容，应根据教育对象的需求和健康状态确定社区健康教育的内容；③ 选择合适的教育方法和形式，根据教育对象的文化水平、认知特点和学习能力确定教育方法，根据不同信息传播方法的适用范围选择教育形式，注重多种方法联合使用、优势互补；④ 编写教育资料，根据社区的实际情况提供传单、手册等可读性强、形式多样、图文并茂的教育资料；⑤ 制订教育评价方法，用多种方法进行评价，保证评价方法的可行性和有效性，以监测、核查和控制健康教育活动；⑥ 明确教育实施的时间和地点，健康教育地点可设在社区卫生服务中心、学校、社区、企业或机构、居民家中、公共场所等。

（四）社区健康教育实施

社区健康教育实施（implementation of community health education）是将计划中的各项措施转变为实践的过程。实施的过程是连续的、动态的，要注意实施的策略和方法，才能保证实施的效果。

1. 制订实施细则　包括健康教育的活动内容安排、进度安排、各活动间的联系等，对于实施内容进行具体规定，明确各方面工作人员的职责范围，对在健康教育过程中可能出现的问题进行预测及提前制订解决方案。

2. 建立组织机构　建立社区健康教育的领导机构、执行机构、参与部门，健全各机构与部门间联系。

3. 培训实施人员　对于参加的实施人员，可根据需要对健康教育的方法与流程等进行统一培训，并进行培训效果的评价。

4. 建立质量管控制度　通过质量管控，可以及时发现实施过程中存在的问题，并结合提前制订的解决方案和实际情况，解决问题并调整健康教育计划。质量管控制度的内容通常包括社区健康教育工作流程的监测、项目经费支出监测、项目开展情况监测、教育对象满意度监测等。

（五）社区健康教育评价

社区健康教育评价（evaluation of community health education）是对健康教育活动进行全面的

监测、核查和控制，是保证社区健康教育成功的关键措施，贯穿教育活动的全过程。

1. 评价内容　在评估阶段，评价资料收集的全面性；在诊断阶段，评价主要健康问题的准确性；在计划阶段，评价计划实施的可行性；在实施阶段，评价健康教育的有效性。

2. 评价种类　包括：① 过程评价，在社区健康教育过程中，对执行者、组织管理、制度和环境等的评价。其目的是评价社区健康教育活动是否按计划执行，及时发现问题，以便针对性地修正计划，保证目标的顺利实现。② 效果评价，在社区健康教育结束后，参照评价指标对社区健康教育活动进行全面回顾、检查、总结和改进，包括近期效果评价和远期效果评价。近期效果评价的重点在于参与者的知识、态度、行为的变化，远期效果评价着眼于目标人群健康状况乃至生活质量发生的变化。

3. 评价指标

（1）反映个体或群体卫生知识水平的指标：① 卫生知识普及率=（社区内已达卫生知识普及要求人数/社区总人数）×100%；② 卫生知识知晓率=（调查中对某种卫生知识回答正确人数/调查总人数）×100%。

（2）反映社区健康教育工作的指标：社区健康教育覆盖率=（社区内接受健康教育人数/社区总人数）×100%。

（3）反映个体或群体卫生习惯或卫生行为形成情况的指标：① 健康行为形成率=（调查中形成某种健康行为的人数/调查总人数）×100%；② 不良行为或习惯转变率=（某范围内已改变或纠正某种不良行为或习惯人数/该范围内原有某种不良行为或习惯人数）×100%。

（4）反映群体健康状况的指标：主要包括发病率、患病率、死亡率、期望寿命及儿童的生长发育指标等。

（5）工作指标：① 发放健康教育印刷资料的种类和数量；② 播放健康教育音像资料的种类、次数和时间；③ 健康教育宣传栏设置和内容更新情况；④ 举办健康教育讲座和健康教育咨询活动的次数和参加人数。

4. 评价方法　主要包括座谈会、家庭访问、问卷调查、流行病学调查、卫生知识小测验及卫生统计方法等。

第二节　社区健康促进

社区健康促进主要是围绕重大卫生问题，针对重点场所、重点人群，倡导健康的公共政策和支持性环境。20世纪80年代以来，世界各国纷纷把健康促进作为解决健康问题、改善全民健康的国家战略。

一、相关概念
（一）健康促进的概念
健康促进一词最早出现在20世纪20年代的公共卫生文献中，到了20世纪80年代，随着健康促进的不断发展，其概念也逐步完善。1986年，在加拿大渥太华召开的第一届全球健康促进大会上，WHO指出："健康促进是促使人们维护和提高他们自身健康的过程，是协调人类与他们所处环境之间的战略，规定个人与社会对健康各自所负的责任。"美国健康教育学家Lawrence W. Green指出："健康促进是指一切能促使行为和生活条件向有益于健康改变的教育与环境支持的综合体。"其中，教育是指健康教育，环境包括社会环境和自然环境等，而支持即指政策、立法、财政、组织、社会开发等各个系统。1995年，WHO西太区办事处发表的《健康新视野》（*New Horizons in Health*）中指出："健康促进是指个人与其家庭、社区和国家一起采取措施，鼓励健康行为，增强人们改进和处理自身健康问题的能力。"2005年，在泰国曼谷举行的第六届全球健康促进大会上，《曼谷宪章》中指出："健康促进是使人们能够对自身的健康及其决定因素加强控制，从而改善其健康的过程。"2013年，在芬兰赫尔辛基举行的第八届全球健康促进大会以"将健康融入所有政策"为主题，强调健康促进在应对公共卫生问题方面的重要作用，呼吁各国重视健康的社会决定因素及部门间协作。第九届全球健康促进大会于2016年在中国上海举办，大会发布了成果文件《2030可持续发展中的健康促进上海宣言》和《健康城市上海共识》。大会呼吁世界各国增强命运共同体意识，将健康促进放在社会经济可持续发展全局重要位置。第十届全球健康促进大会于2021年在瑞士日内瓦举行，大会以"福祉、公平和可持续发展"为主题，呼吁在不突破生态底线的情况下，努力使当代人和子孙后代公平享有健康。

由此可见，健康促进（health promotion）是指运用行政或组织的手段，广泛协调社会相关部门及社区、家庭和个人，使其履行各自对健康的责任，共同维护和促进健康的一种社会行为和社会策略。

（二）社区健康促进的概念

社区健康促进（community health promotion）是在社区开展的健康促进活动，通过健康教育和环境支持，改变个体和群体行为、生活方式和环境影响，提高社区居民的健康水平和生活质量。社区健康促进的构成要素包括健康教育以及一切能够促使行为、环境有益于健康改变的政策、组织、经济等支持系统。

（三）健康教育与健康促进的关系

健康教育和健康促进既紧密联系、相互影响，又各有目标、不能代替。两者的区别见表2-2-1。

▼ 表2-2-1 健康教育与健康促进的区别

项目	健康教育	健康促进
本质	通过教育，改变行为	强调行为改变，建立可持续的环境支持
内容	知识传播、技能训练	立法支持、政策支持、制度支持
方式	以教育为主的知识传播	全面整合，强调组织行为，营造支持性环境
特点	个人动员与社区参与，关注针对疾病危险因素的行为改变	全社会参与，多部门合作，对健康危险因素进行全方位干预
效果	提高了个体健康水平，但难以持久	提高了个体、群体健康水平，且有持久性

二、健康促进相关理论

（一）格林模式

1. 主要内容 格林模式又称PRECEDE-PROCEED模式，PRECEDE是"predisposing, reinforcing, and enabling constructs in educational diagnosis and evaluation"的英文缩写，是指在教育诊断和评价过程中，运用倾向因素、强化因素及促成因素分析行为改变的影响因素。PROCEED是"policy, regulatory, and organizational constructs in educational and environmental development"的英文缩写，是指在执行教育和环境干预措施中，运用政策、法规和组织手段。

格林模式从结局入手追溯到最初起因，先对影响健康的重要因素进行诊断，评估时注意把个体的行为改变和周围环境联系起来。然后，制订健康教育措施，此措施不仅强调教育对象的参与，而且将社会环境与教育对象的健康紧密联系起来，充分利用现有资源，改变教育对象的行为。最后，对健康教育的效果进行评价。因此，格林模式阐述了影响社区人群健康的诸多因素及进行健康教育的基本步骤，已被广泛应用于健康促进项目的设计中。格林模式将健康促进计划分为2个阶段、9个步骤，见图2-2-1。

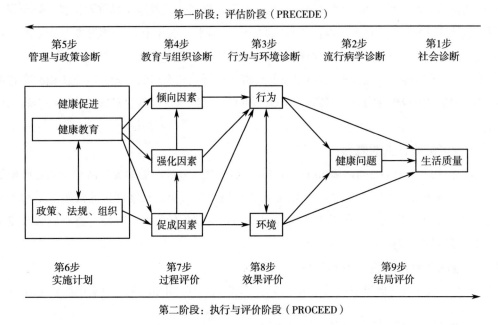

▲ 图2-2-1 格林模式

（1）评估阶段（PRECEDE）：格林模式的第一阶段，也称诊断阶段，包括社会诊断、流行病学诊断、行为与环境诊断、教育与组织诊断、管理与政策诊断5个步骤。

1）社会诊断：了解并确定社区人群的健康需求和生活质量，主要包括生活质量和社会环境评估2个方面。生活质量受社会政策、社会服务、卫生政策和经济水平的影响。社会环境评估包括对社会政策、社会经济、社会文化、卫生服务等的评估。

2）流行病学诊断：通过流行病学调查，找出威胁社区人群生命与健康的主要问题及危险因素、健康问题的易感人群及其分布特征、疾病的三者间分布规律、最敏感的干预措施、可能获得的预期效果等，为确定干预重点和目标人群提供依据。

3）行为与环境诊断：明确区分导致健康问题的行为和环境因素，通过分析各因素的重要性和可变性，确定与健康问题相关的、可能成为干预目标的行为。

4）教育与组织诊断：确定了要进行干预的行为后，分析其影响因素，从而制订健康促进干预策略。这些影响因素可以分为三类，即倾向因素、促成因素和强化因素，共同影响人们的健康行为。① 倾向因素是产生某种行为的原因和动机，主要包括知识、态度、信念、价值观及对健康行为或生活习惯的看法；② 促成因素是指促使某种行为动机或愿望得以实现的因素，如技术和资源，包括保健设施、保健技术、交通工具、医务人员、政策法律、诊所、医疗费用等；③ 强化因素是激励或减弱某种行为发展和行为维持的因素，如通过奖励或惩罚使某种行为得以巩固或增强、淡化或消除，它强调的是卫生保健人员、同事、朋友、父母等重要人物的鼓励或反对。其中，倾向因素是内在动力，为行为改变提供理由或动机；促成因素是行为发生或改变的条件；强化因素是维持行为改变的重要手段。

5）管理与政策诊断：判断、分析实施健康教育过程中行政管理方面的能力、相关资源和政策方面的优势与缺陷、实施计划的范围和组织形式等。如制订和执行计划的组织与管理能力、支持健康促进计划的资源及条件（如人力、时间等）、有无进行健康促进的机构及其对健康促进的重视程度等。

（2）执行与评价阶段（PROCEED）：格林模式的第二阶段，包括实施计划、过程评价、效果评价和结局评价4个步骤。

1）实施计划：在充分发挥政策、法规和组织的作用下，按照已经制订的计划来实施健康教育项目。

2）过程评价：在实施过程中进行评价，着重于近期影响，主要包括以下几点。① 知识、态度、信念等倾向因素是否发生转变；② 资源、技术等促成因素是否消耗及其程度；③ 行为的强化因素是否发生改变及改变的程度；④ 是否制定改善环境的法规与政策。

3）效果评价：对健康促进所产生的影响及短期效应进行及时的评价。主要评价行为目标是否达到、环境状况是否得到改善等。

4）结局评价：当健康促进活动结束时，按照计划检查是否达到长期、短期目标，重点是长期目标。评价健康促进是否促进了身心健康，提高了生活质量。常用评价指标有发病率、伤残率和死亡率等。

2. 应用要点 格林模式的应用多见于涉及社会环境改变的健康促进项目。在实施过程中需保证9个步骤前后呼应，形成连续循环的过程。评估时强调个体、家庭和社区环境的结合，诊断全过程注意加强多学科联合，确保诊断的全面性。如在开展社区高血压健康促进活动中，应充分评估高血压患者、家庭和社区环境，分析倾向因素、促成因素和强化因素等影响血压管理的要素，从源头改变不良行为；在执行阶段则应注意高血压患者行为改变的特征，根据血压波动等动态调整教育措施；在结局评价阶段，指标不局限于血压控制、知识掌握等，适当增加血压改善带来的社会经济效益指标等。

（二）创新扩散理论

社区健康促进是一项长期、系统的工作，社区健康促进项目如果不能有效、广泛地被传播利用，其作用就无法真正得到发挥。社区健康促进的创新扩散理论聚焦人们在接受有益于健康的行为过程中的影响因素，以及实践中的应用问题。

1. 主要内容

（1）创新扩散的影响因素

1）创新自身的特征：与原有方法相比，健康促进项目是否更优越及更易于开展、健康促进成果是否更易于测量、采纳健康促进活动所具备的风险性和不确定性是否更低等。这些特征可影响创新的扩散速度和范围。

2）创新采纳者的个体特征：创新采纳者即行为主体或健康促进对象，其特征包括教育经历、社会经济状况、同等创新采纳程度等。这些特征可影响创新的采纳行为。

3）组织与环境特征：如社会传播网络、社区文化等。这些特征可影响创新的接受度、传播路径和效果。

（2）创新扩散的过程：包括资源体系、积极扩散、连接体系、用户体系、实施过程等要素。① 资源体系是指健康促进的研究者、发展者、培训者、咨询者等；② 积极扩散是指将一项健康促进活动扩散至特定目标人群所进行的活动过程；③ 连接体系由资源体系的代表、用户体系的代表、策略计划活动组成；④ 用户体系由社区居民个体、组织、机构和社会网络组成；⑤ 实施过程是由经过培训的健康促进人员执行。

2. 应用要点　社区健康促进创新扩散的过程最主要的是使健康促进项目的特征、社区行为主体、组织与环境特征协调一致，从而实现健康行为在社区群体中传播。在实施时要充分考虑教育的相对优势、相容性、复杂性、可试性和可观察性等创新特征。如在开展社区糖尿病健康促进项目时，要明确教育扩散内容，充分调查糖尿病患者的需求、认知和健康行为；通过优化教育扩散内容，构建相对优势、简化的教育内容，选取扩散切点，将不当行为致使血糖升高作为切入点；合理选取扩散渠道，采用社区数字化技术和人际渠道结合的方法，由控制良好的患者进行线上、线下同伴教育；在评价扩散效果时，将满意度、知晓率及疾病控制等作为创新扩散进入执行阶段的效果评价指标。该理论在解释和促进行为改变中发挥了巨大作用，可以帮助人们理解不同种类的健康促进活动是如何影响健康的，尤其适用于健康促进项目在不同地区的推广。

三、健康促进的活动领域

1. 制定促进健康的公共政策　公共政策涉及多部门的政策、法规、制度，能创造有利于健康的政治环境、社会氛围，形成良好的促进健康的支持环境。因此，各级决策者在制定公共政策时应把健康作为一个重要考虑因素。卫生行政部门应评估政策可能带来的影响健康的后果。政府在实施公共政策时应投入必要的资金，广泛宣传，提高人们对政策的知晓率并促使其自觉执行。

2. 创造支持性环境　支持性环境包括社会、经济、文化、政治等环境。创造健康的支持性环境是改变不良健康行为的重要条件，将对健康产生良性影响。政府应做到改善社会环境与政治环境、维持良好的经济保障等。

3. 强化社区行动　社区是开展健康促进的重要场所，社区参与行动是健康促进的主要内容。社区居民具有积极参与活动、对自身健康负责的权利与责任。充分调动社区力量，挖掘社区资源，发现社区的健康问题，通过改善社区居民的生活、工作环境，增强社区居民自我保健意识和能力等措施，最终解决社区健康问题，提高社区居民的健康水平。

4. 发展个人技能　个人技能主要包括健康知识、生活技能、应对健康问题的能力等。通过健康教育等方式提高人们维持健康的责任感，强化采取健康促进行为的能力，使人们能更有效地维护自身的健康和生存环境，作出有利于健康的选择。

5. 调整卫生服务方向　是指根据新的健康需求，调整卫生服务机构的结构和职能。坚持以人民健康为中心，坚持预防为主，坚持医疗卫生事业公益性，推动医疗卫生发展方式转向更加注重内涵式发展、服务模式转向更加注重系统连续、管理手段转向更加注重科学化治理，促进优质医疗资源扩容和区域均衡布局，建设中国特色优质高效的医疗卫生服务体系，不断增强人民群众获得感、幸福感、安全感。

四、健康促进的基本策略

1. 倡导　是指提出有益的观点或主张，并尽力争取他人支持的社会活动。为了满足人们的健康需求，倡导卫生领域和非卫生部门共同制定政策，开展有利于健康的行动，并把健康作为政策与经济发展的一部分，建立支持性环境，使群众更容易作出选择，倡导群众关注健康。

2. 赋权　是指提高人们能力的过程，这些能力包括辨识健康影响因素的能力、作出正确选择的能力等。通过赋权，人们充分发挥各自健康的潜能，主动学习正确的健康观念、科学的知识和可行的技能，个体、家庭与社区担负起各自健康责任，并付诸行动。

3. 协调　即控制影响健康的相关因素。为了实现人人健康的目标，政府机构、卫生部门、社会其他部门、非政府和志愿者组织、地方权威机构、企业、社区、家庭和个人都应该参与进来，组成强大的健康联盟和社会支持体系，共同协作，实现健康目标。

4. 社会动员　主要对象包括社区、个人及社会其他各方面的力量。有效的社会动员需要以远大的目标感召人们，以各方利益得到最大满足来打动人们，促使各方积极行动，产生切实成效。

相关链接 ｜ **家校社协同促进青少年心理健康**

　　心理健康和精神卫生是健康的重要组成部分，儿童青少年的健康成长牵动着每个家庭。从2021年起，我国在重大公共卫生项目中设置了儿童青少年心理健康促进试点项目，通过家校社协同，组织开展儿童青少年心理健康促进的社会动员、科普宣传、筛查评估等试点工作，明确将完善教育系统的心理服务网络，以及加强各阶段儿童青少年心理健康教育、心理辅导和心理支持作为重点，指导试点地区探索完善心理健康体系。特别是通过学校协同，家长和老师成功地开展学生心理健康教育，营造了一个良好的家庭环境、校园环境和成长生态。

五、社区健康促进的内容

社区健康促进的主要内容包括以下三个方面。

1. 健康教育 通过传媒和教育的方法，向人们普及健康知识，强化人们的健康信念，促使人们采纳有益于健康的行为和生活方式，改善人们的健康状况。

2. 健康保护 通过立法、制定政策等行政措施，消除和控制环境中的危险因素，保护个体和群体免受环境的危害，形成有利于健康的环境。

3. 预防性卫生服务 通过提供疾病预防、健康保护的各种支持和服务，预防疾病的发生。

（李现文）

学习小结

社区健康教育是以社区为基本单位，以人群为教育对象，以促进居民健康为目标，有目的、有计划、有组织、有评价的健康教育活动。通过健康教育可以提高人们的健康素养。

社区健康教育的对象包括健康人群、高危人群、患病人群、患者家属和照顾者。在开展社区健康教育时，要根据健康教育对象的需求，确定健康教育的内容、方法和形式。制订实施细则，保证健康教育的效果。知信行模式、健康信念模式、行为改变阶段模式在社区健康教育中应用较为广泛。

社区健康促进是在社区开展的健康促进活动，通过健康教育和环境支持，改变个体和群体行为、生活方式和环境影响，提高社区居民的健康水平和生活质量。在应用格林模式设计健康促进项目时，要分析倾向因素、促成因素和强化因素对人们健康行为的影响。健康教育是健康促进的重要内容。

复习参考题

1. 选择题

（1）利用知信行模式开展社区健康教育时，目标是

A. 信念形成

B. 态度改善

C. 知识激发

D. 行为改变

E. 素养提升

（2）社区居民张奶奶到书店购买高血压管理的书籍，自学高血压的管理方法，这属于行为改变阶段模式中的

A. 无改变打算阶段

B. 犹豫不决阶段

C. 准备阶段

D. 行动阶段

E. 信念形成阶段

（3）社区护士在开展社区老年人群认知障碍早期预防项目时，通过公益短视频推送、共做认知

训练手指操、社区环境改造等，提高社区老年人识别认知受损、及时到记忆门诊就诊的能力，这属于健康促进基本策略中的

A. 赋权

B. 倡导

C. 协调

D. 社会动员

E. 社区干预

2. 社区护士小王在参加某中学的学生健康体检时，通过与学校医务室人员交流获悉，该校初二年级有学生因看到其他同学吸电子烟感到好玩，也开始吸电子烟，影响了该校学生的健康，破坏了学校的健康氛围。于是，社区护士小王计划联合学校医务室、学生家长等，在该校组织一项关于戒除电子烟的健康教育项目。请问：

（1）根据行为改变阶段模式，有同学尝试吸电子烟的行为属于哪个阶段？

（2）在该健康教育项目开展过程中，各步骤分别有哪些实施要点？

3. 社区护士在一个务工人员较多的社区进行社区调查时发现，社区务工人员的切割伤较多。过去很多人一直认为，切割伤这类意外伤害不可预测、难以避免，也无法控制。目前认为这类意外伤害虽是突发事件，但它的发生有内部、外部的各种原因，可以采取适当措施进行有效的预防和控制。请问：依照格林模式，如何利用PRECEDE阶段对该问题进行健康促进评估？

选择题答案：

（1）D （2）C （3）A

第三章　　**社区人群健康管理**

　　社区人群健康管理是以社区为范围，以社区卫生服务机构为主体，以社区医护人员为骨干，以社区居民为服务对象，对健康危险因素进行全面监测、评估和干预的过程。社区护士通过建立居民健康档案、跟踪个人健康状况、提供健康教育、干预健康危险因素等方式，充分利用各种医疗卫生资源，为社区居民提供健康管理服务，提高社区居民的健康水平和生活质量。

第一节　**概述**

　　社区护士是社区健康管理的主要践行者，在社区人群健康管理工作中发挥着重要作用。因此，社区护士应了解健康管理的基本概念、特点、服务内容等相关知识，以便更好地为社区人群提供优质的护理服务。

一、相关概念

（一）健康管理的概念

健康管理（health management）是以现代健康概念、新的医学模式及中医治未病的理念为指导，采用现代医学和现代管理学的理论、技术、方法和手段，对个体或群体的整体健康状况及影响健康的危险因素进行全面建档、监测、评估、有效干预与连续跟踪服务的管理过程。

健康管理是一种医学服务。健康管理的实施者是医护工作者，服务对象包括健康人群、亚健康人群及慢性非传染性疾病的患病人群。健康管理的重点是健康危险因素的干预和慢性非传染性疾病的管理。

（二）健康危险因素的概念

健康危险因素（health risk factor）是指能使疾病或死亡发生的可能性增加的诱发因素，或者能使健康不良后果发生概率增加的因素。健康管理的核心是对健康危险因素的管理，主要是对健康危险因素的识别、评估和干预。健康危险因素有以下几种类型。

1. 生物因素　生物因素是影响机体健康的决定性因素。主要包括：① 生物性致病因素，如可引起感染性疾病的病原微生物；② 遗传因素，如与家族遗传因素关系密切的糖尿病、血友病、高血压等疾病；③ 个体生物学特征，如与某些疾病的易感性有关的年龄、种族、性别等因素。

2. 心理因素　心理因素表现为个体通过情绪和情感的变化影响机体的健康。个体长期处于消极的情绪状态会引起机体内分泌系统功能失调，免疫功能、代谢功能下降，严重时导致疾病。

3. 环境因素　环境是人类赖以生存和发展的基础，人类很多健康问题都与环境因素有关。在自然环境中，食品污染、水污染、空气污染等威胁着人类的健康。在社会环境中，政策、法律、经济、教育、科技等因素也会影响人类健康的维护和促进。

4. 行为与生活方式因素　行为与生活方式因素属于自创性危险因素，与常见的慢性病或社会病密切相关。不良的行为与生活方式有缺乏锻炼、不合理饮食、吸烟、酗酒、熬夜、毒物滥用等。

5. 医疗卫生服务因素　医疗卫生服务因素是指医疗卫生服务系统中存在的各种不利于保护和增进健康的因素，包括医疗服务质量低、医疗制度不完善、医疗卫生资源配置不合理等。

上述健康危险因素是相互关联、相互作用的，共同影响人类的健康。其中，行为与生活方式因素是影响人类健康的主要危险因素。行为与生活方式因素是可以改变的健康危险因素，是健康管理中健康教育和行为干预的重点。年龄、性别、种族和遗传因素等健康危险因素是不可改变的，影响患病风险，在疾病风险的预测中有重要的临床指导意义。

（三）健康相关行为的概念

健康相关行为（health-related behavior）是指任何与疾病预防、增进健康、维护健康及恢复健康相关的行动。健康相关行为可分为以下两大类。

1. 促进健康行为（health-promoted behavior）　它是指个体或群体表现出的、客观上有益于自身和他人健康的一组行为。包括基本健康行为、戒除不良嗜好行为、预警行为、避开环境危害行为、合理利用卫生服务行为五大类。

2. 危害健康行为（health-risky behavior） 它是指偏离个人、他人乃至社会的健康期望，客观上不利于健康的一组行为。包括不良生活方式与习惯、致病行为模式、不良疾病行为、违反社会法律和道德的危害健康行为四大类。

二、健康管理的意义

1. 满足了预防为主的全民健康目标 2019年健康中国行动推进委员会发布的《健康中国行动（2019—2030年）》提出了疾病预防和健康促进两大核心目标。全面、全程、连续和个体化的健康管理服务体现了预防为主、维护健康的目标，已成为我国卫生服务的发展方向和实现人人健康的必然途径。

2. 体现了低成本、高效益的公共卫生策略 通过改变影响健康的危险因素，调动个人、群体、社会的积极性，有效地利用有限的医疗资源，维护和促进健康，实现低投入、高产出的公共卫生策略。

3. 有助于开展慢性病的有效管理 通过对健康危险因素的监测和评价，可以判断健康危险因素对疾病发生发展的影响，从而针对性地制订干预措施，完成健康管理的全过程，提高慢性病管理的效果，降低其发病率、致残率和死亡率。

4. 促使大众形成科学的健康观 在健康管理中，通过健康教育指导人们改变与其生活方式相关的健康危险因素，提高个体自我健康管理意识和水平，从而形成科学的健康观。

三、健康管理的特点

1. 标准化 标准化是将健康管理的过程、结果和方案按照标准进行记录和评估，以确保整体过程的规范性和可重复性。通过标准化管理可以提高健康管理的效果和效率，减少错误和失误，有利于实现预防、控制和干预的三级预防措施，为个人和群体提供全面的健康服务。

2. 量化 量化是指健康监测指标和评价指标的客观化、具体化。健康管理的量化有助于准确评估个体和群体健康状况与健康危险因素之间的关联程度，从而合理归因、对症干预，为个体和群体提供针对性的健康管理服务，预防疾病的发生，提高健康水平。

3. 个体化 个体化是根据个人的健康状况和需求，对其进行健康评估和干预，以达到预期效果。个体化使得健康管理更加科学、精准和有效，运用循证医学的方法，通过多平台合作，为个人提供更好的医疗服务和健康管理方案。

4. 系统化 系统化是通过多平台合作对个体或群体的健康状况及其健康危险因素进行全面建档、整体监测、关联干预的连续性跟踪服务的管理过程。

四、健康管理的发展

（一）健康管理国外发展背景及趋势

健康管理的概念由美国保险业最先提出，核心内容是医疗保险机构通过对客户（疾病患者或高危人群）开展系统的健康管理，有效控制疾病的发生和发展，显著降低出险概率和实际医疗支出，从而达到减少医疗保险赔付损失的目的。随后，英国、德国、日本等发达国家也积极效仿和实施。

人口老龄化程度的日益加剧和慢性病的疾病负担不断增长导致医疗费用持续上升，对国家经济和社会发展构成了威胁和挑战。20世纪90年代，健康管理开始作为一种医疗保健消费战略在美国、德国、英国等国家实施。在学术方面，近几十年来公共卫生学和流行病学关于健康风险、循证医学及健康干预的大量研究，以及管理科学和健康教育学的发展，为健康管理的起步提供了理论和实践基础。互联网技术和信息产业的迅速发展，拓展了健康管理的空间，同时，疾病预测模型和技术的推广应用，促进了健康管理服务的精准化。

（二）健康管理国内发展背景及趋势

我国健康管理兴起于2003年前后，随着国际先进理念的引入，与我国传统中医养生理念的契合，以健康体检为主要业态的健康管理服务兴起，特别是2003年SARS疫情之后，国家高度重视公共卫生服务与健康事业和相关的政策支持，健康管理逐渐成为我国健康服务领域的朝阳产业。2005年国家将健康管理师列为新职业，2007年国家出台了《健康管理师国家职业标准（试行）》，2009年卫生部职业技能鉴定指导中心组织专家编写健康管理师培训教材、组建试题库，并承担国家职业资格的鉴定和考核工作。我国健康管理专业人员的职业培训逐步走上正轨。在此期间，国内成立了健康管理相关学术机构，如中华医学会健康管理学分会、中华预防医学会健康风险评估与控制专业委员会等，《中华健康管理学杂志》创刊发行，健康管理学教材陆续出版，国内部分高校成立健康管理学专业，为健康管理事业的发展提供人才保障。

2013年10月，国家发布了《国务院关于促进健康服务业发展的若干意见》，首次明确提出将健康管理与健康促进纳入健康服务体系，明确了包括健康管理在内的健康服务业的未来发展方向和广阔前景。2018年，有关学术团体首次发布了《健康管理蓝皮书：中国健康管理与健康产业发展报告（2018）》，对健康管理与健康产业的发展提出了对策建议。2019年，健康中国行动推进委员会发布了《健康中国行动（2019—2030年）》，动员全社会落实预防为主的方针，从国家层面提出健康管理行动方案，促进了健康管理行业的发展。

五、健康管理的内容

健康管理的基本内容包括健康监测、健康危险因素评价、健康干预三个方面。

（一）健康监测

健康监测（health monitoring）是对个体或群体的健康危险因素进行不间断和定期的观察，及时掌握其健康状况和疾病发展进程。健康监测是开展健康管理工作的基础。健康监测的内容包括建立健康档案、动态健康监测、干预效果评价和专项健康管理服务。

1. 建立健康档案　个人健康档案的内容应符合卫生行政部门制定的规范，包括一般信息、健康状况、家族疾病史、疾病相关信息（就诊、诊断、体格检查、辅助检查）和生活方式等内容。

2. 动态健康监测　通过定期健康体检和健康咨询等形式对服务对象进行健康监测，确保健康管理师及时掌握服务对象的健康状况，进行有效沟通、指导，干预健康危险因素和控制疾病进展。

3. 干预效果评价　针对前一周期健康管理循环中的干预结果和预期目标进行比较，评价干预效果，不断完善健康指导计划。

4. 专项健康管理服务　主要是针对社区中高血压、2型糖尿病等患者开展专项健康管理。这些特定患病人群的健康监测指标依据其专项内容或特定疾病特点进行设计，监测频率和形式也应根据管理的具体要求制订。

（二）健康危险因素评价

1. 健康危险因素评价的概念　健康危险因素评价（health risk factors appraisal）是研究健康危险因素与慢性非传染性疾病发病及死亡之间数量依存关系及其规律性的一种方法。它是社会医学研究领域对个体和群体健康进行评价的一种方法，其目的是研究人们存在的健康危险因素对疾病发生发展的影响程度，从而有效干预人们不健康的行为和生活方式，降低健康危险因素引发死亡的概率，延长寿命，提高生活质量，促进健康。健康危险因素评价是健康管理的核心。

2. 健康危险因素评价的具体步骤

（1）收集当地人群年龄、性别、疾病患病率或死亡率资料：通过死因报告和疾病监测获得有关资料，或通过回顾性调查获得人群患病率和死亡率资料。一般选择当地该年龄组最重要的具有确定危险因素的10~15种疾病作为评价对象。该资料用来作为当地同年龄、同性别死亡率的平均水平，评价时作为比较标准。

（2）收集个人危险因素资料：确定所要研究的疾病后，通过问卷调查等方式收集评价对象在环境、行为和生活方式、医疗卫生服务等方面存在的危险因素资料。还可以通过询问疾病史、搜集体格检查和实验室检查结果等方式获得相关信息。

（3）将危险因素转换成危险分数：危险分数是指危险因素与死亡率之间的数量依存关系。只有将危险因素转换成危险分数，才能对危险因素进行定量分析。生物统计学家 H. Geller 和健康保险学家 N. Gesner 根据危险因素与死亡率之间存在的函数关系，通过多元回归分析计算两者之间的定量关系，编制成 Geller-Gesner 表。参考该表计算危险分数。

危险分数＝1.0，个体发生某种疾病死亡的概率相当于当地人群死亡率平均水平。

危险分数＞1.0，个体发生某种疾病死亡的概率大于当地人群死亡率平均水平。

危险分数＜1.0，个体发生某种疾病死亡的概率小于当地人群死亡率平均水平。

危险分数越高，发生某种疾病死亡的概率越大。

（4）计算组合危险分数：流行病学调查研究结果表明，一种危险因素可能对多种疾病产生作用；多种危险因素对同一种疾病产生联合作用，这种联合作用对疾病的影响程度更严重。因此，当多种危险因素并存时，需要计算组合危险分数。计算步骤如下：① 计算相加项，将危险分数大于1.0的各项减去1.0，剩余值作为相加项，然后相加；② 计算相乘项，将等于或小于1.0的各项危险分数值作为相乘项，进行相乘；③ 计算组合危险分数，将相加项之和与相乘项之积相加，得到该疾病的组合危险分数。计算时应注意，当疾病的相关危险因素只有一项时，组合危险分数等于该危险因素的危险分数。

（5）计算存在死亡危险：存在死亡危险是指在某种组合危险分数下，患某种疾病死亡的预期死亡率。存在死亡危险说明在危险因素单独或联合作用下，某种疾病可能发生死亡的危险程度。计算公式为：存在死亡危险＝平均死亡概率×该疾病组合危险分数。

（6）计算评价年龄：评价年龄是指依据年龄和死亡率之间的函数关系，从死亡率推算得出的年龄值。评价年龄高表明个体存在死亡危险高。计算步骤为将各种死亡原因的存在死亡危险相加，得出总存在死亡危险，然后用总存在死亡危险的值去查健康评价年龄表，即可得出相应的评价年龄。

（7）计算增长年龄：又称达到年龄，是指通过努力降低危险因素后可能达到的预期年龄，即根据存在的危险因素，提出可能降低危险因素的措施后按相同步骤计算出的评价年龄。计算步骤如下：① 根据评价对象存在危险因素的性质和程度，建议其改变可能降低的危险因素；② 根据改变后的危险因素计算新的危险分数；③ 计算新的组合危险分数；④ 计算新的存在死亡危险；⑤ 计算新的总存在死亡危险；⑥ 计算新的评价年龄，即为增长年龄。

（8）计算危险因素降低程度：危险因素降低程度是指评价对象根据健康管理师的建议改变了现有的危险因素，使其存在死亡危险降低的程度，用存在死亡危险降低的百分比表示。计算公式如下：危险因素降低程度＝［（存在死亡危险－新的存在死亡危险）／总存在死亡危险］×100%。

3. 健康危险因素评价的应用

（1）个体评价：是通过比较评价对象的实际年龄、评价年龄和增长年龄三者之间的差别，评价危险因素对寿命可能损害的程度，以及降低危险因素后寿命可能延长的程度。评价年龄大于实际年龄，则表示被评价个体存在的危险因素高于平均水平，即死亡概率可能高于当地同年龄、同性别组人群的平均水平，反之则低。增长年龄和评价年龄的差值，表示被评价个体接受健康管理师建议并采取降低危险因素的措施后可能延长寿命的年数。

根据实际年龄、评价年龄和增长年龄三者之间不同的量值，个体评价分为四种类型，包括：① 健康型，即个体的评价年龄小于实际年龄，说明被评价个体存在死亡危险低于当地的平均水平。② 自创性危险因素型，即个体的评价年龄大于实际年龄，且评价年龄与增长年龄之差较大，说明被评价个体存在死亡危险高于当地的平均水平。危险因素多是自创性的，如不良行为和生活方式，可以通过纠正偏离行为，来较大程度地延长预期寿命。③ 难以改变的危险因素型，即个体的评价年龄大于实际年龄，但是评价年龄与增长年龄之差较小，说明被评价个体存在死亡危险高于当地的平均水平，危险因素主要来自既往疾病或遗传因素，不易改变。④ 一般危险型，即个体的评价年龄接近实际年龄，说明被评价个体存在死亡危险相当于当地的平均水平。

（2）群体评价：是在个体评价的基础上进行的。

1）人群的危险程度评价：在评价不同人群存在的危险程度时，根据不同人群危险程度的高低和性质将所评价的人群分为健康组、危险组和一般组三种类型。一般情况下，某人群处于危险组的人数越多，则危险程度越高。如果进一步对不同性别、年龄、文化、职业、经济水平的人群存在的危险程度进行分析，有助于找出疾病防治的重点对象。

2）危险因素的属性分析：危险因素分为难以消除的危险因素和可以消除的危险因素两类。与人们不良行为和生活方式有关的危险因素，属于自创性的危险因素，个体通过建立健康的行为和生活方式可以降低或消除。通过计算这两类危险因素人群的比例，可以为有针对性地制订个体化或群体化的健康干预措施及其效果评价提供依据。

3）分析危险因素对健康的影响：通过分析多种危险因素对预期寿命可能影响的程度，发现哪一种危险因素对人群健康的影响最大。分析方法是将评价对象在清除了某一项危险因素后算得的评价年龄与增长年龄的差值作为单项危险强度，将存在这一单项危险因素者在评价人群中所占的比重作为危险频率，进而得出危险程度指标，以反映该危险因素对人群健康可能产生的影响及其程度。值得注意的是，某一危险因素对人群健康的影响程度，不但取决于危险因素对预期寿命的影响大小，而且与危险因素在人群中的分布范围密切相关。例如，有些危险因素虽然对预期寿命影响比较大，但这一因素在人群中的分布范围有限，其对人群总体的危险程度不严重；反之，有些危险因素虽然对预期寿命影响比较小，但是这一因素在人群中的分布范围广泛，其危险性更值得重视。

（三）健康干预

健康干预（health intervention）是在明确服务对象患病的危险性和疾病危险因素分布的基础上，制订健康行为指导计划，针对不同健康危险因素实施个体化的干预措施，以达到疾病控制和健康促进的目的。

1. 制订健康干预计划　根据评价对象健康危险因素评价结果中存在的危险因素，制订降低危险因素的预期控制目标和具体干预措施。

2. 实施健康干预计划　依据制订的健康干预计划，通过多种形式指导和帮助个体或群体采取健康行为，纠正不良行为和生活方式，控制健康危险因素，实现健康干预计划的目标。健康干预措施包括治疗性生活方式干预、膳食干预、药物干预、心理干预、运动干预等。

3. 跟踪健康干预过程　健康管理师通过电话、互联网、短信、上门服务等形式定期与服务对象保持联系，及时掌握服务对象的健康状况和健康干预执行情况，以便调整和修改健康干预计划。

4. 评价健康干预效果　经过一段时间健康管理后，对个体或群体开展阶段性和年度性效果评价，包括单项干预和综合干预效果评价、干预前后生活方式改善评价和行为因素改善评价等。

健康管理是一个长期的、连续的、周而复始的过程，即在实施健康干预措施后，需要评价效果、调整计划和干预措施。健康管理可以通过互联网的服务平台及相应的用户端计算机系统实施，也可以通过手机等现代化通信手段互动实现。

相关链接 ┃ **健康管理师**

健康管理师是从事个体和群体健康的监测、分析、评估及健康咨询、指导和危险因素干预等工作的专业人员。2005年，劳动和社会保障部将健康管理师确定为新职业。健康管理师的工作内容包括采集和管理健康信息、评估健康状况和疾病危险性、健康咨询与指导、制订健康促进计划、健康维护、开展健康教育、研究与开发健康管理技术、评估健康管理技术应用的效果。按照国家职业资格等级标准，由低到高相应设置了健康管理师三级、二级、一级共三个职业等级。

六、社区护士在健康管理中的作用

1. 健康风险评估　社区护士通过健康体检，收集社区居民的健康信息，评估、识别其健康危险因素，正确评估其健康风险，及早发现健康问题，满足居民的健康需求。

2. 健康知识传播　社区护士依据社区居民存在的健康危险因素和健康问题，在门诊和入户随访时提供合理的健康教育和指导，以帮助社区居民纠正不良的健康行为，降低健康风险。

3. 健康行为干预　社区护士参与制订社区居民健康风险控制计划，配合全科医生进行针对性的健康指导和个体化生活方式干预。

4. 健康信息管理　社区护士将社区居民的健康体检结果、医疗护理服务等内容录入电子健康档案，并通过健康信息平台对其进行动态监督、管理，以及时掌握社区居民的健康状态。

第二节　社区人群健康管理模式

一、社区居民自我管理模式

（一）自我管理的概念

自我管理（self-management）是指个体根据自身对疾病预防、治疗和症状变化的认知而主动采取的健康管理行为，强调个体在疾病预防和治疗过程中发挥的主观能动性以及对生活方式的改变。其目的是促进健康，控制症状，预防并发症，减少疾病对生活的影响。其主要内容为疾病与行为管理、角色管理和情绪管理。自我管理模式最早应用于心理行为治疗领域，在20世纪初开始在全球慢性病管理中得到广泛应用。

（二）自我管理的理论基础

1. 社会认知理论　社会认知理论描述了个体生理、心理、社会、行为因素与健康状况的关系，主张将个体的认知、行为及其所处环境放在一个动态的系统中进行考察；强调个体的自理性，提出个体具有自主选择信息、决策判断、作出目标导向行为的能力，并通过实践个体自我行为达到自我管理。

2. 自我效能感理论　自我效能感是指个体对自己执行某一特定行为的能力大小的主观判断，即个体对自己执行某一特定行为并达到预期结果能力的信心。自我效能感理论是社会认知理论的延伸，是实现自我管理的重要理论依据。较高的自我效能感是实现自我管理目标的前提，是人们改变个体行为、保持健康的关键因素，在面对和处理压力时起决定作用。

（三）社区居民自我管理模式的应用

随着社区居民自我健康意识的提高，国家倡导个体是健康第一责任人，自我管理模式在社区居民健康管理中的应用逐步成熟，具体体现在以下两个方面。

1. 针对社区慢性病患者　社区慢性病患者通过对疾病、情感和角色的自我管理，提高其自身对疾病管理的知识、技能与信心，从而达到促进患者改变行为和生活方式、改善患者健康状态、节约卫生保健资源的目标。例如，社区卫生服务中心通过设立"健康教育小屋"，帮助高血压患者监测自身血压、学习高血压健康知识，达到自我管理的目的。

2. 针对社区未患病的群体　通过社区健康教育的方式，向社区居民介绍疾病预防性干预措施，使其通过合理饮食、运动、休息，达到自我健康管理的目的，从而提升自身健康水平，预防疾病的发生。例如，在"爱眼日"，社区护士走进中小学课堂，向学生讲授爱眼、护眼的相关知识和技能，以预防近视的发生。

二、以社区为导向的基层医疗模式

（一）以社区为导向的基层医疗模式的概念

以社区为导向的基层医疗模式（community-oriented primary care，COPC）是指以社区医学为指导，以家庭/全科医疗为手段，以社区、环境、行为等因素与健康问题的关系为重点，由全科医生提供的社区照顾模式。COPC的服务范围覆盖个体、家庭和社区，是社区医学和家庭医学在社区实践中的优化组合。20世纪70年代初，Kark SL医生首次提出COPC的概念。COPC有三个基本要素，即基层医疗单位、特定人群、确定及解决社区主要健康问题的实施过程。

（二）以社区为导向的基层医疗模式的实施

COPC的实施是从个人疾病的诊疗活动扩大到社区医学服务的过程。

1. 确定社区和社区人群的范围及主要负责的基层医疗单位　需要明确实施的地点、对象及社区卫生服务中心，如某市某区某街道某社区卫生服务中心（站）。

2. 通过社区诊断，确定主要健康问题　运用流行病学、卫生统计学等方法，收集社区相关人口学资料，统计患病率、发病率等疾病情况，以及居民对常见疾病和相关健康生活方式的知、信、行等方面的信息，综合评价管辖社区存在的主要健康问题。

3. 确定需优先解决的健康问题，制订社区干预计划　综合考虑社区内可以利用的资源，在已有的社区主要健康问题中明确可以解决的问题，将其列为社区需优先解决的健康问题，制订相应的解决方案。

4. 实施计划　充分利用社区资源，调动社区居民的积极性，以基层医疗单位为主，动员社区力量，实施方案。

5. 效果评价　根据前期确定的目标，对整个方案的实施效率、效果、费用等进行分析比较，判断是否达标，并根据结果决定是否需要改进和调整实施计划。

（三）以社区为导向的基层医疗模式的应用

COPC是社区医护人员在重视社区居民个人医疗服务的基础上，结合居民健康信息，确定社区最突出的健康问题，通过推广健康生活方式，促进人群健康行为，从而解决社区主要健康问题，提高社区整体健康水平，即做到对高危人群"无病防病"，对患病人群"有病防残"。例如，在糖尿病防治中，个体医疗包括定期测量血糖，嘱患者按时服药，并根据血糖情况调整降血糖药的种类和剂量；对患者进行饮食及运动的健康指导；定期体检，预防并发症。社区医疗重点关注高危人群，主要通过健康教育处方等方式进行健康教育，广泛宣传低糖饮食、适量运动等健康生活方式，通过免费测量血糖进行高危人群筛查，及早发现糖尿病患者。

第三节　社区健康信息化管理

随着人口健康信息化建设的全面推进和新技术的快速发展与应用，建立基于健康档案的区域卫生信息平台和系统，实现社区健康信息化管理已经成为社区卫生服务发展的重要组成部分。

一、社区居民健康档案的概念

社区居民健康档案是对居民进行健康管理的依据，建立社区居民健康档案并进行动态管理是社区护士开展健康管理的工作内容之一。社区居民健康档案根据不同的形式，可分为纸质健康档案和电子健康档案两种类型，目前社区卫生服务中心已全面推广电子健康档案的使用。

社区居民健康档案（community resident health file）是基层医疗卫生服务机构为社区居民提供医疗卫生服务过程的规范记录，是以居民个人健康为核心，贯穿整个生命过程、涵盖各种健康相关因素的系统性文件记录。

社区居民电子健康档案（electronic health record，EHR）是人们在健康相关活动中直接形成的具有保存备查价值的电子化历史记录，是记录个体生命全周期健康状况的数字化档案。社区居民电子健康档案存储在计算机系统中，面向个人提供服务，是具有安全保密性能的终身个人健康档案。

二、建立社区居民健康档案的目的

社区居民健康档案以居民个人健康信息为核心，是居民健康管理的基础信息资源。建立社区居民健康档案是社区卫生服务的基础性工作，通过对社区健康信息的管理，社区医护人员可以掌握居民个人的健康状况，开展有效的社区卫生服务。

1. 掌握社区居民的健康状况　社区居民健康档案的资料来自社区卫生服务过程的记录，涵盖了各种健康相关因素，并动态记录了疾病或潜在健康问题的变化。通过健康档案，医护人员可以掌握社区居民健康的一般状况、现状及发展变化趋势。

2. 为实施连续、综合、有效的社区卫生服务提供基础　健康档案是医护人员全面了解居民的健康问题，并作出正确临床决策的重要依据，可以帮助医护人员开展针对性的社区卫生服务工作，及时诊断、正确处理并有效预防社区中个人、家庭和群体的健康问题。

3. 为健康信息共享建设提供基础保障　社区居民健康档案是收集社区居民健康信息的主要工具，电子健康档案的建立为医疗机构间的信息互联互通，健康信息共享建设提供了基础保障。

4. 为评价社区卫生服务的质量和水平提供依据　客观、全面的社区居民健康档案资料能够体现居民连续、动态的健康状态，在一定程度上反映一个社区卫生服务机构医疗护理服务的质量和技术水平。

5. 为开展全科医学和社区护理学教学与科研提供资源　系统、完整的健康档案记录涵盖了社区及居民的健康信息，是全科医学和社区护理学教学与科研良好的素材和信息资料。

6. 作为社区卫生服务工作的医疗法律文书　规范的社区居民健康档案是处理社区医疗护理纠纷的法律依据。

三、社区居民健康档案的基本内容

2017年出台的《国家基本公共卫生服务规范（第三版）》，明确规定和统一了居民健康档案的内容，其构成包括居民健康档案封面、个人基本信息表、健康体检表、重点人群健康管理记录表、其他医疗卫生服务记录表和居民健康档案信息卡。该文件要求对居民健康档案实施计算机网络化管理。

1. 居民健康档案封面　包括姓名、现住址、户籍地址、联系电话、乡镇（街道）名称、村（居）委会名称、建档单位、建档人、责任医生、建档日期。此外，封面页包括居民对应的17位编码，该编码是以国家统一的行政区划编码为基础，村（居）委会为单位，与居民建档顺序结合进行编制，并将建档居民的身份证号码作为身份识别码。每位居民拥有居民健康档案唯一编码。

2. 个人基本信息表　居民首次建档时填写个人基本信息表。内容包括：① 人口学基础信息，如姓名、性别、出生日期、常住类型、文化程度、婚姻状况、职业、医疗费用支付方式等；② 基本健康信息，如药物过敏史、暴露史、既往史、家族史、遗传病史、残疾情况等；③ 生活环境，如厨房排风设施、燃料类型、饮水、厕所等。

3. 健康体检表　居民首次建档进行健康检查时，以及为老年人、高血压患者、2型糖尿病患者和严重精神障碍患者等重点人群进行年度健康体检时填写。根据健康体检项目，主要内容包括症状、一般状况、生活方式、脏器功能、体格检查、辅助检查、现存主要健康问题、住院治疗情况、主要用药情况、非免疫规划预防接种史、健康评价及健康指导。

4. 重点人群健康管理记录表　针对社区内的0~6岁儿童、孕产妇、老年人、高血压患者、2型糖尿病患者、严重精神障碍患者、肺结核患者等人群进行健康管理记录。

（1）0~6岁儿童健康管理记录表：根据儿童的不同年龄阶段填写健康检查记录表。包括：① 新生儿家庭访视记录表；② 1~8月龄儿童健康检查记录表；③ 12~30月龄儿童健康检查记录表；④ 3~6岁儿童健康检查记录表。

（2）孕产妇健康管理记录表：包括以下几种表格。① 第1次产前检查服务记录表，由接诊医生在孕13周前第一次接诊孕妇时填写，包括孕周、孕次、产次、末次月经、预产期、妇产科手术史、体质指数、血压、妇科检查和辅助检查、总体评估和保健指导等内容；② 第2~5次产前随访服务记录表，包括孕周、主诉、体重、产科检查、辅助检查、健康指导等内容；③ 产后访视记录表，产妇出院后1周内由医护人员到产妇家中进行产后随访时填写，包括一般健康情况、一般心理状况、血压、乳房、恶露、子宫、伤口等检查内容和健康指导内容；④ 产后42天健康检查记录表与产后访视记录表的内容相似。

（3）老年人健康管理记录表：包括以下几种表格。① 健康体检表；② 老年人生活自理能力评估表；③ 老年人中医药健康管理服务记录表。

（4）高血压患者健康管理记录表：填写高血压患者随访服务记录表，包括患者的症状体征、生活方式指导、辅助检查、服药依从性、药物不良反应、随访分类、用药情况、转诊和下次随访时间等慢性病随访监测记录内容。

（5）2型糖尿病患者健康管理记录表：填写2型糖尿病患者随访服务记录表。包括患者的症状体征、生活方式指导、辅助检查、服药依从性、药物不良反应、低血糖反应、随访分类、用药情况、转诊和下次随访时间等慢性病随访监测记录内容。

（6）严重精神障碍患者管理记录表：包括以下表格。① 严重精神障碍患者个人信息补充表；② 严重精神障碍患者随访服务记录表。

（7）肺结核患者管理记录表：包括以下表格。① 肺结核患者第一次入户随访记录表；② 肺结核患者随访服务记录表。

（8）中医药健康管理服务记录表：包括以下表格。① 老年人中医药健康管理服务记录表。针对辖区内65岁及以上常住居民提供每年1次的中医药健康管理服务，并填写老年人中医药健康管理服务记录表。② 儿童中医药健康管理服务记录表，包括6~18月龄儿童中医药健康管理服务记录表、24~36月龄儿童中医药健康管理服务记录表。

5. 其他医疗卫生服务记录表 包括接诊记录表、会诊记录表等。

四、社区居民健康档案管理

为了使社区健康档案能够真实、完整地反映社区居民的健康状况，建立健全规范的社区居民健康档案管理制度非常必要。2017年《国家基本公共卫生服务规范（第三版）》中对社区居民健康档案的建立、使用、管理各环节提出了具体的要求（图3-3-1、图3-3-2）。

（一）健康档案的建立

社区卫生服务中心（站）、乡镇卫生院、村卫生室负责建立居民健康档案。

1. 建档方式 建立社区居民健康档案的方式有两种：① 个别建档，即辖区居民到社区卫生服务中心（站）、乡镇卫生院、村卫生室接受服务时，医护人员为其建立居民健康档案；② 随访建档，即社区卫生服务中心（站）、乡镇卫生院、村卫生室组织医护人员通过入户服务（调查）、疾病筛查、健康体检等方式为居民建立健康档案。

2. 建档对象 建档对象为辖区内常住居民（指居住半年以上的户籍及非户籍居民），以0~6岁儿童、孕产妇、老年人、慢性病患者、严重精神障碍患者和肺结核患者等人群为重点。

3. 建档记录 医护人员根据居民主要健康问题和服务情况填写相应记录，装入居民健康档案袋统一存放，同时填写并发放居民健康档案信息卡。居民电子健康档案的数据存放在电子健康档案数据中心，并发放居民健康卡，以便在使用电子健康档案时进行身份识别和调阅更新。居民电子健康档案可以满足区域卫生信息平台互联互通、信息共享的需求。

（二）健康档案的应用

社区卫生服务机构必须建立居民健康档案管理制度，以保证健康档案的质量，确保及时整理归档和对健康档案进行动态维护及有效应用。

1. 健康档案的规范使用 已建档居民到社区卫生服务中心（站）、乡镇卫生院、村卫生室复诊时，应持居民健康档案信息卡或医疗保健卡，在调取其健康档案后，由接诊医生根据复诊情况，及时更新、补充相应记录内容。社区医护人员入户开展医疗卫生服务时，应事先查阅居民的健康档案，在服务过程中记录、补充相应内容，以动态收集信息，更新健康档案。对于需要转诊、会诊的居民，由接诊医生填写转诊、会诊记录。

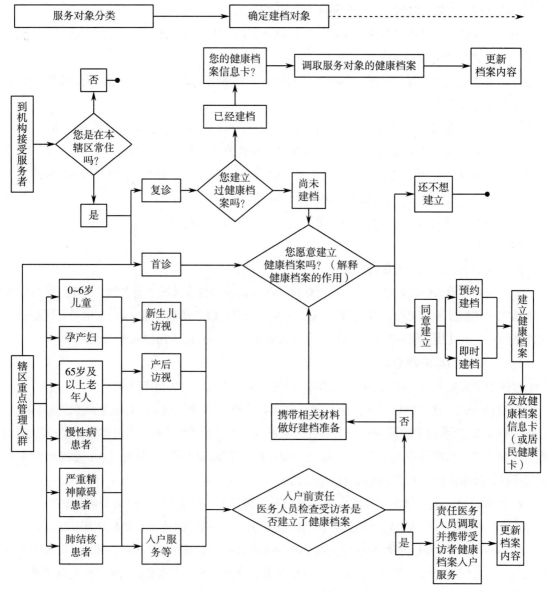

▲ 图3-3-1 确定建档对象流程图

2. 健康档案的归档保存 社区卫生服务中心（站）、乡镇卫生院、村卫生室负责更新信息、保存档案。居民纸质健康档案装入档案袋按照封面17位编码的档案编号顺序归档保存，放置于专门的保管设施中，按照防盗、防晒、防高温、防火、防潮、防尘、防鼠和防虫等要求妥善保管。记录内容应齐全完整、真实准确、书写规范、基础内容无缺失。各类检查报告单据和转诊会诊的相关记录应粘贴留存归档，如果服务对象需要可提供副本。电子档案存放在电子健康档案数据中心，指定专（兼）职人员负责管理、维护工作。已建立电子版化验和检查报告单据的机构，可将电子数据保存在电子健康档案数据中心，并将化验及检查的报告单据交居民留存。医护人员对健康档案中所有的服务记录统一汇总、及时归档。

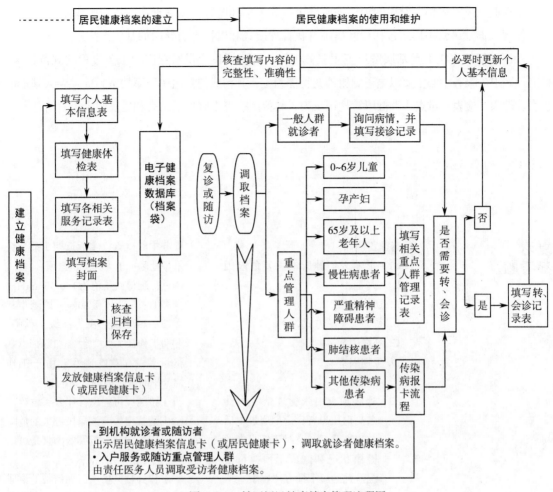

▲ 图3-3-2 社区居民健康档案管理流程图

3. 健康档案的质量管理 卫生行政主管部门定期对各地建档工作情况进行监督，对工作的完成度、档案的完整度和准确性进行评价，将健康档案建立的数量、质量和居民满意度纳入考核范围，科学核定建立健康档案经费补助标准等。

（卜小丽）

学习小结

健康管理是以现代健康概念、新的医学模式及中医治未病的理念为指导，采用现代医学和现代管理学的理论、技术、方法和手段，对个体或群体的整体健康状况及影响健康的危险因素进行全面建档、监测、评估、有效干预与连续跟踪服务的管理过程。健康管理的特点包括标准化、量化、个体化和系统化。健康管理包括健康监测、健康危险因素评价和健康干预三个基本内容。社区护士在健康风险评估、健康知识传播、健康行为干预和健康信息管理中发挥积极作用。

社区人群健康管理模式包括社区居民自我管理模式和以社区为导向的基层医疗模式。

社区居民健康档案是基层医疗卫生服务机构为社区居民提供医疗卫生服务过程的规范记录。目前社区卫生服务中心主要以电子健康档案管理为主，其构成包括居民健康档案封面、个人基本信息表、健康体检表、重点人群健康管理记录表、其他医疗卫生服务记录表和居民健康档案信息卡。

复习参考题

1. 选择题

（1）影响人们健康的主要危险因素是

A. 遗传因素

B. 行为与生活方式因素

C. 环境因素

D. 生物因素

E. 心理因素

（2）社区护士小张管理辖区内50名高血压患者，定期通过电话与患者联系，及时了解患者的健康状况和健康干预执行情况。此健康干预方法属于

A. 制订健康干预计划

B. 制订健康干预目标

C. 实施健康干预计划

D. 跟踪健康干预过程

E. 评价健康干预效果

（3）李女士，32岁，自然分娩一男婴。产后第5日，社区护士小王到其家中进行产后访视。访视结束后护士小王填写产后访视记录，其内容正确的是

A. 超声检查结果

B. 产科手术史

C. 恶露

D. 孕周

E. 手术伤口

2. 一位45岁男性居民到辖区社区卫生服务中心就诊，主诉近期头痛、头晕。社区护士为其测量血压、身高、体重，测得血压值为150/95mmHg、身高173cm、体重80kg。护士与其交谈中得知该居民为高级工程师，近期工作压力大，经常加班，睡眠质量差；喜欢吃肉食；由于工作忙，平时缺乏锻炼。请问：

（1）该居民可能患有什么疾病？

（2）请找出影响该居民健康的危险因素，并分析哪些因素是可以干预的？

（3）作为社区护士，如何帮助该居民进行健康管理？

3. 某小区居民蔡奶奶到社区卫生服务中心进行体检。社区护士小胡为蔡奶奶测量空腹血糖，结果为7.8mmol/L，超过正常值。小胡进一步询问得知蔡奶奶已患糖尿病1年，目前没有建立社区居民健康档案。于是，护士小胡建议蔡奶奶建立居民电子健康档案。请问：

（1）护士小胡通过什么方式帮助蔡奶奶建立居民电子健康档案？

（2）针对蔡奶奶的情况，需要填写哪些健康档案信息？

（3）社区卫生服务中心应如何管理蔡奶奶的健康档案？

选择题答案

（1）B （2）D （3）C

第四章　　**社区人群健康研究的流行病学方法**

社区护理关注社区人群健康。开展社区人群健康研究是社区护士的职责，诸如收集与居民健康相关的资料，描述社区人群的疾病发生和流行的规律，探讨疾病病因，进行社区诊断及疾病的预防和控制等。这些研究必须借助于流行病学的原理和方法。因此，社区护士应该掌握流行病学的基本知识和方法。

第一节　概述

流行病学是预防医学的重要组成部分，以群体健康维护和疾病预防为重点。医护人员通过评估社区居民的整体健康水平、疾病分布及其变化规律，掌握疾病传播与流行的特征，及时发现影响人群健康及疾病的因素，进而采取有针对性的预防和护理措施，并对社区护理实施效果进行评价。

一、相关概念

（一）流行病学

流行病学（epidemiology）是研究人群中疾病与健康状况的分布及其影响因素，并研究防治疾病及促进健康的策略和措施的科学。它是人类在与多种疾病进行斗争的实践过程中逐渐形成和发展起来的一门重要学科。其研究对象是人群，关注的事件包括疾病与健康状况，研究任务是揭示现象、找出原因、提供措施、评价效果，研究目的是防治疾病、促进健康。

（二）疾病流行强度

疾病流行强度是指在一定时期内某种疾病在某地区人群中发病率的变化及其病例间的联系程度。描述疾病流行强度的术语有散发、暴发、流行和大流行。

1. 散发（sporadic） 指某病发病率呈历年的一般水平，各病例间在发病时间和地点上无明显联系，表现为散在发生。散发一般是对于范围较大的地区而言。确定散发时多与当地近三年该病的发病率进行比较，如果当年发病率未明显超过既往平均水平称为散发。

当疾病预防与控制有效时，会呈现散发，常见于以下情况：① 病后免疫力持久的疾病，或因预防接种人群维持一定免疫水平的疾病，如麻疹；② 有些以隐性感染为主的疾病，如脊髓灰质炎、流行性乙型脑炎等；③ 有些传播机制不容易实现的传染病，如斑疹伤寒、炭疽等；④ 某些潜伏期长的传染病，如麻风。

2. 暴发（outbreak） 是指局部地区或集体单位，短时间内突然发生很多症状相同患者的现象。大多数患者有相同的传染源或传播途径，常同时在该病的最短和最长潜伏期之间发病。如托幼机构的麻疹、手足口病、腮腺炎、甲型病毒性肝炎等疾病的暴发。

3. 流行（epidemic） 是指在某地区某病的发病率显著超过该病历年发病率水平。相对于散发，流行出现时各病例之间呈现明显的时间和空间联系，如甲型H_1N_1流行性感冒的流行明显地表现出人与人之间的传播关系和地域间的播散特征。当某地出现某种疾病的流行时，提示当地可能存在共同的传播因素。

4. 大流行（pandemic） 指某病发病率显著超过该病历年发病率水平，疾病蔓延迅速，涉及地区广，在短期内跨越省界、国界甚至洲界形成世界性流行。大流行的发生与致病因素的毒力、人口流动、环境和气候、医疗水平、疫情防控能力等因素有关。

（三）疾病分布

疾病分布（distribution of disease）是指病例在人群中"人""时""地"三方面的动态分布，又称为三间分布。疾病分布是流行病学研究的重要概念，也是社区评估和社区诊断必不可少的内容之一。疾病分布主要受自然因素和社会因素的影响，是一个动态变化的过程。研究疾病的分布有助于探讨疾病的流行因素和致病原因。

1. 疾病的人群分布 人群的一些固有特征或社会特征可构成疾病或健康状态的人群特征，这些特征包括年龄、性别、职业、种族、民族、婚姻与家庭、行为和生活方式、人口流动等。其中年龄是人群最主要的人口学特征之一，几乎所有疾病的发生和发展均与年龄有相当密切的关系。如婴幼儿易患急性呼吸道传染病，风疹常见于青年人，军团病多见于中老年人。一般来说，慢性病的发病率呈现随年龄增长而增加的趋势，急性传染病的发病率则呈现随年龄增长而下降的趋势。某些疾病的死亡率与发病率存在着明显的性别差异，这些疾病的性别差异与遗传特征、内分泌代谢、生理解剖特点、内在素质的不同及致病因子暴露的特点有关。

2. 疾病的时间分布 疾病的发生频率随着时间的变化而变化，可表现出与时间相对应的特征，传染病尤其明显。研究疾病的时间变化，不仅对探索病因和流行因素有帮助，而且可起到预测疾病发生、发展的作用。疾病时间分布的特征如下所示。

（1）季节性（seasonal）：指某些疾病在一定季节内发病率明显升高的现象。可表现为严格的季节性或季节性升高，主要与气象因素、生物媒介或动物的生长繁殖、人群社会交往、风俗习惯和卫生水平等因素有关。如我国北方地区流行性乙型脑炎发病高峰在夏秋季，北京地区的急性心肌梗死死亡多发生于冬春季。

（2）周期性（periodicity）：是指疾病频率按照一定的时间间隔，有规律地起伏波动，每隔若干年出现一个流行高峰的现象。如在未实施麻疹疫苗接种前，在大中城市几乎每隔1年就要发生一次麻疹流行。甲型流行性感冒每隔3~4年就有一次小流行，每隔10~15年出现一次大流行。

（3）短期波动（rapid fluctuation）：一般是指持续几日、几周或几个月的疾病流行或疫情暴发，是疾病的特殊存在方式。其含义与暴发相近，区别在于暴发常用于少量人群，而短期波动常用于较大数量的人群。患者多因接触或暴露于同一致病源而发病，此现象的致病因子特征为作用时间较短、对集体的影响较大，如食物中毒。引起短期波动的病因一般比较明确，多数情况下是因为大量人群同时或持续暴露于某共同致病因素，致使人群中疾病的病例数在短时间里迅速增多。如集体食堂的食物中毒，伤寒、痢疾和麻疹的暴发或流行，化学毒物中毒等。

（4）长期趋势（secular trend）：又称长期变异或长期变动，是指在一个较长的时间（几年、十几年或几十年）内，疾病的临床特征、分布状态、流行强度等方面所发生的变化。有些疾病可表现出经过几年或几十年发病率持续上升或下降的趋势。一项对部分国家50年间胃癌死亡率的趋势性研究显示，胃癌发病率低的国家（如美国、新西兰）胃癌发病率下降早，但下降速度慢；胃癌发病率高的国家（如日本、智利和芬兰）胃癌发病率下降晚，但下降速度快。

3. 疾病的地区分布　疾病的地区分布特征与一定地域空间的自然环境、社会环境等多种因素密切相关。自然环境包括地理位置、地形、气温、风力、日照、雨量、植被、微量元素等，社会环境包括政治、经济、文化、人口密度、生活习惯、遗传特征等。疾病在不同地区的分布特征反映出致病因子在这些地区作用的差别，根本的原因是疾病的危险因素分布和致病条件不同。研究疾病的地区分布，可以更好地探讨病因，从而制订更加全面的防治措施。

（1）疾病在不同洲及国家的分布：某些疾病呈世界范围流行，但不同国家间流行强度差异较大。如艾滋病已在全球广泛流行，但撒哈拉以南非洲国家的人类免疫缺陷病毒（HIV）感染者占全球感染人数的2/3；霍乱多见于亚洲印度；病毒性肝炎在亚裔人群高发，肝癌多见于亚洲、非洲，乳腺癌、肠癌多见于欧洲、北美洲。

（2）疾病在同一国家内不同地区的分布：有些疾病在同一国家不同地区的分布也有很大差异。如鼻咽癌多见于广东，食管癌以河南林州市高发，肝癌以江苏启东市高发。中国慢性病前瞻性队列研究描述了该项目所覆盖的10个地区自然人群中高血压患病情况，高血压患病率以浙江和河南较高，海口较低。

（3）疾病的城乡分布：由于生活条件、医疗水平、人口密度、交通条件、工业水平、动植物的分布等情况不同，疾病的病种、死因顺位、发病率或死亡率等均表现出明显的城乡差异。城市人口密度大、居住面积狭窄、人口流动性大和交通拥挤等，呼吸道传染病容易传播。农村卫生条件较差，人群更接近自然环境，肠道传染病、虫媒传染病及自然疫源性疾病，如痢疾、疟疾、流行性出血热、钩端螺旋体病等较易流行。

（4）疾病的地方性：受自然环境和社会因素的影响，一些疾病，包括传染病和非传染病，常在某一地区发病率增高或只在该地区存在，这种状况称为地方性。疾病的地方性一般分为统计地方性、自然地方性和自然疫源性三种类型。统计地方性是指由于生活条件、卫生条件和风俗习惯等社会因素，某一地区某些疾病发病率长期显著高于其他地区，与该地自然环境关联甚微。自然地方性是指某些疾病受自然环境的影响只在某一特定地区存在的情况，包括两类情况。一类是该地区有适合于某种病原体生长发育和传播媒介生存的自然环境，使该病只在这一地区存在，如血吸虫病和丝虫病等；另一类是疾病与自然环境中的微量元素分布有关，如地方性甲状腺肿和氟中毒等。自然疫源性是指某些疾病的病原体在繁衍种属过程中不依赖于人，而在野生动物或家畜中传播，人是偶尔介入该环节时受到感染，如鼠疫、流行性出血热和森林脑炎等。

二、流行病学的特征

（一）群体特征

群体指在一定范围内具有某种共同特征的人群。流行病学是从群体水平研究疾病和健康状况，即从人群的各种分布现象入手，将分布作为研究一切问题的起点，而不仅是考虑个人的患病与治疗问题。

（二）对比的特征

对比是流行病学研究方法的核心，只有通过对比分析，才能从中发现疾病发生的原因和线索。

（三）概率论和数理统计学的特征

在流行病学的调查、分析和评价过程中利用了概率论和数理统计学的分布、抽样、推断、参数、指标、模型等原理和方法，目的在于科学、高效地揭示疾病和健康的本质，评价各项研究的效果。

（四）社会心理的特征

疾病的发生不仅同人体的内环境有关，同时也受自然环境和社会环境的影响。所以，在研究疾病的病因时应全面考虑研究对象的生物、心理和社会生活状况。

（五）预防为主的特征

流行病学是预防医学的一门分支学科，始终坚持"预防为主"的方针，特别关注疾病的第一级预防，以促进人群健康。

（六）发展的特征

纵观流行病学的历史可以看出，针对不同时期的主要卫生问题，流行病学的定义、任务是不断发展的，研究方法在近年内也不断完善，尤其是流行病学学科不断从其他学科的发展中汲取养分，产生了许多新分支。这些都昭示着学科发展的特征。

三、流行病学的功能

（一）研究疾病的分布及分布的原因

在不同的时间、地区、人群中发生某种疾病患者数量上的差异，提示发病因素不同。流行病学研究疾病在不同情况下的频率特点，寻找影响疾病分布的原因。1854年，英国伦敦暴发严重霍乱，当时普遍认为霍乱是通过空气传播的。而John Snow医生研究发现，霍乱是通过饮用水传播的。研究过程中，John Snow医生采用标点地图的方法，将伦敦所有霍乱病例的居住点标到伦敦的地图上。统计发现，大多数病例的住所都围绕在宽街泵井附近，结合其他证据得出饮用水传播霍乱的结论。于是John Snow医生向政府请示封闭这口水井，霍乱最终得到控制。这就是流行病学史上最典型的一个流行病学调查研究控制疾病暴发的实例。

（二）研究疾病的流行因素及病因

对疾病发生和流行原因的认识是控制疾病的前提，在疾病病因或流行因素无可靠的因果关系证据时，流行病学可建立、检验及验证病因假设，探讨促成发病的因素及预防或控制这些疾病流行的因素。应用流行病学方法探讨疾病病因与流行因素的范例有许多。如2003年我国严重急性呼吸综合征（severe acute respiratory syndrome，SARS）的流行初期，人们对该病传播途径的认知就是在流行病学调查的基础上，寻找一些共性和规律性的线索而建立的。通过调查SARS二代病例资料，发现感染者多数为患者的照顾者或同住者等密切接触人员。因此，得出该病可能是经近距离呼吸道飞沫传播，据此制定了针对性的策略和防控该病传播流行的措施。

相关链接 | 流行病学中的"病因"

在流行病学中，凡是促使疾病发生的因素均视为病因。按照充分程度将病因分为三种，包括：① 充分病因，指凡有该病因存在，相应疾病就一定会发生。人类各种疾病的病因中，只有个别属于充分病因，即因素的暴露与疾病发生之间存在着必然的联系，如个别理化因素所致的电击、烧伤等。② 必要病因，指没有该病因存在，相应的疾病就不会发生，该类病因对特定疾病来讲是必不可少的，如对于结核病，结核分枝杆菌是必要的病因。但必要病因存在，不一定会发病。③ 危险因素，使疾病发生概率即风险升高的因素。危险因素既不符合必要病因条件又不符合充分病因条件，如吸烟是支气管肺癌的重要危险因素。

（三）预测患病概率

根据掌握的疾病流行相关资料，可以预测某因素对疾病发生的危险性或保护性。如根据流行病学资料预测5~7月是手足口病的高发期，且该病好发于5岁以内儿童，在该病的流行期，社区护士对学龄前儿童及其监护人进行健康指导，可有效控制手足口病的发生，降低该病对儿童造成的危害。这种结合患病概率的预测而采取的防控措施既节省了医疗卫生投入，又具有防病治病的针对性。

（四）制订疾病控制措施和预防策略

根据病因学知识，对已发生的流行病提出有效的治疗措施，对未发生的疾病则根据其患病概率及特点采取预防策略。如在我国针对人感染H7N9禽流行性感冒的防控策略和措施部署中，对出现疫情的地区采取加强患者救治和密切接触者管理、营造群防群控氛围及做好活禽市场的规范化监管等措施，努力降低禽类、活禽市场暴露风险；对未出现疫情的地区，主要采取加强对流行性感冒样病例和不明原因肺炎病例的排查、增强居民防控意识及逐步推行"集中屠宰，冰鲜上市"的禽类消费模式等措施，实现科学防控管理。

四、流行病学研究方法

流行病学的研究方法按照研究设计特点可分为四类，即描述性研究、分析性研究、实验研究与理论性研究。各种研究类型有其不同的研究方法、内容与应用范围。

（一）描述性研究

描述性研究（descriptive study）是流行病学研究方法中最基本的类型，主要用来描述人群中疾病或健康状况及暴露因素的分布情况，目的是提出病因假设，为进一步调查研究提供线索。该类研究还可用来确定高危人群，评价公共卫生措施的效果等，是分析性研究的基础。

1. 现况研究（prevalence study） 又称横断面研究（cross-sectional study），是在某一时点对某人群中疾病或健康状况的分布及与分布有关情况进行的调查。现况研究是一种较常用的流行病学研究方法，是其他流行病学研究的基础和出发点。

（1）用途：① 描述疾病或健康状况的分布，进行社区诊断；② 确定高危人群，实现早发现、早诊断、早治疗的目标；③ 描述某些特征或变量与疾病的关系，如体质指数、血脂水平与高血压病的关系，形成病因假设，为分析流行病学研究提供线索；④ 评价疾病防治措施的效果；⑤ 用于疾病监测，可对所监测疾病的分布规律和长期变化趋势有更深的了解和认识。

（2）调查方法：根据涉及调查对象的范围分为普查和抽样调查。

1）普查（census）：是指将特定时点或时期内、特定范围内的全部人群（总体）作为研究对象的调查。这个特定的时点应该较短，小规模普查可在几日或几周内完成，大规模普查应在2~3个月内完成。

普查适用于目的明确、项目简单、疾病患病率较高、人力和物力充足的调查。

普查的优点：① 可早期发现病例，有利于早期诊断和治疗；② 所获得的资料能够较全面地描述疾病或健康状况的分布特征，为病因及流行因素研究提供线索；③ 普及医学卫生知识。缺点：① 工作量大，耗费人力、物力、财力；② 不适用于患病率很低和现场诊断技术比较复杂的疾病；③ 由于普查对象多，调查时间短，难免重复和遗漏，质量不易控制，而且调查员多，技术熟练程度不一，影响调查的准确性。

2）抽样调查（sampling survey）：是指通过随机抽样的方法，对特定时点、特定范围内人群的一个代表性样本进行调查，以样本的统计量来估计总体参数所在范围，即通过对样本中的研究对象的调查研究来推论其所在总体的情况。

抽样调查的基本原则是调查样本必须来源于所反映的总体，抽样必须随机化，样本含量必须足够大。抽样的方法有单纯随机抽样、系统抽样、分层抽样、整群抽样和多级抽样。

抽样调查的优点：① 节省人力、物力和时间；② 调查范围小，调查工作易做得细致，调查精度较高。缺点：① 设计、实施及数据的处理较复杂；② 重复和遗漏不易被发现；③ 不适用于患病率较低的疾病和变异程度较大的状况。

2. 生态学研究（ecological study） 又称为相关性研究（correlational study），指群体水平上研究因素与疾病之间的关系，即以群体为分析单位，描述不同人群中某因素的暴露状况与疾病的频率，分析该暴露因素与疾病之间的关系。疾病测量的指标可以是发病率、死亡率等；暴露因素也可以用一定的指标来测量，如研究空气污染与肺癌的关系、食物污染与肝癌的关系等。

（二）分析性研究

分析性研究（analytical study）是进一步在有选择的人群中观察可疑病因与疾病和健康状况之间关联的一种研究方法。分析性研究主要有病例对照研究和队列研究两种方法，其目的都是检验病因假设，估计危险因素的作用程度。

1. 病例对照研究（case-control study） 是最常用的分析流行病学研究方法，主要用于探索疾病的病因或危险因素和检验病因假设。病例对照研究的基本原理是选择确诊某种疾病的患者组成病例组，选择不患有该病但与病例组具有可比性的个体组成对照组，通过问卷调查与实验室检查等方式收集病例组与对照组既往各种危险因素的暴露史，比较两组人群过去暴露于某种危险因素的比例，判断暴露因素是否与疾病有关联及其关联程度大小（图4-1-1）。由于病例对照研究是先有结果，再追溯其可能与疾病或事件有关的原因，其调查方向是回顾性的，故也被称为回顾性研究。该研究由果及因，是探索罕见疾病危险因素中唯一实际可行的研究方法，在病因研究中有着广泛应用。

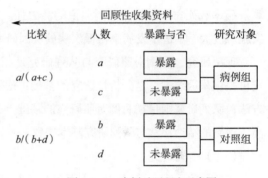

▲ 图4-1-1 病例对照研究示意图

病例对照研究作为一种分析性研究方法，已广泛应用于探索疾病病因或危险因素、健康相关事件影响因素、疾病预后和临床疗效的影响因素。病例对照研究的优点：① 所需的样本量小，节省人力、物力；② 研究周期短，可以较快获得结果；③ 可以同时探讨多种因素与一种疾病的关系，特别适合多病因疾病的病因研究。缺点：① 样本代表性难以保证；② 暴露因素测量往往不够精确、可靠；③ 不能直接计算发病率或死亡率，不适用于暴露比例很低的因素；④ 获得的数据信息可能出现选择偏倚和回忆偏倚，最终影响研究结果的真实性。

2. 队列研究（cohort study） 又称为前瞻性研究或随访研究，是指将某一特定人群按是否暴露于某可疑因素或按不同暴露水平分为亚组，追踪观察一定的时间，比较两组或各组发病率或死亡率的差异，以检验该因素与某疾病有无因果关联及关联强度大小的一种观察性研究方法（图4-1-2）。该方法可以直接观察暴露于不同危险因素下的人群或具有不同特征人群的结局，进而探讨危险因素与疾病或结局之间的关系。

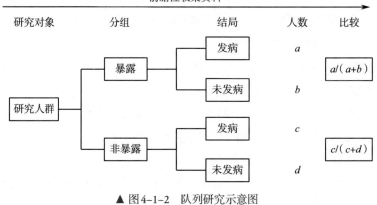

▲ 图4-1-2 队列研究示意图

队列研究可用于检验病因假设、评价预防措施效果、研究疾病的自然史和新药上市后的检测。与病例对照研究不同，队列研究是先确定所研究的可疑致病因素或引起某事件发生的因素，然后再追踪观察其结果，是"由因推果"的调查方法。其优点在于暴露资料较为真实可靠，可计算发病率或死亡率，检验病因假说的能力强。缺点是容易造成失访偏倚，耗费较多人力、物力，实施难度大，不适于发病率很低疾病的病因研究。

现况研究、病例对照研究与队列研究是相互联系的。一般来说，现况研究属于描述性研究，它可提供病因线索，是分析性研究的基础；病例对照研究是建立原因假设和初步验证假设的重要方法；队列研究则是在病例对照研究的基础上，对假设做进一步的验证。如果病例对照研究质量高，得到的结论常常与队列研究基本一致。

（三）实验研究

实验研究（experimental study）又称流行病学实验或干预研究，是将来自同一总体的研究对象随机分为实验组与对照组，研究者对实验组给予干预措施，而对照组不给予该措施或给予安慰剂，然后前瞻性地随访观察一定时间，获得各组的发病情况或健康状况等结局指标，比较两组效应上的差别程度，从而评价该干预措施的效果。

实验研究属于实验法，与观察法的根本区别在于研究者有目的地对研究对象施加了某些处理方法或护理措施，即实验研究中必须有干预措施。实验法的优点在于可精确测量和控制干预措施、两组间可比性较好、减少了主观因素的影响、论证强度高等。缺点是研究设计和实施难度较大、存在伦理问题、费用较高等。实验研究方法主要是临床试验和现场试验。

1. 临床试验（clinical trial） 将患者作为研究对象，运用随机分配的原则将研究对象分为实验组和对照组，给予前者某种治疗措施，不给予后者该措施或给予安慰剂，经过一段时间观察后评价该措施产生的效应。其目的是评价临床治疗、预防措施的效果。

2. 现场试验（field trial） 研究现场在社区，研究对象为社区人群或个体。现场试验可分为两类：① 个体试验（individual trial）又称人群预防试验，以尚未患病的人为研究对象，并且研究对象的分组和接受处理的基本单位是个人，常用于人群中预防接种、药物预防等措施的效果评价。

为了提高研究效率，通常选择高危人群作为研究人群。② 社区试验（community trial）又称社区干预试验、生活方式干预试验，是以社区为基础的公共卫生试验。研究对象是未患病的人群，研究对象的分组和接受干预的基本单位是整个社区，或某一人群的各个亚人群，常用于评价预防措施的效果或评估健康教育对健康或疾病的影响。

（四）理论性研究

理论性研究也称理论流行病学研究或数学模型研究，即通过数学模型的方法模拟疾病流行的过程，以探讨疾病流行的动力学。理论性研究是在观察性研究和实验研究的基础上，通过对疾病或健康状况的分布与影响因素之间内在关系的深入研究，根据所获得的资料建立相关的数学模型或计算机仿真模型，模拟健康或疾病在人群中的分布规律，定量表达各种危险因素与疾病和健康之间的关系，以此来分析和预测疾病流行规律和流行趋势、检验疾病防治效果、指导制订疾病预防和控制的措施。

第二节　流行病学在社区人群健康研究中的应用

一、社区卫生服务中常用的流行病学方法

（一）个案调查

1. 概念　个案调查（case investigation）又称为病例调查，是对个别发生的新病例及其家庭、周围环境所进行的现场流行病学调查。它是流行病学调查分析最基本的方法之一，也是暴发调查的组成部分。病例包括传染病患者、食物中毒患者和病因未明的病例。对于传染病，因每个病例都可以形成一个疫源地，故又称为个案疫源地调查。对于病因未明的某些非传染性疾病，个案调查常常是现况研究、病例对照研究和队列研究中资料收集与综合分析的基础。

2. 目的

（1）查明某病发生发展全过程的特征、规律及相关因素。

（2）查明病因，明确诊断，以采取有效的防治措施，控制疾病蔓延，减轻患者痛苦。

（3）积累资料，为描述疾病分布进行疾病监测及掌握疫情提供基线资料。

3. 内容

（1）一般项目：姓名、性别、年龄、职业、工作单位等。

（2）临床资料：主要症状、体征、检验结果、诊断、治疗过程，以及发病、就诊、入院的时间和地点等。

（3）流行病学资料及防疫措施：传染病调查包括传染源、传播途径、接触者及发病的时间、地点和相关因素，患者的隔离与消毒，接触者检疫，卫生宣教。非传染病调查包括发病原因及其影响因素。

（4）调查结论、调查者及调查日期：患者转归、传染病、传播途径及可能传播范围的推断。

4. 方法　个案调查的方法有询问、现场调查和检验。询问是通过调查患者、家属及其周围知

情人，获得必要的第一手资料。现场调查主要是观察与病例有关的环境条件、饮食卫生、居住、人员交往等情况，并根据不同种类的疾病和调查目的确定现场观察的重点内容。检验是对患者及接触者进行必要的体检，采集必要的标本，进行病原学、血清学和卫生学等方面的检查，追查传染源、传播途径及易感人群。

5. 结果分析　个案调查须边调查、边分析并及时处理，最后通过对所掌握的资料进行综合分析得出结论。分析的内容主要包括以下几点。

（1）核实诊断：从临床、实验和流行病学三方面进一步核实以明确诊断，若发现错误及时更正，以便采取准确的防治与处理措施。

（2）确定传染源和传播途径：患者的发病日期是判断患者受感染日期、传染期和传染源的重要依据，认真细致地核对患者的发病日期非常重要。确定传染源的主要依据如下：① 确诊患者和病原携带者是传染源；② 接触时，传染源正处于该病潜伏期；③ 从接触到发病的间隔时间正处于该病最短与最长潜伏期之间；④ 激发病例的病原分型与传染源的病原分型一致。确定传染源或传播方式之后，可根据患者在可能受感染时间内与传染源接触的方式来判断传播途径。

（3）查明接触者：对接触过传染期患者的人均应登记、调查，并对他们采取必要的措施，如预防接种、随访、隔离等。

（4）确定疫源地范围：主要根据患者在传染期内的活动范围、所处环境卫生状况及病原体可能污染的物品等来确定。

（5）防疫措施的调查：主要调查有关传染源管理、接触者处理、易感人群的保护和疫源地的消毒、杀虫等方面的情况。

（6）得出调查结论：主要包括该病例传染源、传播途径、防疫措施及其效果、疫情发生发展的趋势等方面的结论，为防止同类事件的再发生提供科学依据。

（二）暴发调查

1. 概念　暴发调查（outbreak investigation）是对局部区域或集体单位在较短时间内突然发生较多同类病例的事件所进行的调查。暴发的病例较集中在一定区域和时间内，多有共同的传染源与传播途径。

2. 目的　在接到疾病暴发报告时，应立即采取调查措施，对疾病暴发的时间、地点、人群和发病因素进行全面调查了解，以确定本次暴发疾病的性质（如传染病、非传染病、新发疾病或病因不明疾病的暴发等）；采取有效防治措施，控制暴发、防止疫情蔓延，找出高危人群给予有效保护，查明暴发病因及其影响因素，防止类似事件的再发生。

3. 工作程序及方法

（1）核实诊断，确认暴发：全面听取疫情汇报，迅速了解基本情况，把报告病例、现场病例及临床表现、实验室检查和流行病学资料结合起来进行综合分析与判断，以核实先前报告的诊断，最终作出明确诊断。同时，了解发病的时间、地点和患病人数及人群分布特点，提出暴发的病因假设。

（2）深入调查，收集资料：在确认暴发的基础上，根据初步掌握的线索拟定调查表，进一步对疫情展开全面、系统的调查。调查包括临床调查、现场调查和对照调查。临床调查是指详细了解患者的发病情况、实际发生病例数、人口学特征、生活史、接触史、漏诊和误诊患者、接触者等情况，并采集病例标本、接触者标本进行实验室检验。现场调查是指采集现场可疑环境因素标本进行实验室检验。对照调查是调查同一人群中发病者与未发病者，发现两者的不同之处。

（3）整理与分析资料，得出结论：对调查获得的全部资料进行综合整理、分析，计算各种罹患率，绘制疾病的流行曲线，了解暴发持续时间，计算平均潜伏期，推算暴露日期，并反复论证，得出疾病的分布特征，推断暴发的原因，确定传染源、传播途径及相关流行因素。

（4）采取控制措施，评价措施效果：在暴发调查过程中就应采取控制措施，以便尽早控制疫情蔓延。一旦查明暴发的原因、传播途径及方式，更要立即采取有效措施。采取措施后，经过一个潜伏期，发病人数开始下降，说明措施有效。若发病率在采取措施前已开始下降，采取措施后仍继续下降，则不能说明措施有效。

（5）总结经验，撰写调查报告：调查结束时，要总结经验教训，写出书面调查报告，积累基线资料，防止类似事件的再发生。报告的主要内容包括本次暴发的全部经过、临床表现、引起暴发的原因、采取的措施及效果、主要经验教训及防止类似事件发生的对策与措施等。

（三）社区健康普查

1. 概念　社区健康普查是指在社区的特定范围内，以社区不同的人群为对象，以预防疾病、促进健康为目标，在规定的时间内利用简易设备进行有计划、有组织的健康检查方法。

2. 目的

（1）了解社区居民健康状况，进行有针对性的健康干预。

（2）早期发现病患及存在的危险因素，进行早期治疗。

（3）通过健康普查，让人们意识到潜在和存在的健康问题，获得个体的健康信息，自觉地采取健康行为，提高自我保健能力。

（4）为社区人群疾病的预防和健康促进提供依据。

3. 内容　根据不同的人群、疾病类型、职业性质等特征来选择健康检查的项目。

（1）0~3岁儿童生长发育普查：体格和智能发育检查、听力测试、眼部检查。

（2）育龄妇女健康普查：子宫颈炎、子宫肌瘤、子宫颈癌、乳腺疾病的检查。

（3）老年健康普查：白内障、骨质疏松症、高血压、糖尿病、心脑血管疾病和恶性肿瘤等疾病的检查。

（4）常见传染病的普查：艾滋病、梅毒等性传播疾病的检查。

4. 组织与实施　进行人群健康普查活动需相关部门的支持与社区参与，主要流程如下所示。

（1）居民健康调查：该环节是发现社区重要健康问题的关键，是确定社区健康普查的依据。主要内容以下几点。① 收集资料，如居民健康档案、门诊就诊记录、社区诊断资料和原始资料的统计数据；② 确定健康问题和健康普查人群。通过对资料进行汇总、整理、分析和评估，筛选健康问题，明确普查人群，确定健康体检的项目。

（2）普查前筹备：主要内容包括以下几点。① 准备健康体检表、问诊记录单、问卷调查表、宣传资料等；② 确定普查时间、场地及普查人群，通过居（村）委会、社区公告栏、广播、短信、媒体等途径提前一周发布信息；③ 做好普查场地的布置，提供人性化服务，如悬挂横幅、摆放展板、张贴海报和体检科室的标识等；④ 培训普查工作人员，如统一标准、规范表格书写等，以提高准确率、降低漏查率；⑤ 准备充足物品，如体检设备、仪器、试剂等；⑥ 确定检查结果的反馈形式。

（3）开展健康普查：主要内容包括以下几点。① 确认健康体检的流程及参与的科室，如接待室、候检室、诊疗室、检查室、问诊室和保健指导室；② 检查安放的设备及仪器，准备消毒用具；③ 工作人员做好普查各环节的协调和普查对象的解释工作；④ 普查人群登记、核对和健康检查结果记录单的回收。

（4）效果评价：主要内容包括以下几点。① 预期效果评价，主要指标包括参加普查的实际人数、回收健康体检单的数量、参加人员是否逐项完成健康体检项目。② 实施过程评价，主要指标包括普查对象是否及时接到活动通知，并在规定时间内参加；对未参加普查的对象是否采取其他途径再次提醒；普查的各种辅助设备是否处于工作状态，出现异常情况时是否有应急的措施；参加普查的工作人员是否各司其职、井然有序；普查对象的配合程度和满意度。③ 结果评价，主要指标包括普查活动各环节的实施情况、存在的问题；健康检查资料中得出的健康问题和危险因素。

（四）社区健康筛查

1. 概念 筛查（screening）是指通过快速检验、检查，或者其他方法，从表面上无病的人群中去发现那些未被识别的患者或有缺陷的个体。筛查仅是一种初步的检查手段，不能作为最后确诊的依据。

2. 目的 筛查主要用来早期发现可疑患者和高危个体。对确定的高危人群采取第一级预防，延缓疾病的发生；对早期发现的疾病采取第二级预防，提高疾病的治愈率和控制率。

3. 原则和条件 ① 所筛查的疾病必须能反映本社区当前最严重的公共卫生问题。这类疾病通常是发病率高、对人群健康威胁大、后果严重的疾病，如糖尿病、乳腺癌和子宫颈癌等。② 所筛查疾病的自然史应当已经明确，在患者身上应有可识别的症状、体征或生理、生化、免疫等变化。③ 所筛查的疾病应有进一步确诊和有效治疗的方法。④ 筛查方法应当简便、价廉、安全、准确。

4. 方法 应选择恰当的筛查方法，保证筛查效果。

（1）制订严谨的筛查方案：一项好的筛查方案应符合效率高和费用低的原则。效率高表现为筛查方法灵敏度、特异度和预测值高。在制订筛查方案时，要根据具体情况，将不同的筛查方法进行有效地排列组合。一般先用最简单易行的方法（如问诊、触诊）进行初筛，再用准确性高但较复杂的方法（如X线）进行复筛。

（2）选择筛查方法：按照快速、安全、真实、可靠的标准进行选择，并充分考虑可行性，即在经济上人们负担得起，在安全上尽可能采用无创伤、无肉体和精神痛苦的检测方法。

（3）评价筛查方法：常用的客观指标有灵敏度、特异度、阳性预测值和阴性预测值。

二、社区卫生服务中常用的流行病学统计指标

社区卫生服务是深化医药卫生体系改革的重要组成部分，是实现"人人享有初级卫生保健"目标的基础性环节。社区护士在社区护理工作中，要采用各种方法收集及分析社区的各种信息，从而获得反映社区健康水平和卫生服务水平的统计指标。

（一）常用社区居民健康状况的评价指标

1. 人口统计指标　主要用于描述人群状况，包括人口数量和人口构成。统计时间一般采用每年1月1日零时至12月31日24时的人口数，数据来源于当地公安部门。

（1）老年人口系数：指60岁及以上的人口数占人口总数的百分比。其计算公式如下所示：

$$老年人口系数 = \frac{60岁及以上的人口数}{总人口数} \times 100\%$$

此系数在一定程度上反映了人群的健康水平。

（2）儿童人口系数：指14岁及以下儿童的人口数占总人口数的百分比。其计算公式如下所示：

$$儿童人口系数 = \frac{14岁及以下儿童的人口数}{总人口数} \times 100\%$$

儿童人口系数越大，说明儿童人口比例越大，人口越年轻，反映社会的生育水平。

（3）出生率：表示某地某年平均每千人口中的出生数，是反映一个国家或地区人口生育水平的基本指标。其计算公式如下所示：

$$出生率 = \frac{某地某年活产总数}{该地同年平均人口数} \times 1\ 000‰$$

活产是指胎儿从母体分娩后，只要具有呼吸、心跳、脐带动脉搏动和明确的随意肌运动4种生命现象（不论持续多长时间）之一者。平均人口数通常是取年初人口数和年末人口数之和的1/2，亦可取该年6月30日的人口数。

（4）人口自然增长率：表示每年平均每千人口中自然增加的人数。其计算公式如下所示：

$$人口自然增长率 = 出生率 - 死亡率$$

当全年出生人数超过死亡人数时，人口自然增长率为正值；反之，则为负值。因此，人口自然增长水平取决于出生率和死亡率两者的相对水平，它是反映人口再生产活动的综合性指标。

（5）生育率：反映人口的生育水平，通常用某地平均每千名15~49岁育龄妇女中的生育情况来表示。其计算公式如下所示：

$$生育率=\frac{某地某年出生人数}{同年平均育龄妇女数}\times1\,000‰$$

生育率受各年龄妇女生育水平、已婚比例、育龄妇女年龄结构等因素的影响。

2. 疾病统计指标

（1）发病率（incidence rate）：又称某病发病率，表示在一定期间内，某人群中新发生某病的频率。其计算公式如下所示：

$$发病率=\frac{某人群观察期内新发生某病病例数}{该人群同期暴露人口数}\times k$$

式中，$k=100\%$，$1\,000‰$，$10\,000/$万或$100\,000/10$万。

发病率常用于描述疾病的分布，分析某种疾病对人群健康威胁的严重程度，探讨发病因素，提出病因假设和评价防疫措施效果。计算发病率时，分子为新发病例数，新发病例的确定依据发病时间。对于发病时间清楚的疾病，如脑卒中、心肌梗死之类，容易判定是否为新病例。对发病时间很难确定的一些疾病，如高血压、糖尿病、恶性肿瘤或精神病之类，可用初次诊断时间作为发病时间。

（2）患病率（prevalence rate）：又称现患率或流行率，表示在特定时间内一定人群中某病病例数所占比例。按照观察时间的不同患病率可分为时点患病率和期间患病率。其计算公式如下所示：

$$时点患病率=\frac{某时点某人群中某病新旧病例数}{该时点平均人口数或受检人口数}\times k$$

$$期间患病率=\frac{特定时间段内某人群中某病新旧病例数}{该期间平均人口数}\times k$$

式中，$k=100\%$，$1\,000‰$，$10\,000/$万或$100\,000/10$万。

患病率通常用于描述病程较长或发病时间不易明确的疾病患病情况，但不适用于急性疾病。患病率可反映某病对社区居民健康的危害程度，或研究疾病的流行因素和控制效果，从而为制订社区干预计划提供依据。时点患病率的"时点"一般不超过1个月。而期间患病率的"期间"是特定的一段时间，一般为1年。

（3）罹患率（attack rate）：表示某一局限范围内、短时间内发生新病例的频率。其计算公式如下所示：

$$罹患率=\frac{观察期间某病新病例数}{同期暴露人口数}\times k$$

式中，$k=100\%$或$1\,000‰$。

罹患率主要用于描述局部地区如幼儿园、大学、工厂、社区等的疾病暴发，如食物中毒、职业中毒及传染病的暴发流行等。罹患率与发病率一样，是测量新发病例的频率指标，观察时间可用月、周、日或用一个流行期为单位，使用比较灵活。

（4）感染率（infection rate）：指平均每百名受检者中感染某种病原体的人数。其计算公式如下所示：

$$感染率=\frac{检出感染某病原体的人数}{受检人数}\times100\%$$

感染率常用于传染病或寄生虫病的统计。计算时应注意，感染率的分子包括病原携带者和患者，而患病率的分子不包括病原携带者，因此，某病的感染率常高于该病的患病率。

（5）续发率（secondary attack rate）：亦称二代发病率，是指一个家庭、病房、集体宿舍、托儿所、幼儿园班组等第一个病例发生后，在该病的最短潜伏期到最长潜伏期之间，易感接触者中因受其感染而发病的续发病例占所有易感接触者总数的百分率。其计算公式如下所示：

$$续发率=\frac{易感接触者中的续发病例数}{易感接触者总数}\times100\%$$

在计算续发率时应将原发病例从分子及分母中去除。对那些在同一家庭中来自家庭外感染、短于最短潜伏期或长于最长潜伏期者均不应计入续发病例。应收集的资料包括原发病例的发病日期、家庭内接触者中的易感者数、观察期间内发生的续发病例数。

续发率是反映传染病传染力强弱的指标，可用于分析传染病流行因素，包括不同因素对传染病传播的影响，如年龄、性别、家庭中儿童数、家庭人口数、经济条件等对传播的影响，也可用来评价预防措施的效果，如对计划免疫、隔离、消毒等措施的评价。

3. 疾病防治效果统计指标

（1）治愈率（cure rate）：指接受治疗患者中治愈的频率。其计算公式如下所示：

$$治愈率=\frac{治愈人数}{接受治疗患者数}\times100\%$$

治愈率主要用于急性病危害或防治效果的评价。

（2）有效率（effective rate）：指接受治疗患者中治疗有效的频率。其计算公式如下所示：

$$有效率=\frac{治疗有效人数}{接受治疗患者数}\times100\%$$

有效率主要用于急性病危害或防治效果的评价。

4. 死亡统计指标

（1）死亡率（mortality rate）：表示一定期间内，在一定人群中发生死亡的频率。其计算公式如下所示：

$$死亡率=\frac{某人群某时期总死亡人数}{同期该人群平均人口数}\times k$$

式中，$k=1\ 000‰$，$10\ 000/万$或$100\ 000/10万$。

死亡率在一定程度上反映一个国家或地区的居民死亡水平，是死亡统计中的一个重要指标。死亡率还可以反映一个地区居民健康状况改善的情况和社区卫生保健的工作水平，并用于计算人口增长率。一般以年为时间计算单位，是一个国家或地区经济、文化、卫生水平的综合反映。

（2）病死率（fatality rate）：也称某病病死率，表示一定时期内，患某种疾病的人群中因该病而死亡的频率。其计算公式如下所示：

$$病死率 = \frac{一定时期内因某病死亡人数}{同期确诊的某病病例数} \times 100\%$$

病死率常用于衡量某种疾病的预后情况，反映疾病对人群生命的威胁程度，如心肌梗死、各种急性传染病等。应用该指标时应注意：① 病死率的高低与疾病的严重程度、医疗水平和病原体的毒力大小等有关；② 不同等级的医院由于收治患者的病情轻重和所处疾病时期不同，其病死率不可直接比较。

（3）生存率（survival rate）：指患某种疾病的人或接受某种治疗措施的患者经过 n 年的随访，到随访结束时仍存活的病例数占观察病例总数的比例。其计算公式如下所示：

$$生存率 = \frac{生存满\,n\,年的病例数}{随访满\,n\,年的病例总数} \times 100\%$$

生存率常用于评价某些慢性病，如癌症、心血管疾病的远期疗效。应用该指标时应确定随访开始日期和截止日期。开始日期一般为确诊日期、出院日期、手术日期，截止时间通常为1年、3年、5年或10年，即可计算1年、3年、5年或10年生存率。

（二）常用社区卫生服务的评价指标

科学合理的评价指标可提高社区卫生服务工作的效果和效率。通过服务内容评价，了解服务提供和责任落实的情况。

1. 基本医疗卫生服务指标 包括门急诊人次数、病床使用率、抗生素处方比例、静脉滴注处方比例、合理用药处方比例等。

2. 基本公共卫生服务指标

（1）居民健康档案管理评价指标：健康档案的建档率、合格率、使用率及规范电子健康档案建档率等。

（2）健康教育效果评价指标：居民健康参与率、健康知识知晓率、健康行为形成率等。

（3）预防接种评价指标：预防接种建证率、某种疫苗接种率等。

（4）慢性病患者健康管理评价指标：① 高血压患者发现率、健康管理率、血压控制率、高血压知晓率及服药率等；② 糖尿病患者发现率、健康管理率、血糖控制率和知晓率等；③ 重性精神病患者管理率、治疗率和病情稳定率等。

（5）重点人群保健评价指标：① 儿童健康管理的新生儿访视率、儿童系统管理率等；② 孕产妇健康管理的早孕建册率、产前健康管理率、产后访视率等；③ 老年人健康管理的健康管理率、健康体检表完整率等。

（6）传染病报告、卫生应急管理和卫生监管评价指标：传染病报告率、及时率和准确率等。

（7）计划生育技术指导评价指标：生育率、节育率、人工流产率等。

3. 中医药服务指标 包括中医处方比例、中医治疗率、中医门诊病历合格率、中医处方合格率等。

三、流行病学方法在社区护理中的应用

为了更好地为社区居民的健康服务，社区护士除了具备全面的护理技能和人文素养，还应掌握社会学知识和流行病学方法，具备健康指导的能力。流行病学方法在社区中的应用，能够帮助社区护士了解疾病的分布规律，探究影响健康的各种因素，从而更加合理地利用社区资源，提高社区卫生服务质量。

（一）进行社区健康诊断

用流行病学的方法调查和分析社区整体存在的健康问题，以此为依据来确定卫生保健工作的重点，即针对社区存在的健康问题，开展相应的社区卫生服务项目，如对社区中发病率、死亡率、患病率等较高疾病的高危人群进行社区干预。

（二）提供社区预防服务

流行病学对社区预防服务工作中的计划、措施、评价提供理论支持和方法指导。社区护士依据流行病学的调研结果获知某疾病发生的原因和传播途径，据此制订针对性的预防策略。此外，流行病学方法还可为预防和控制疾病，促进居民健康提供方法指导。社区健康教育的实施也和流行病学关系密切，如通过流行病学方法调查社区人群的健康状况，获取影响居民健康状况的主要因素及居民亟待解决的健康问题，根据这些结果开展健康教育，可提高健康教育的针对性及实效性。

（三）开展社区护理研究

将科研工作与日常工作相结合是新时代对社区护士提出的要求。例如，用流行病学的描述性研究方法探究社区人群的健康需求，用分析性研究方法了解社区中影响某疾病发生的有关因素，用实验研究评价社区护理措施的有效性。随着我国基层卫生服务的发展，许多学者针对社区护理工作提出了一些区域性的策略与措施，但其是否具有推广价值，可以借助流行病学方法验证这些社区策略与措施的应用效果，择优推广应用。

（四）进行疾病监测

流行病学方法可以起到对社区的疾病与健康问题进行评估和监测的作用。通过对各种居民健康状况报告的研究，如传染病的报告卡、人口普查资料等，筛选目标疾病，探索社区中健康问题发生的原因及解决方法，并进行跟踪监测，即可更科学、更系统、更有效地开展社区卫生管理。

（宁艳花）

学习小结

疾病流行强度是指在一定时期内某种疾病在某地区人群中发病率的变化及其病例间的联系程度。常用散发、暴发、流行和大流行描述疾病的流行强度。

描述性研究主要用来描述人群中疾病或健康状况及暴露因素的分布情况，目的是提出病因假设，为进一步调查研究提供线索。该类研究还可用来确定高危人群，评价公共卫生措施的效果等，是流行病学研究方法中最基本的类型。

社区卫生服务中常用的流行病学统计指标包括常用社区居民健康状况的评价指标和常用社区卫生服务的评价指标。前者有人口统计指标、出生统计指标、疾病统计指标、疾病防治效果统计指标、死亡统计指标五类指标，后者有基本医疗卫生服务指标、基本公共卫生服务指标、中医药服务指标三类指标。

流行病学方法在社区护理中主要用于社区健康诊断、社区预防服务、社区护理研究和疾病监测。

复习参考题

1. 选择题

（1）常用于反映疾病调查期内新旧病例同时存在状况的指标为

A. 发病率

B. 患病率

C. 罹患率

D. 感染率

E. 死亡率

（2）某学校多名学生发生食物中毒，表现为恶心、呕吐和腹泻等症状。社区护士怀疑是毒蘑菇引起的食物中毒，欲将进食蘑菇视为暴露因素，调查该因素与学生食物中毒的关系，可采取的流行病学方法是

A. 横断面研究

B. 筛查

C. 队列研究

D. 病例对照研究

E. 社区试验

（3）某市为调查老年人多发病的分布情况，在该市5个区的10个不同地段抽取60岁及以上老年人共5 000例进行调查。此研究方法属于

A. 普查

B. 生态学研究

C. 筛查

D. 队列研究

E. 抽样调查

2. 近日，某社区卫生服务站因咳嗽、发热就诊的居民突然增多，每日20余例，与以往症状不同的是本次患者多以干咳、头痛、肌肉疼痛、极度疲劳为主，且高热持续不退。社区护士意识到问题的严重性，向上级主管部门做了汇报，并决定对本社区迅速开展流行病学调查。请问：

（1）社区护士如何开展本次流行病学调查？

（2）流行病学调查在社区护理中有何作用？

3. 某区卫生健康委员会为了分析社区的政策、资源和需求，掌握主要的公共卫生问题及其影响因素，进一步推进本地区的慢性病防控工作，要求每个社区卫生服务中心（站）开展社区健康普查，以确定本辖区慢性病的主要问题和重点目标人群。调查时间为7~10个月，调查对象为本辖区18岁以上的户籍人口，调查内容包括问卷调查、医学体检和实验室检查三部分。请问：

（1）如何组织与实施社区健康普查？

（2）采用哪些社区卫生服务指标进行评价？

选择题答案

（1）B （2）D （3）E

以社区为中心的护理

学习目标

知识目标	1. 掌握　社区健康护理评估的内容及方法；社区健康护理的概念。
	2. 熟悉　社区健康护理诊断的优先顺序；社区健康护理评估资料的整理与分析；社区健康护理诊断的陈述方式；社区健康护理评价的内容；奥马哈系统的结构框架。
	3. 了解　奥马哈系统的发展史；"以社区为服务对象"模式、"公共卫生护理概念"模式、"以社区为焦点的护理程序"模式、"公共卫生干预轮"模式的理论观点与应用。
能力目标	1. 能结合我国实际选择合适的理论确定社区健康护理策略。
	2. 能运用奥马哈系统为社区慢性病患者制订护理计划。
素质目标	1. 尊重、关爱社区卫生服务对象。
	2. 在实施社区健康护理过程中，提高沟通交流能力和团队协作能力。

社区健康护理（community health nursing）又称为以社区为中心的护理，是以社区为单位，以社会学、管理学、预防医学、人际交流与沟通等知识为基础，运用护理程序的方法，对社区的自然环境、社会环境及社区人群的健康进行管理，以增进和恢复社区健康为目的而进行的一系列有计划的护理活动。

第一节　社区健康护理程序

社区健康护理程序是社区护士在工作中，以社区人群作为护理对象，为增进和恢复社区人群健康进行的一系列有目的、有计划的护理活动，包括社区健康护理评估、社区健康护理诊断、社区健康护理计划、社区健康护理实施和社区健康护理评价5个步骤。

一、社区健康护理评估

社区健康护理评估（community health nursing assessment）是社区健康护理程序的第一步，通过系统、科学的方法收集与社区健康状况相关的资料，并对资料进行整理和分析。其目的是确定社区健康问题及健康需求，找出导致这些问题的相关因素，为社区健康护理诊断和计划提供依据。

（一）评估内容

社区是一个开放的系统，评估时要系统地收集资料，以了解社区人群的健康问题及相关因素、社区卫生资源的便利性及社区居民对卫生资源的利用情况等。评估的主要内容如下所示。

1. 社区地理环境　社区人群的健康受到地理位置、自然环境、人为环境等的影响。因此，社区护士要了解社区地理环境对居民生活方式及健康状况造成的影响，同时还要了解社区居民的应对措施，是否充分利用了社区资源等，需要收集的资料如下所示。

（1）社区基本情况：是社区护士了解社区时需掌握的最基本资料，包括社区的类型、所处地理位置、面积大小、与整体大环境的关系等。

（2）自然环境：评估有无特殊的自然环境，如山川河流是否引起洪水、泥石流等威胁健康或生命；社区常年的气候特征，如温湿度的变化及气候变化对居民健康的影响等；社区内有无外来物种、有毒有害的动植物等。

（3）人为环境：评估社区及其周边的人为环境，如工厂排放废水、废气对水资源和空气的污染；化工厂、加油站的安全隐患；生活设施及医疗保健服务设施的分布及便利情况；居民居住条件，如住房面积、朝向、通风、供水、取暖等情况。

2. 社区人群　社区人群的评估是社区评估中的重要部分。通过评估社区人群特征，社区护士可以了解社区不同人群存在的健康问题及健康需求，更好地提供服务。

（1）人口构成：包括社区居民的性别、年龄、民族、婚姻、职业、教育程度、收入等因素。

（2）健康状况：主要是与社区健康相关的各项指标，如人口的平均寿命、出生率、死亡率、死亡原因及死亡年龄、主要疾病谱、高危人群数、职业健康等。

（3）健康行为：评估行为的类型。包括① 促进健康行为，如日常健康行为、戒除不良嗜好、避开有害环境行为、预警行为、合理利用卫生服务资源等；② 危害健康行为，如不良生活方式与习惯、致病性行为模式、不良疾病行为、违反社会法律及道德的危害健康行为。

3. 社会系统　社区的社会系统评估包括卫生保健、经济、交通与安全、通信、社会服务及福利、休闲娱乐、教育、政治、宗教共九方面。社区护士对社区进行评估时，要评估各系统的结构和功能及其能否满足居民的需求。

（1）卫生保健系统：在社会系统中，对卫生保健系统的评估是最重要的。评估社区内提供健康服务机构的种类、功能、地理位置、服务范围、服务时间、卫生经费来源、收费情况、技术水平、就诊人员特征等，以及这些机构提供的健康服务质量、卫生服务资源的利用率、居民的满意度等。

（2）经济系统：经济能力会影响居民的生活质量及医疗照顾水平。评估时需了解当地政府的经济状况、社区居民的生活水平、医疗保险、收入和职业特征等。

（3）交通与安全系统：评估社区交通便利情况，特别是居民前往医疗保健机构是否通畅、便捷，居民的主要出行方式，有无道路标志不清、交通混乱的情况。评估社区的治安状况、居民的安全感、社区内的消防设备情况等。

（4）通信系统：评估社区的通信功能是否完善，是否影响居民顺利获取健康信息。主要了解居民获取信息的途径、健康照顾或援助双方的沟通方式等，为制订计划时选择合适的沟通方式提供参考。

（5）社会服务及福利系统：社会服务机构包括商店、旅馆、饭店、幼儿园、家政服务公司等。需评估社会服务机构的分布和利用率、政府福利政策申请条件和覆盖率、居民的接受度和满意度等。

（6）休闲娱乐系统：社区内休闲娱乐设施的种类、数量及可利用的程度会影响社区居民的生活质量。需要评估娱乐设施、运动和休闲场所的类型、数量、分布及利用度、居民的满意度等，有无对健康有潜在威胁的娱乐场所，如KTV、棋牌室和网吧等。

（7）教育系统：社区中正式与非正式的教育机构，都有利于提高社区居民的整体素质。需要评估教育机构的类型、数量、分布、师资、经费投入、利用情况、居民接受度和满意度等。

（8）政治系统：政府相关政策关系到健康计划能否顺利执行。需要评估社区人群健康保健的相关政策、政策的推进安排及卫生服务经费情况等。

（9）宗教信仰：宗教信仰可影响社区居民的生活方式、价值观和健康行为。需要评估社区中有无宗教组织及其宗教类型、活动场地、参与人数、对居民健康的影响。

（二）评估方法

评估者根据不同的目的和对象，选择适合的评估方法（表5-1-1）。

1. 社区调查

（1）社区访谈法：对社区内了解相关事项或起决定作用的人进行访谈，在了解社区情况的同时，也能了解他们对社区的看法，获得健康观和价值观方面的资料。通过访谈法可以获得社区居民认知、态度等有价值的资料，有助于发现社区健康问题的原因。

（2）问卷调查法：问卷一般采用自填的形式。包括① 信访法，将问卷邮寄给被调查者，由其自行填写后寄回；② 网络自填法，通过网络发送问卷，由被调查者在手机或电脑端进行填写；③ 现场自填法，经过统一培训的调查员对调查对象进行访谈以收集资料。

2. 实地考察　护理人员通过到社区现场进行实地观察，主动收集社区资料，如居民居住的环境、设施、交通方式、服务机构的种类和位置、居民的生活方式等。

3. 查阅文献　护理人员通过查阅国家或地方卫生统计报告及各种调查资料、国内外的文献等，分析社区整体状况。另外，通过查询相关资料，了解社区组织机构种类和数量、人口特征的资料、社区活动安排及居民的参与情况等。

4. 社区讨论　召集社区居民，共同讨论对社区健康问题的看法和态度，探讨社区居民最主要的健康需求，最终达成共识。

（三）资料的整理与分析

1. 资料整理　收集完资料后，需要对其进行分类整理。分类有多种方式，如按资料的性质或类型进行分类，最常用的是按社区地理环境、社区人群和社会系统进行分类。资料整理常采用文字描述法、表格法、图形法等形式。

评估项目		评估方法	收集资料内容
社区地理环境	社区基本情况	社区调查实地考察	社区的地理位置、面积、界限与整体大环境的关系
	自然环境		特殊环境：如山川河流是否会引起洪水、泥石流 气候：气候特征，气候变化对居民健康的影响 动植物分布：社区绿化、有毒有害动植物、外来物种
	人为环境		化工厂安全隐患、生活设施、医疗保健服务设施 居民居住条件，如住房面积、朝向、通风、供水、取暖等情况
社区人群	人口构成	社区调查查阅文献	性别、年龄、民族、婚姻、职业、教育程度、收入
	健康状况		人口的平均寿命、出生率、死亡率、主要疾病谱、高危人群数、职业健康
	健康行为		促进健康行为、危害健康行为
社会系统	卫生保健系统	社区调查实地考察查阅文献社区讨论	数量、分布、质量
	经济系统		生活水平、医疗保险、收入和职业特征
	交通与安全系统		交通便利情况、治安状况、居民的安全感、社区内的消防设施
	通信系统		获取信息的途径、沟通和联系渠道
	社会服务及福利系统		种类、数量、分布、利用率、居民的接受度和满意度
	休闲娱乐系统		休闲娱乐设施的种类、数量、利用情况、潜在危险
	教育系统		教育机构的类型、数量、分布、利用情况
	政治系统		健康保健政策、卫生服务经费
	宗教信仰		宗教类型、参与人数、活动场地、对居民健康的影响

2. 资料分析　对已归纳和分类整理出来的数据进行解释、确认和比较，分析社区存在的健康问题和影响因素。资料分析应遵循以下原则。

（1）去除混杂因素：在资料收集过程中，可能存在影响资料准确性和完整性的混杂因素，需要通过分析来消除这些因素，尽可能反映资料的客观性，找出本质问题。

（2）资料处理与分析：原始数据资料要经过统计学处理分析，文字资料要进行含义的解释与分析。资料可分为定量资料和定性资料。对定量资料，如发病率和死亡率等指标，常按年龄、性别、年代和其他相关变量分组后进行分析，计算标化率，并与相类似地区进行比较；对定性资料，按内容进行分类，依据问题提出的频率确定问题的严重程度。

（3）进行不同区域的横向比较：当疾病的分布有地域性时，需要对该地区居民所具有的特征或该地区的生物、化学、物理、社会环境进行进一步的分析和解释，并与其他地区进行横向比较。

（4）立足于社区健康护理：主要从社区环境和群体健康的角度去分析社区整体的健康问题，而不仅仅局限于个人或家庭的层面。

二、社区健康护理诊断

社区健康护理诊断（community health nursing diagnosis）是对收集的资料进行全面分析，客观判断社区现存或潜在健康问题的过程。社区健康护理诊断基于社区整体的健康，在充分进行社区健康护理评估的基础上，明确社区健康问题，确定问题的优先顺序，其步骤如下所示。

（一）列出护理问题

在对资料进行整理和分析的基础上，从公共设施、社区功能、环境危险因素、人群疾病发生情况及健康需求等主要方面，发现社区现状与其健康目标之间存在的差距、困难，从而找出社区存在的护理问题。

（二）形成护理诊断

从分析的资料中找出社区现存的或潜在的健康问题，并明确产生该问题的主要原因，最终形成社区健康护理诊断，具体步骤如下所示。

1. 形成诊断　通过分析资料，得出积极或消极的结论，再进一步分析有关资料，核实上述结论是否存在相关因素，并明确健康问题的诊断类型。健康问题的诊断类型有以下三种：① 此时没有明显健康问题，不需要提供促进健康的活动，如"社区青少年发育状况良好"；② 此时虽没有明显健康问题，但需要提供促进健康的活动，如"社区老年人群参与运动比例为34.5%"；③ 有现存的、潜在的或可能的健康问题，如"社区中年人高血脂人群比例占48.2%"。

2. 描述诊断　完整的护理诊断一般包含三个要素：问题（problem，P）、病因（etiology，E）、症状和体征（symptoms and signs，S）。护理诊断的描述应为三段式陈述法。但是在实际工作中，并不是所有的护理诊断都需要描述完整的三个部分，常用的三种陈述方式如下所示。

（1）一段式陈述法（P公式）：多用于健康的社区护理诊断的陈述，如"社区儿童营养状况良好（P）"。

（2）二段式陈述法（PE公式）：多用于现存或潜在社区护理问题的陈述，如"社区老年人缺乏照顾（P）　与社区空巢老年人较多、老年人照顾体系不成熟有关（E）"。

（3）三段式陈述法（PES公式）：多用于现存的社区护理问题的陈述。如"社区成年人高血压发病率高于全国平均水平（P）：社区居民喜爱吃腌制食品、生活习惯差、缺乏运动，该社区成年人多诉工作忙、精神压力大（S）　与对不良生活习惯可导致疾病的认识不足，缺乏高血压影响因素的相关知识，参与运动锻炼的动力不够有关（E）"。

（三）确定护理诊断的优先顺序

有多个护理诊断时，应根据其重要性进行排序。可采用Muecke（1984年）与Stanhope & Lancaster（1996年）提出的方法确定健康问题的优先顺序。

1. Muecke法

（1）准则：包括以下几点。① 社区对问题的了解；② 社区解决问题的动机；③ 问题的严重性；④ 可利用的资源；⑤ 预防效果；⑥ 社区护士解决问题的能力；⑦ 健康政策与目标；⑧ 解决问题的快速性与持续效果等。每个准则有0~2分的分值，0分表示不太重要，不需优先处理；1分表示有些重要，可以处理；2分表示非常重要，必须优先处理。

（2）步骤：① 列出所有社区健康护理诊断；② 选择优先顺序的准则（8项）；③ 根据评分标准，评估者分别对每个诊断的重要性进行评估并赋分；④ 计算每个诊断所有准则的得分总和，分数越高表示越需优先处理（表5-1-2）。

单位：分

社区诊断	社区对问题的了解	社区动机	问题的严重性	可利用的资源	预防效果	护士能力	政策	快速性及持续效果	总和
发生火灾的可能性	1	1	2	0	2	1	0	2	9
老人医疗保健缺乏	2	1	1	1	1	2	0	0	8
预防性的行为不足（子宫颈癌筛查）	0	0	1	2	2	2	2	2	11

2. Stanhope & Lancaster法

（1）准则：包括以下几点。① 社区对问题的了解；② 社区解决问题的动机；③ 问题的严重性；④ 预防效果；⑤ 社区护士解决问题的能力；⑥ 健康政策与目标；⑦ 解决问题的快速性与持续效果。对每项准则给予1~10分的分数，评定各自的比重，得分越高，表示越是急需解决的问题。

Stanhope & Lancaster法与Muecke法的区别在于：① 该准则包括Muecke法中除"可利用资源"外的其他7项准则；② 将"可利用的资源"作为评价所有准则必须考量的一个条件；③ 该方法按准则的重要性设置了比重；④ 以"比重"与"资源"的乘积作为该准则的分数。该方法强调了社区可利用资源对实施护理计划的重要性。

（2）步骤：① 列出所有的社区健康护理诊断；② 对每个准则的比重进行评估并赋分（1~10分）；③ 评估者再对每个诊断的每项准则应具备的资源情况进行评估并赋分（1~10分）；④ 将每项准则所得的比重得分与资源得分相乘；⑤ 计算每个诊断所有准则的得分总和，分数越高代表越需优先处理（表5-1-3）。

▼ 表5-1-3　Stanhope & Lancaster优先顺序确定方法

单位：分

社区诊断	社区对问题的了解		社区动机		问题的严重性		预防效果		护士能力		政策		快速性及持续效果		总和
	比重	资源	比重	资源	比重	资源	比重	资源	比重	资源	比重	资源	比重	资源	
发生火灾的可能性	3	6	2	4	10	10	10	10	2	2	2	2	10	5	284
老人医疗保健缺乏	8	1	1	1	3	6	5	10	10	10	5	1	4	5	202
预防性的行为不足（子宫颈癌筛查）	1	5	1	5	5	8	10	10	10	10	10	10	10	10	450

三、社区健康护理计划

社区健康护理计划（community health nursing plan）是针对社区健康需求，为解决社区健康问题、提供连续的高质量护理服务所制订的活动方案。其目的是通过制订社区健康护理计划，明确护理目标、确定护理要点、提供评价标准、设计实施方案。它是一种多方合作、合理利用资源、体现优先顺序的行动方案。

（一）制订护理目标

针对相应的社区健康问题制订护理目标。可根据RUMBA准则制订护理目标，确保目标的科学性、可行性。RUMBA指真实的（realistic）、可理解的（understandable）、可测量的（measurable）、基于行为的（behavioral）、可实现的（achievable）。制订目标时应注意以下几点：① 针对护理诊断陈述目标，并将长期目标与短期目标相结合，简单明了；② 一个护理诊断可制订多个目标，但一个目标只针对一个护理诊断；③ 目标陈述需要包括具体的评价时间。

（二）制订护理计划

社区健康护理计划是社区护士针对整个社区的某一项健康问题，帮助护理对象达到预定目标所采取的具体方法。其步骤如下所示。

1. 制订合适的社区干预措施 社区护理目标确定后，社区护士要与护理对象充分协商，共同选择合适的干预措施。这些措施可以是第一级预防、第二级预防、第三级预防的措施，以达到预防与治疗并重、提高社区居民健康水平的目的。

2. 对干预措施排序 与社区护理诊断相似，可参照Stanhope & Lancaster提出的优先顺序和量化原则，把影响社区居民健康最重要的问题排在首位，及早执行有效的、重要的措施，控制社区健康问题。

3. 确定所需的资源及其来源 在制订护理计划时，可参照4W1H原则确定每项社区干预措施的实施者及合作者、需要的仪器、场所、费用，分析相关资源的可能来源与获取途径。4W1H原则指参与者（who）、参与者的任务（what）、执行时间（when）、执行地点（where）、执行方法（how）。

4. 形成书面记录 完成护理计划的设计后，要与护理对象共同商讨，及时发现问题并修改，最后形成完整的方案。详细的记录可以有效保障实施过程的连续性，即使执行人员发生变动，也不会导致干预中断。另外，详细的记录也为最终的评价提供原始资料。

🔔 **问题与思考**

某市某社区1年前的社区卫生诊断报告显示，社区环境宜居、社会系统完善、社区流动人口占32.5%。中老年高血压、心脏病、脑卒中患病顺位分别占第2、3、7位，血压140/90mmHg以上者占25.2%。社区人均日食盐摄入量为8.55g。平时主要的娱乐活动是打麻将、打牌、下棋等项目。社区护士小王拟根据该社区的健康问题制订社区健康护理计划，并组织实施。

思考： 如何制订该社区健康护理计划？

四、社区健康护理实施

社区健康护理实施（community health nursing implementation）是指社区护理计划制订后，社区护士根据计划的要求和具体措施开展护理实践活动。社区健康护理实施对象是社区居民，而社区居民的积极参与是获得预期结果的必要条件。因此，社区护士应在充分进行社区动员的基础上，结合其他合适的方法或策略，保证各项措施的落实。

（一）实施方法与内容

社区健康护理实施的主要方法是社区群体健康教育和社区健康管理。实施的主要内容包括社区健康基础状况的调研、具有共性健康问题群体的教育及保健指导、社区健康档案的管理、向政府提案和社区整体环境规划等。

（二）实施环节

1. 准备　组建多部门多学科协作的工作团队，团队成员主要包括有关部门负责人、社区医护专业技术人员，街道、居委会等部门也可积极参与。实施计划前再次向参与者明确时间、地点，确保实施者知晓服务方法、服务所需的知识和技能、所需承担的责任等，并根据团队成员的能力及计划的实施内容进行合理分配和授权。准备好设备、物件与宣传材料，如多媒体教室、印刷品和视听材料等。

2. 执行计划　开展充分的社区动员，提高社区居民的认识及配合程度。制订具体的实施进度表，以保证各项措施和任务能有条不紊地进行。进度表的主要内容包括工作内容、地点、负责人、经费预算、所需宣传材料、所需设备物件等。组织社区医护及相关人员进行系统培训。社区护士与其他参与社区干预的工作人员进行合理分工协作，按照制订的计划共同完成护理任务。

3. 质量监控　通过评估发现实施过程中存在的问题，并利用各种方法和策略保证计划执行过程中的质量。质量监控的内容主要是对工作进度、工作人员能力、干预活动质量、经费使用等进行监测。质量监控的方法包括记录与报告、召开例会、现场督导、审计等。

4. 记录　客观、及时、准确地记录计划实施情况、参与对象的反应及产生的新需求等，体现护理的动态性和连续性。记录格式常采用PIO格式，即"问题（problem）+措施（intervention）+结果（outcome）"的书写格式。

五、社区健康护理评价

社区健康护理评价（community health nursing evaluation）是社区健康护理程序五个步骤中的最后一步，主要评价实施护理活动后的效果，将护理对象的实际状态与护理目标做比较，确定达到目标的程度。

（一）评价类型

1. 过程评价　对社区护理程序中的每个步骤进行评价，贯穿于社区护理的全过程。其要求如下：① 在评估阶段，评价收集资料是否全面、客观、准确等；② 在确定健康问题阶段，评价问题是否能反映社区居民的健康需求，是否明确地提出了问题的原因和相关因素等；③ 在计划阶段，评价措施是否具体可行，是否充分考虑居民的参与意识和积极性，社区资源是否得到了充分利用等；④ 在实施阶段，评价是否按计划进行，记录是否如实、完整和及时等；⑤ 在评价阶段，评价有无合理的评价标准，效果是否符合客观事实等。

2. 结果评价　也称效果评价，是对实施护理计划后的近期和远期效果进行评价，以明确护理干预是否达到了预期目标。若目标达到，说明通过社区健康护理干预解决了原来的护理问题；若目标未达到，则要对其原因进行分析，并且重新进行评估、诊断，制订计划和实施新的措施。

（二）评价内容

1. 整体干预计划　评价护理计划的合理性、可行性和实施效果。

2. 干预活动的力度　评价干预活动能否解决服务对象的健康需求，改善健康状况。

3. 干预活动的进展　查看干预活动的种类、举办次数、参与者数量、举办地点等记录。

4. 费用开支　计算活动开支，评价费用支出效益。

5. 干预计划的效果　从资源利用、成本开支、服务效益、满意度等角度进行评价。

6. 干预计划的长远影响　在干预计划实施期间不断评估有关群体的健康状况，如发病率、死亡率和其他健康指标。

7. 干预计划的持久性　评价财政支持状况和人员的流动情况。

（三）评价指标

1. 社区卫生资源的评价指标　包括社区卫生服务中心（站）的数量、人员配备、病床数、人均公共卫生费用投入等。

2. 社区卫生服务的评价指标　包括：① 公共卫生服务指标，如建立居民健康档案、健康教育活动、预防接种、重点人群健康管理、传染病及突发公共卫生事件报告和处理、卫生监督协管工作、计划生育技术指导服务等情况；② 医疗服务指标，如社区医疗服务类指标（诊疗人次数、床位使用率、平均住院日等）和社区康复服务类指标（残疾人普查、功能训练、残疾人建档率等）；③ 中医药服务指标，如老年人中医体质辨识、儿童中医调养等中医药服务利用情况。

3. 社区卫生服务费用的评价指标　包括社区卫生服务中心的医疗费、设备费等费用。

4. 社区卫生服务满意度的评价指标　包括社区居民对社区护理服务技术的满意度、服务态度的满意度及对社区护理服务价格的满意度等。

第二节　奥马哈系统

奥马哈（Omaha）系统是美国奥马哈家访护士协会以社区护理为基础，由相关组织批准和认定的一种护理程序和标准化护理实践分类系统。奥马哈系统是一种基于研究和实践的标准化护理用语系统，旨在全面地找出健康问题、判断严重程度和制订干预方案。该系统具有多层级和多面向的特点，并且能够与计算机兼容进行电子信息交换，主要由问题分类系统、干预分类系统及结果评定系统组成，不仅能够有效地指导护理实践，还可增强文档和信息管理。目前已被广泛应用于多个国家和地区的社区及家庭护理机构。

一、奥马哈系统的发展史

奥马哈系统最初是20世纪70年代由美国内布拉斯加州的奥马哈家访护士协会的护理专家根据社区护理的实际研究制定的，旨在为社区护士和其他社区卫生工作人员全面评估患者、及时发现护理问题提供指引，同时为社区护士提供一个结果评价标准。他们还通过计算机信息系统实时管理患者的医疗信息。奥马哈系统的发展过程大体分为3个阶段。

1. 问题分类系统形成期（1975—1980年） 多个研究机构用前瞻性和描述性的研究方法，从无数案例中归纳总结出36个常见问题，初步形成问题分类系统。

2. 干预分类系统形成期（1984—1986年） 居家照护和公众保健等机构进行多中心临床研究，补充了问题分类系统，并对干预措施进行分类，形成了干预分类系统及结局的评价尺度。

3. 奥马哈系统完善期（1989—1993年） 多家护理机构联合对整个奥马哈系统进行信度和效度的检测，完善了结果评定系统，改进了奥马哈系统。

二、奥马哈系统的结构框架

（一）问题分类系统

问题分类系统以层级或分类形式呈现不同患者的健康相关问题。该分类系统依次包括领域、问题、修饰因子、症状和体征4个层级。第1层级"领域"是指对评估出的问题划分范畴，有环境、心理社会、生理和健康相关行为4类领域；第2层级"问题"是不同领域的42个问题术语，表示可能影响患者健康状态的具体问题，同时，每个领域的问题又给出"其他"项，以体现患者的特殊性和多样性；第3层级"修饰因子"包括两组修饰语，一组用个人的、家庭的、社区的来描述问题的对象，另一组用健康促进的、潜在的、现存的来描述问题的属性；第4层级"症状和体征"是描述现存问题的症状和体征群。该问题分类系统第1层级和第2层级的内容见表5-2-1。

使用问题分类系统的步骤：① 选择问题所属领域；② 从该领域所陈列出的问题中选择合适的问题名称；③ 以两组修饰语来描述问题的现况；④ 详细描述现存问题的症状和体征，并判断问题的优先处理顺序。

使用问题分类系统的注意事项：① 需全面评估患者；② 对护理问题进行描述时，既要描述问题的程度，即该问题是促进健康的、有潜在健康危害的或是已经出现了健康问题的，又要说明问题是属于个人的或是家庭的，还是社区的公共问题；③ 只有当评估对象有现存的健康问题时才需描述症状和体征，并给出问题优先处理顺序。

▼ 表5-2-1 问题分类系统

领域	问题分类（护理诊断）
环境	收入、卫生、住宅、邻居/工作场所的安全、其他
心理社会	联络社区资源、社交、角色改变、人际关系、灵性、哀伤、精神健康、性、照顾/育儿、疏忽、虐待、成长和发育、其他
生理	听觉、视觉、说话与语言、口腔卫生、认知、疼痛、意识、皮肤、神经-肌肉-骨骼功能、呼吸、循环、消化-水合、排便功能、泌尿功能、生殖功能、妊娠、产后、传染/感染情况、其他
健康相关行为	营养、睡眠和休息形态、身体活动、个人照顾、物质滥用、计划生育、健康照顾督导、药物治疗方案、其他

（二）干预分类系统

干预分类系统有3个层级的干预方案，用来帮助护士在提供护理服务时进行描述、量化、交流和实践，确立实践标准，为制订护理计划、临床路径和服务措施提供了一个组织结构（表5-2-2）。

第1层级包括4大干预类别：教育、指导和咨询，治疗和程序，个案管理，监测。第2层级包括76个导向，其中1个"其他"，由护理人员按实际情况填写。第3层级是服务对象的特殊资料，即按服务对象特定情况给出的措施，由护士开放书写。

使用干预方案的步骤：① 选择干预类别；② 在导向中选择干预目标；③ 针对服务对象的具体情况，列出不同干预目标下的护理措施。

▼ 表5-2-2　干预分类系统

项目	内容
类别	教育、指导和咨询，治疗和程序，个案管理，监测
导向	解剖／生理、愤怒管理、行为修正、膀胱护理、联结／依附、排便护理、心脏护理、照护／育儿技巧、石膏护理、沟通、社区外展工作者服务、连续护理、应对技巧、日间护理／暂托、饮食管理、训导、换药／伤口护理、耐用医疗物品、教育、就业、临终关怀、环境、运动、计划生育护理、喂食程序、财务管理、步态训练、遗传、生长／发育护理、住宅、家政／家务、感染预防、互动、传译员／翻译服务、实验室结果、法律制度、医疗／牙科保健、药物作用／副作用、服用药物、药物协调／订购、药物处方、药物设置、身体活动／转移、护理照顾、营养师护理、职业治疗护理、造口护理、其他社区资源、辅助性专业人员／助理服务、个人卫生、物理治疗护理、体位、娱乐治疗护理、放松／呼吸技巧、呼吸护理、呼吸治疗护理、休息／睡眠、安全、筛查程序、疾病／创伤护理、症状／体征——精神性／情感性、症状／体征——生理性、皮肤护理、社会工作／咨询服务、标本采集、说话和语言治疗护理、灵性护理、刺激／培育、压力管理、终止物质滥用、补给、支持小组、支持系统、交通运送、保健、其他

（三）结果评定系统

结果评定系统是监测和量化服务对象在接受服务期间健康问题的改善程度，为评价具体问题的成效提供了一个架构，可以作为评定护理质量的参考。结果评定系统采用5分记分法测量服务对象在认知（knowledge）、行为（behavior）及状态（status）3个方面的严重程度和优先顺序（表5-2-3）。测量得分越高，说明患者健康状况越佳，护理干预效果越好。

▼ 表5-2-3　结果评定系统

概念	含义	总分				
		1分	2分	3分	4分	5分
认知	服务对象记忆与理解信息的能力	缺乏认知	少许认知	基本认知	足够认知	充分认知
行为	服务对象表现出的可观察的反应或行为	不恰当	甚少恰当	间有恰当	通常恰当	一贯恰当
状态	服务对象呈现的主观和客观症状、体征	极严重	严重	中度	轻微	没有

三、奥马哈系统的使用步骤

奥马哈系统已发展出一套完整的电脑记录系统，便于社区护士使用，其基本使用步骤如下所示。

1. 资料收集与评估　社区护士在问题分类系统的引导下，从生理、心理社会、环境及健康相关行为4个方面搜集护理对象健康状况的资料，建立资料库。

2. 陈述问题　针对护理对象的健康问题，社区护士可以根据问题分类系统，依次从领域、问题、修饰因子、症状和体征4个方面，使用规范化的护理语言对护理对象存在的健康问题进行描述，作出护理诊断。

3. 健康问题排序　社区护士使用结果评定系统对护理对象的认知、行为及状态3个方面进行评分，以利于将干预前后护理对象健康问题的状况进行比较。

4. 护理计划与干预　社区护士在干预分类系统的引导下，针对护理对象存在的健康问题，选择切实可行的干预方向，制订详细的护理干预计划，体现健康护理的人文性和科学性，进而实施护理干预计划。

5. 护理过程评价　社区护士在实施护理计划进行干预期间，使用结果评定系统对护理对象的状况进行评分，以动态监测护理对象健康问题的改善状况，便于适时调整护理干预方案，优化护理措施，提高护理质量。

6. 护理结局评价　社区护士使用结果评定系统对干预后护理对象的健康状况进行评分，并将评分与干预前、干预期间的评分进行比较，以判断护理对象健康问题改善情况及干预措施的有效性。

理论与实践　　　　**奥马哈系统在我国社区护理中的应用**

　　　　　　关于奥马哈系统在我国社区护理中应用的可行性研究文献中，考察了奥马哈系统与访视护理记录之间概念的吻合程度，结果显示，奥马哈系统可以描述被访视者存在的大部分症状、体征及访视护士采取的干预措施。在家庭访视中，按照奥马哈系统的条目对被访视者存在的常见问题和社区护士常采取的干预措施进行归类，可以分析出家庭访视护理存在的问题，并可为护理计划的制订和标准化访视流程的形成提供依据。社区护士可灵活地应用奥马哈系统解决多种研究问题，在社区护理研究和实践中进行推广应用。

第三节　社区健康护理常用模式

社区健康护理的相关理论与模式对社区护理工作具有指导性。其作用是为分析社区健康问题，指导社区护士制订和实施护理计划，进行社区健康护理实践提供概念性框架。

一、"以社区为服务对象"模式

（一）理论背景

1986年，美国的Anderson，Mcfarlane和Helton根据纽曼的系统模式（Neuman system model），将压力源引起的压力反应、护理措施，以及三级预防概念纳入护理过程，提出了"以社区为伙伴（community as partner model）"的概念架构，即"以社区为服务对象（community as client）"模式。

该模式把社区作为一个整体划分为社区核心系统和8个子系统。社区核心系统包括社区的历史、地理、民族、价值和信仰，8个子系统包括物理环境、卫生保健、教育、交通和安全、信息传递、政府、经济、娱乐。"以社区为服务对象"模式是一个强调社区护士与个案互动及共同合作解决问题的工作模式（图5-3-1），表明了以社区为对象的护理活动特点。

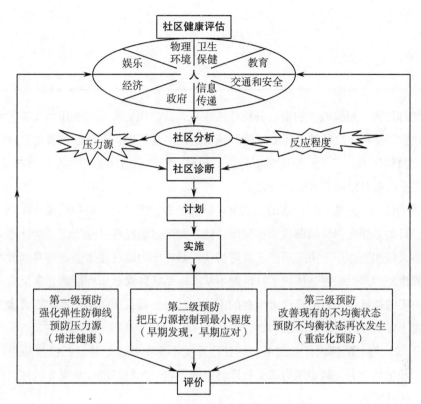

▲ 图5-3-1 "以社区为服务对象"模式示意图

（二）理论观点

该模式有2个核心内容：① 社区健康受多方面因素的影响；② 社区健康护理活动是应用护理程序的科学方法。该模式有4个关键要素：① 护理目标，即维持一个平衡健康的社区，促进社区的健康；② 主要对象，即社区人群，包括家庭和个人；③ 护士角色功能，即具有协调和控制不利因素（压力源）对社区人群健康影响的作用，帮助社区居民促进、维持健康；④ 干预重点，即调整实际或潜在的社区系统的不平衡，通过三级预防，提高社区对不良因素的防御和抵抗能力，以减少其对社区人群健康的影响（表5-3-1）。

"以社区为服务对象"模式将压力、压力源所产生的反应、护理措施及三级预防的概念纳入护理程序，强调在社区护理中应注意社区压力源的评估。该模式的事实步骤如下所示。

1. 评估社区健康 指收集、记录、整理、分析护理对象（个人、家庭、社区）健康状况资料的过程。从核心系统和8个子系统入手收集资料，对社区健康进行评估。

项目	关键内容
目标	社区系统的平衡
对象	社区人群
护士角色功能	协调和控制不利因素
健康不利因素	压力源
干预重点	防卫功能的建立
干预措施	三级预防
预期结果	加强社区对外界不良因素的正常防卫，提高社区自身抵抗能力

2. 确定护理诊断 根据收集的资料分析社区现状，找出压力源和推断压力反应的程度，确定护理诊断。在这一步中，社区护士需要了解护理对象的主观压力，并从照顾者的观点评估客观压力，然后对比两种压力，以了解护理对象的真实状况，最终形成压力的内在、外在或个人因素，从生理、心理、社会及发展各方面进行归类。

3. 制订护理计划 遵循三级预防的原则制订社区健康护理计划。第一级预防作用于最外层的弹性防御线，目的是强化弹性防御线和预防压力源，如通过居民各种健康促进活动增强弹性防御线的作用。第二级预防作用于中间层的正常防御线，是在压力源已超出防御线并刺激社区的情况下，把压力源控制到最低限度，体现了社区健康状态，是社区对健康问题的正常反应。第三级预防作用于最内层的抵抗线，目的是改善现存的不均衡状态，以及预防不均衡状态再次发生。抵抗线的强弱取决于影响社区健康的因素。

4. 执行护理计划 调整现存的或潜在的社区系统不平衡状态。通过三级预防提高社区对不良因素的防御和抵抗能力，减少压力源对社区健康的影响。执行护理计划需要社区居民的主动参与，充分利用各种资源。

5. 评价护理效果 评价是社区护理程序的最后一步，根据评价结果，决定是否终止或需要修改护理措施。

（三）理论应用

"以社区为服务对象"模式已被广泛应用于社区健康护理。在我国，社区护士按照"以社区为服务对象"模式参与社区卫生诊断。"以社区为服务对象"模式是指导社区护士开展护理实践工作的理论框架，特别适用于指导社区重点人群管理。但是该理论不适合用于意外伤害等原因造成病痛的护理对象，因为该疾病的病因主要来源于外部因素，不涉及压力源的评估问题，而且在护理中，无法体现三级预防的原则。

理论与实践 "以社区为服务对象"模式在社区健康护理实践中的应用

在社区健康护理实践中，"以社区为服务对象"模式作为社区健康的理论框架，是指导社区护士评估、诊断、计划、实施和评价健康问题的有效工具。如在对某社区老年人进行的健康调查中发现，社区高龄老年人存在不同程度的抑郁症状，突出的表现是活动和兴趣减少、记忆力减退。对其压力源进行评估,压力主要来自日常生活活动能力下降、对家庭成员照顾的依赖性增强、丧偶等。通过评估分析,可发现该群体健康需求,提出相应的护理诊断,如"生活自理能力下降 与老年人健康状态有关""孤独 与空巢或独居等有关""社区应对无效 与缺乏社区支持有关"等。在制订护理计划时,遵循三级预防原则制订护理措施。例如,第一级预防护理时,可以向老年人宣传社区服务项目,举办老年人常见健康问题讲座;第二级预防护理时,可以定期组织老年人进行健康体检,增加社会支持系统;第三级预防护理时,可以对一些功能障碍的老年人提供社区康复训练等。在执行护理计划的过程中,需要社区和老年人照顾者的主动参与,充分利用各种资源。最后评价护理效果,了解社区高龄老年人的抑郁症状是否缓解。

二、"公共卫生护理概念"模式

(一)理论背景

1982年,美国的 Marla S. White 提出了社区护理的明尼苏达模式(Minnesota model),有学者称之为"公共卫生护理概念"模式。该模式整合了护理程序的步骤、公共卫生护理的范畴、优先次序及影响健康的因素,将护理程序的概念应用于维护、促进人类健康的实践中,在实际工作中注意考虑优先次序及根据实际情况运用不同的措施,形成"公共卫生护理概念"模式。

(二)理论观点

1. 影响健康的因素 "公共卫生护理概念"模式首先强调社区护士在进行社区护理时必须了解影响个案或群体健康的因素。

(1)人类-生物因素:主要指生物、心理因素,包括个体的遗传特性、体质、抵抗传染性疾病的能力和个体的心理品质。

(2)环境因素:是指个体的生存空间,包括生活、学习、工作、娱乐场所、地理环境、气候变化等。气候的急剧变化、地震、噪声、水源及空气污染、生活场所是否安全等都会直接影响到个体、家庭或社区人群的健康。

(3)医学技术/医疗机构因素:医学的进步对挽救生命、延长寿命起着极其重要的作用。就目前而言,医学技术的适当运用与资源的恰当分配在维持人群健康中起着决定性作用。

(4)社会因素:包括社会稳定、经济发展、法制完善、教育普及、居民收入、社会福利、家庭等,这些因素都与健康有着密切的关系。

2. 工作优先次序 社区护士按照预防、促进和保护的优先次序制订计划。

(1)预防(prevention):是社区护理工作中的最高目标。

(2)保护(protection):是将暴露在环境中对健康有害的因素或不良影响因素降至最低。

(3)促进(promotion):是为去除已造成对个体的不良影响因素及使个体恢复健康。

3. 社区护理措施 White 提出了以下3种常用的措施。

(1)教育(education):提供个案卫生咨询,使之自动在认知态度或行为上有所改变,朝着有利于健康的方向转变。

（2）工程（engineering）：应用科学技术的方法控制危险因子，避免大众受到危害。例如，应用科学技术对注射针头进行处理以减少锐器伤的发生。

（3）强制（enforcement）：在执行教育、工程措施后仍无法达到社区护理目标时，不得不采取强制的命令迫使大众执行，以达到有益于健康的目的。

（三）理论应用

在"公共卫生护理概念"模式的应用过程中，社区护士应从预防疾病、维护和促进健康的公共卫生角度，对社区群体、家庭、个人进行评估、诊断、计划、实施和评价。因此，该模式适用于在社区开展流行病学调查、健康教育、健康促进等工作。我国从2009年开始大力推行的基本公共卫生服务项目就是该模式的具体体现，社区护士在建立居民健康档案、健康教育、预防接种、慢性病患者管理、传染病防治等服务项目中发挥着重要的作用。

三、"以社区为焦点的护理程序"模式

（一）理论背景

美国的Stanhope M和Lancaster J在Laffery的健康促进概念的基础上发展了"以社区为焦点的护理程序"模式，即社区健康促进模式（model of community health promotion，MCHP）。

（二）理论观点

"以社区为焦点的护理程序"模式认为社区护理程序分为6个阶段。第1阶段，即开展护理程序之前，必须与服务对象建立"契约式的合作关系"，使社区居民了解社区护士的角色功能与护理目标。第2~6阶段与护理程序的5个步骤基本相同：① 第2阶段应评估社区人口特征、物理环境、社会系统等；② 第3阶段为在找出社区压力源和明确压力反应的基础上，确定护理诊断；③ 第4阶段应遵循三级预防措施制订护理计划；④ 第5阶段根据护理计划，实施干预措施；⑤ 第6阶段为评价阶段，评价护理工作的落实情况、目标的实现情况等，从而发现新的健康问题。

（三）理论应用

"以社区为焦点的护理程序"模式强调在社区中应用护理程序，是我国社区护士比较熟悉的整体护理模式。这个模式的第一项工作是与居民建立"契约式的合作关系"，让社区居民了解社区护士的角色功能与护理目标。实际上，现阶段在我国的社区卫生服务工作中已体现出"契约式的合作关系"，如实行的家庭医生签约服务。

四、"公共卫生干预轮"模式

（一）理论背景

2001年，美国的明尼苏达州卫生管理机构发布了"公共卫生干预轮"（public health intervention wheel，PHIW）模式，该模式是公共卫生实践的范式，按干预类型和实践水平（个人/家庭、社区、系统）对公共卫生服务进行界定。干预措施是公共卫生护士针对个人/家庭、社区、系统采取的行动，以改善或保护健康状况。2019年，明尼苏达州卫生管理机构发布了第2版PHIW模式，用以确定公共卫生护理实践的范围。

（二）理论观点

PHIW模式包括5个功能模块16个干预措施，具体的定义见表5-3-2。

▼ 表5-3-2　公共卫生护理干预定义

公共卫生干预	定义
模块一：	
监测	对健康相关数据的持续、系统地收集、分析和解释
疾病和健康事件调查	识别现有病例和有潜在风险的病例，并确定控制措施
外联	通过筛查，识别有健康风险因素或无症状疾病的个体
病例追查	接触面临风险的个人/家庭
模块二：	
转诊和随访	协助个人、家庭、团体使用资源，用于预防或解决问题
案例管理	通过护理程序，提供多种选择和服务，以满足服务对象的需求
授权职能	① 专科护士在卫生保健从业者的授权下执行的直接护理任务；② 专科护士把护理工作安排给其他合适的人员执行
模块三：	
健康教育	提高其健康知识、态度、行为和技能，形成积极的健康行为
咨询	在情感层面与服务对象建立联系，增强自我照顾和应对能力
磋商	与个人、团体、组织互动，通过调动资源来解决问题
模块四：	
协作	分享信息、协调活动和共享资源，增强促进和保护健康的能力
建立联盟	有助于促进和发展组织或区域之间的联盟，以建立联系、解决问题，和/或加强地方领导
社区组织	通过与社区服务对象一起确定共同问题或目标的过程，调动资源、制定和实施战略，以实现制定的目标
模块五：	
倡导	通过促进个人和社区健康的行为，与利益相关者合作，并积极参与制定改善社区卫生成果的政策
社会营销	利用营销技术来改变服务对象的过程，有利于服务对象形成积极的健康行为
政策制定	将健康问题列入决策者的议程，制订解决计划，确定所需的资源，并产生法律、法规、条例和政策

（三）理论应用

PHIW模式根据干预类型和实践水平（个人/家庭、社区、系统）定义公共卫生护理实践的范围，包括3个方面的内容：① 公共卫生干预以人群为基础；② 公共卫生实践在个人/家庭、社区、系统3个层面开展；③ 公共卫生护士采取16项公共卫生干预措施（表5-3-2）。PHIW模式扩展了当前公共卫生护士的工作范畴，尤其是增加了在医疗保健系统中开展健康促进和疾病预防的职能。PHIW模式中的干预措施已被添加到奥马哈系统，用于记录基于人群的公共卫生护理实践计划。另外，有研究者把PHIW模式应用在个人/家庭层面关于老年人跌倒的预防与管理实践，在社区和系统层面关于虚弱和失能老年人的健康管理。

以上介绍的4种社区护理模式各有不同的侧重点，其中，"以社区为服务对象"模式较适合进行个案护理，指导社区护士开展社区重点人群的管理工作。"公共卫生护理概念"模式、"以社区为焦点的护理程序"模式侧重于公共卫生及护理程序的应用。PHIW模式围绕个人/家庭、社区、系统3个层面进行干预，对社区护士应用健康信息系统、开展相关社区护理研究工作等具有一定的指导意义。以上4种模式在国外社区护理实践中应用较多，在国内虽然运用较少，但其核心观点在社区卫生服务工作中已有所体现。社区护士可结合工作实际，加强相关理论研究，探索出适合我国国情的社区护理工作模式。

（杨莉莉）

学习小结

社区健康护理程序包括社区健康护理评估、社区健康护理诊断、社区健康护理计划、社区健康护理实施和社区健康护理评价5个步骤。

奥马哈系统是一种基于研究和实践的标准化护理用语系统，旨在全面地找出健康问题、判断严重程度、制订干预方案。该系统由问题分类系统、干预分类系统及结果评定系统组成。

社区健康护理的相关理论与模式对社区护理工作具有指导性。其作用是为分析社区健康问题，指导社区护士制订和实施护理计划，进行社区健康护理实践提供概念性框架。

复习参考题

1. 选择题

（1）社区健康护理评估过程中，以下关于资料分析原则的描述正确的是

A. 需要通过分析，消除各种影响资料准确性和完整性的因素，尽可能反映资料的主观性

B. 对定性资料，如发病率和死亡率等指标，常按年龄、性别和其他相关变量分组后进行分析，计算标化率

C. 当疾病的分布有地域性时，需要对该地区居民所具有的特征进行分析和解释，并与其他地区进行横向比较

D. 分析时注意与社区健康护理有关的问题，所提出的问题应该是医生、护士及其他保健人员能够解决或干预的问题

E. 原始数据资料要经过统计学处理，并且进行含义的解释与分析

（2）近期气温骤降，社区卫生服务中心门诊量增多，护士小王通过查阅社区相关资料发现存在一些健康问题。护士小王在对社区护理诊断进行排序时，应排在优先次序的社区护理诊断是

A. 社区育龄女性子宫颈癌筛查比例低于平均水平

B. 居民住房条件差

C. 老年人养生、锻炼技能缺乏

D. 社区65%的居民饮食结构主要为高盐、高脂饮食

E. 流行性感冒人群增加

（3）社区护士小林准备应用奥马哈系统中的问题分类系统对出院1个月的慢性阻塞性肺疾病（COPD）患者张某进行评估。患者张某75岁，每日基本不出门，也不进行运动锻炼，下列领域中该问题属于

A. 环境

B. 心理社会

C. 生理

D. 健康相关行为

E. 疾病相关行为

2. 社区护士小张走访某社区，得知该社区有3 325户居民，总人口9 368人，其中老年人口占17.9%，老年人的高血压患病率高，老年人小学及以下文化程度占54.77%，初中及以上文化程度占45.23%。该护士通过问卷调查及家庭访视，发现这些老年高血压患者能按医嘱服药的仅为43%。为此，该护士制订了年度护理目标：该社区老年高血压患者的服药依从性达到80%以上。请问：

（1）依据上述描述可得出哪些护理诊断？

（2）为达成张护士制订的目标，请您帮助设计一份健康护理计划。

3. 小王是某市社区卫生服务中心的一名社区护士，她在进行家庭产后访视的过程中了解到很多产妇出现情绪低落的现象。为更深入地了解情况，小王查阅了相关专业书籍和文献，她认为该社区中的某些产妇极易患产后抑郁，并且会对产妇产生更深的影响。请问：

（1）王护士为了解该社区产妇存在的产后抑郁问题，应收集哪些信息？

（2）可采用哪些方法收集信息？

（3）王护士在拿到收集的信息后，应如何对资料进行整理和分析？

选择题答案

（1）C （2）E （3）D

以家庭为中心的护理

学习目标

知识目标	1. 掌握　家庭、家庭健康护理、家庭访视、居家护理的概念；家系图、社会支持度的绘制；家庭访视的类型、注意事项。 2. 熟悉　家庭的类型、结构、功能、资源、家庭生活周期及其发展任务；家庭健康护理的目的、内容、原则、程序；家庭访视的内容与程序；居家护理的目的、对象。 3. 了解　健康家庭的概念、特点、影响；家庭访视中的沟通技巧；居家护理形式。
能力目标	1. 能对社区家庭进行评估，根据评估结果找出家庭健康问题并采取针对性的护理措施。 2. 能综合应用护理知识对社区慢性病患者进行家庭访视。
素质目标	具有尊重服务对象及家庭意愿、保护服务对象隐私的职业精神。

　　家庭是家庭成员共同生活的场所，家庭健康与每个家庭成员的健康密切相关。家庭健康护理是社区护理的重要组成部分，强调社区护士和家庭成员共同确保家庭适应疾病或家庭正常发展带来的问题，以促进家庭整体健康。

第一节　家庭

　　家庭是构成社区的基本单位，家庭的和谐同社会的发展与稳定紧密相连。早在1948年，联合国《世界人权宣言》中就提出家庭是天然的和基本的社会单元，应受社会和国家的保护。此后，人们认识到健康稳定的家庭架构是人类福祉的基础，各国政府和社会团体应帮助解决家庭健康问题，从而发挥家庭的作用。

一、家庭的概念

　　家庭（family）是个人和社会之间的缓冲地带。在传统观念中，家庭是指以婚姻、血缘或收养关系为基础组成的社会生活的基本单位。家庭成员生活在一起，相互支持、彼此依赖，为了满足家庭成员的需要和实现共同的生活目标而努力。随着社会的发展，家庭的概念也发生了改变。在现代观念中，家庭是指由一个或多个人员组成，具有永久关系如婚姻、血缘、供养与情感承诺等，是家庭成员共同生活与相互依赖的场所。

二、家庭类型

按照家庭人口结构的特点，家庭类型可分为婚姻家庭、单亲家庭和非婚姻家庭三类。随着我国社会、经济、文化的发展，家庭规模不断变化，特别在独生子女家庭、单亲家庭、丁克家庭、重组家庭、空巢家庭及流动人口家庭等表现比较明显，同时出现了一些特殊类型的家庭，如非自愿单身有孩子的家庭、同居家庭及同性家庭等。

（一）婚姻家庭

婚姻家庭（marital family）指存在至少一对被法律认可婚姻关系的家庭。主要包括核心家庭、主干家庭和联合家庭三种类型。

1. 核心家庭（nuclear family） 指由夫妻及其婚生或领养子女组成的家庭，也包括仅有夫妻两人的家庭。核心家庭是现代社会中的主要类型，可分为标准核心家庭和非标准核心家庭。标准核心家庭是指一对夫妻与未婚子女组成的家庭，非标准核心家庭是指只有夫妻两人组成的家庭，如空巢家庭、丁克家庭等。核心家庭的特征是规模小、人数少、结构简单，家庭内部通常只有一个权力与活动中心，便于决策和迁移。然而，由于可利用的家庭资源少，核心家庭在遭遇危机时往往缺少额外支持。

2. 主干家庭（trunk family） 又称直系家庭。指一对夫妻同其父母及其子女组成的家庭。其特点是两代或两代以上人居住在一起，且每代只有一对夫妻。主干家庭能在一定程度上培养代际同情心，联络代际感情，家庭资源较多，能在赡养老人、照顾幼儿和管理家庭事务中提供便利。主干家庭的缺点是家庭中有两对夫妻，两个权力与活动中心，在家庭权力支配及观点协调时可能出现冲突，如婆媳冲突、对晚辈教育方式的分歧等。

3. 联合家庭（allied family） 又称旁系家庭。指由两对或两对以上同代夫妻及其子女组成的家庭，包括由父母及其两对以上已婚子女、孙子女组成的家庭，或者由两对以上已婚兄弟姐妹及其子女组成的家庭。联合家庭同时存在几个权力与活动中心，其结构相对松散且不稳定。当各个权力与活动中心持不同看法和观点时，较难达成一致的决定。这种家庭类型在我国城市少见，但在农村及一些少数民族聚居地区仍有一定的比例。

（二）单亲家庭

单亲家庭（single parent family）指由父母任意一方和至少一个孩子组成的家庭。如离婚后父母任意一方养育孩子的家庭、父母任意一方亡故后另一方养育孩子的家庭、父母分居后任意一方养育孩子的家庭等。

（三）非婚姻家庭

非婚姻家庭（non-marital family）指家庭成员间不存在婚姻关系的家庭。如同居家庭、非亲属关系的人组成的家庭等。

三、家庭结构

家庭结构（family structure）是指家庭成员的人口构成和互动特征，包括家庭外部结构和家庭内部结构两个方面。家庭外部结构是指家庭人口结构，即家庭类型；家庭内部结构是指家庭成员之间的互动行为，包括家庭角色、家庭权力结构、家庭沟通方式和家庭价值系统。

（一）家庭角色

家庭角色（family role）指家庭成员在家庭中所处的特定位置及其承担的责任和义务。家庭成员根据社会规范、道德伦理自动形成或自行分配家庭角色，执行角色行为，承担角色责任和履行角色义务。在家庭中，各成员同时扮演不同的角色，形成不同的关系，完成家庭的整体功能。如一个人可能既是母亲或婆婆，又可能是妻子，也可能是女儿或儿媳，还可能是姐姐或嫂子，按家庭职责和家务分工划分，她承担了当家人、理财者、外交代表等角色功能。家庭成员在家庭中所具有的身份和所扮演的角色会随着时间推移而改变。良好的家庭角色结构表现为每个家庭成员都能认同且适应自己的角色，而当一个人被赋予他无法胜任或者他不愿意接受的家庭角色时，就容易产生角色适应不良的问题。因此，在评估家庭角色时要注意家庭成员的角色负荷过重、角色匹配不当等角色适应不良的情况。

（二）家庭权力结构

家庭权力结构（family power structure）指家庭决策权在家庭成员中的分布情况。根据不同的家庭权力中心，家庭权力结构分为三种类型：传统权威型、情况权威型和分享权威型。

1. 传统权威型　由家庭所在的社会文化传统而形成的家庭权威。如把父亲、长子视为权威人物，不论其能力、职业、经济、社会地位等情况如何，家庭成员均认可其权威。

2. 情况权威型　家庭权力因家庭情况的变化而产生权力转移。如有些家庭权力源于经济能力，能提供经济支持、保证家庭物质需要的人就成为家庭的权力中心，不论是丈夫、妻子或是子女。

3. 分享权威型　即家庭具有民主性，家庭权力均等。家庭成员根据个人能力和兴趣决定各自承担的家庭任务，以共同参与、彼此协商的方式决定家庭事务。

家庭权力结构不是一成不变的，随家庭生活周期的阶段性改变、家庭事件的发生以及社会变迁而变化，能够由一种形式转化为另一种形式。社区护士在进行家庭评估时，应注意确认家庭的决策者，加强与家庭决策者的合作、协商，才能使家庭健康护理干预更有效地实施。

（三）家庭沟通方式

家庭沟通方式（family communication patterns）是信息在家庭成员间的传递过程。家庭沟通不良是众多家庭健康问题的根源，常引发各种家庭矛盾冲突，甚至导致家庭解体。良好的沟通能够促使家庭成员保持理念一致，发挥家庭的正常功能，而不良沟通方式则阻碍家庭功能的发挥。美国家庭治疗专家Virginia Satir提出五种常见的家庭沟通方式。

1. 讨好型　为了不激怒他人，这类家庭成员往往不顾自身的感受，总是压抑自己并用一种逢迎的方式取悦他人或向他人道歉。常见言辞："无论你想做什么我都不介意""你知道的，我不会介意"。

2. 责备型　这种类型的家庭沟通方式与讨好型恰恰相反。家庭成员因为感到没有人尊敬他，作为补偿，他经常通过责备别人来显示自己的力量，掩饰自身的不安全感。常见言辞："从来没有人考虑过我的感受""我不同意"。

3. 电脑型 家庭成员往往过于理智而忽略自己及别人的感受，善于解释分析，喜欢说教，态度常常过于严肃和僵硬。

4. 打岔型 与电脑型相反，采用这种家庭沟通方式的家庭成员说话往往不切实际，没有重点，喜欢分散他人注意力，常常用打岔的方式来掩饰自身的焦虑和紧张。

5. 一致型 家庭成员真诚坦率，能使对方感到舒适和安全，因而愿意表达自身的情绪、感受和想法，是一种积极的沟通方式。

（四）家庭价值系统

家庭价值系统（family value system）指家庭成员普遍认同的是非判断标准及对客观事物重要性的评价。家庭价值系统受到文化传统、宗教信仰、社会环境的影响，同时也影响家庭成员的态度和行为。社区护士应特别注意家庭的健康观、疾病观、价值观。例如，中国传统的思想强调照顾家庭中生病的个体是其他家庭成员不可推卸的道德责任，大多数家庭成员主动照顾生病的亲人，因此，社区护士应重视家属照顾患者的需要，给予他们知识和技术上的指导。

四、家庭功能

家庭功能（family function）指家庭本身所固有的性能及功用。每个家庭都有其功能，以维护家庭的完整，满足家庭成员的身心需要，并使家庭成员的行为符合社会期待，这是其他任何社会组织都不可比的。家庭功能通常包括经济、生育、情感、社会化和健康照顾功能。

1. 经济功能 家庭能够为家庭成员提供维持基本生活所必需的物质基础，如住所、食品、衣物等，以及满足其他需要的资金，如教育、旅游等。同时，在自给自足的自然经济时代，家庭可作为一个经济单位生产出与其他家庭进行交换的产品，而现代社会大多数家庭只消费而不生产。

2. 生育功能 家庭肩负着为社会发展生育人口的使命，是人类繁衍后代的社会单位。生养子女作为家庭基本的生物学功能，体现了人类种族繁衍的需要与本能。

3. 情感功能 家庭是思想感情交流最充分的场所，家庭成员之间的情感交流是家庭生活幸福的基础，也是家庭精神生活的组成部分。家庭成员通过情感上的支持与关爱，满足彼此安全、爱与被爱、尊重与被尊重、归属的需要，家庭成员之间的情感依赖会终其一生。所谓"天伦之乐"就是家庭成员欢聚带来的乐趣。

4. 社会化功能 指家庭有培养其年幼成员走向社会的责任与义务。家庭教育和家庭环境影响一个人社会化的程度，而个人社会化的程度将影响其一生。家庭通过传授社会生活知识及技能，引导年幼成员学习社会行为规范，塑造个体的道德信念，培养良好的个性品质。

5. 健康照顾功能 广义的家庭健康照顾功能是指家庭成员相互照顾，包括抚养年幼的子女、赡养年老的父母、照顾生病的家庭成员及鼓励或执行家庭成员的健康促进行为。社区护理领域中的家庭健康照顾功能主要包括提供适当的食物、衣物和居住条件，维持有利于健康的居家环境，提供保持健康的卫生资源，给予家庭成员康复照顾，配合社区整体健康工作。

五、家庭资源

家庭资源（family resource）是指维持家庭基本功能、满足家庭成员发展需要和应对家庭压力事件所需要的物质和精神上的支持，可分为家庭内资源和家庭外资源。

1. 家庭内资源 包括：① 经济支持，即有一定的经济来源保证家庭成员基本生活、教育、文化、医疗和娱乐需要；② 维护支持，即支持和维护家庭成员的名誉、地位和权利；③ 健康防护，即为家庭成员提供医疗照顾，维护家庭成员的健康；④ 情感支持，即相互关怀，以满足家人的精神情感需求；⑤ 信息教育，即为家庭成员提供医疗咨询、建议及家庭内的健康教育；⑥ 结构支持，即建设或改建家庭住所或设施，以满足患病家庭成员的需求。

2. 家庭外资源 包括：① 社会资源，即来自亲朋和社会团体的关怀支持；② 文化资源，即社区文化活动、传统、习俗等支持；③ 宗教资源，即宗教信仰或宗教团体的支持；④ 经济资源，即家庭外的赞助、收入、福利与保险等；⑤ 教育资源，即教育制度、教育方式和教育水平等；⑥ 环境资源，即家庭居住的社区设施和公共环境；⑦ 卫生服务资源，即提供医疗服务的人员、医疗费用、医疗机构、医疗床位、医疗设施和装备、知识技能、信息和卫生保健制度等。

家庭资源关系到家庭的健康发展。可通过与患者及家属交流或家庭访视的形式了解家庭资源状况，评估家庭内外资源的丰富程度及利用情况，协助家庭充分利用资源。

六、家庭生活周期及其发展任务

家庭生活周期（family life cycle）指家庭生活阶段性的改变过程，通常从夫妻组成家庭开始，经历了孩子出生、成长、工作、结婚、独立组成家庭后，夫妻又回到二人世界，最终夫妻相继去世。在原有家庭终结的同时，会有新家庭诞生，如此周而复始，维持人类家庭一代又一代地繁衍生息。

家庭发展任务（family developmental task）指家庭在各个发展阶段普遍面临的、与家庭正常发展和家庭健康相关的行动要求。在不同的发展阶段，家庭的发展任务各不相同。家庭发展任务是否完成直接影响家庭的健康，未完成的家庭发展任务可能转化为家庭危机。社区护士应熟悉每个阶段的家庭发展任务，这样在面对具体的个人和家庭时，才能准确判断家庭及其成员的需要，给予适当支持并提供一定的资源，帮助家庭完成相应阶段的发展任务。

不同的学者对家庭生活周期的划分有不同的观点。目前多用美国 Duvall 的家庭生活周期理论。Duvall 认为家庭作为一个单位要继续生存，需要满足不同阶段的需求，完成家庭的发展任务，否则将给家庭自身发展带来困难，甚至对健康造成不利影响。该理论以核心家庭为例将家庭生活周期分为8个阶段（表6-1-1）。

Duvall 家庭生活周期理论以核心家庭为对象，探讨家庭主要发展阶段特征及发展任务，但并不是所有家庭都经过上述8个阶段，如由于某些原因家庭发生变故或子女婚后未离开家庭等。因此，该理论不能代表所有家庭。每个家庭可在家庭生活周期中的任何阶段开始或结束，这样的家庭可能发生更多的家庭问题，需要护士予以关注。社区护士通过了解和确定家庭所处的发展阶段，评估与该阶段发展有关的需求及其程度，提供适合家庭的健康指导，帮助家庭解决发展过程中遇到的各种问题，促进家庭健康发展。

阶段	平均长度/年	定义	主要发展任务
新婚期	2	男女结合	● 双方适应与沟通 ● 性生活协调 ● 计划生育
婴幼儿期	2.5	最大孩子介于0~30月龄	● 父母角色的适应 ● 缓解经济和照顾孩子的压力 ● 婴幼儿的健康照顾 ● 母亲的康复
学龄前儿童期	3.5	最大孩子介于30月龄~6岁	● 儿童的身心发育 ● 使孩子适应与父母部分分离（上幼儿园） ● 意外伤害的预防
学龄儿童期	7	最大孩子介于6~13岁	● 儿童的身心发展 ● 上学问题 ● 使孩子适应上学 ● 使孩子逐步社会化
青少年期	7	最大孩子介于13~20岁	● 青少年的教育与沟通 ● 性教育 ● 青少年与异性交往
孩子离家创业期	8	最大孩子离家至最小孩子离家	● 父母与孩子关系改为成人关系 ● 父母逐渐有孤独感及其调适 ● 父母的慢性病或危险因素的防治
空巢期	15	所有孩子离家至家长退休	● 恢复夫妻二人世界 ● 重新适应婚姻关系 ● 感到孤独，开始计划退休后生活 ● 老年相关疾病的预防
退休期	10~15	退休至死亡	● 解决经济及生活的高依赖性 ● 面临各种老年疾病及死亡的打击

七、家庭健康

家庭是社会生活的基本单位，能为家庭成员提供经济、照顾和情感支持。家庭的健康是维持和促进个人健康不可缺少的内容，是人群和社区健康的基础。社区护士将家庭作为一个整体开展社区健康促进和预防保健工作，可以起到维持和提高家庭健康水平，促进家庭成员健康的作用。

（一）健康家庭的概念

健康家庭（healthy family）是指能够提供家庭成员需要的资源，保证每个家庭成员的成长发展，维持家庭内部的良好沟通与互动，保持家庭与社区联系，从而维护家庭整体的良性社会结构。健康家庭不等于家庭成员没有疾病，而是各方面健全的动态平衡状态。

相关链接 | **健康家庭模式**

Loveland-Cherry 在健康模式的基础上，将健康家庭划分为临床模式、角色执行模式、适应模式和幸福论模式4个不同等级。临床模式认为，健康家庭是家庭成员没有生理、社会心理性疾病，没有功能失调或衰竭的表现。角色执行模式认为，健康家庭是家庭能有效地执行家庭功能，完成家庭发展任务。适应模式认为，健康家庭是家庭有效、灵活地与环境相互作用，完成家庭发展任务，适应家庭的变化。幸福论模式认为，健康家庭是家庭能持续地为家庭成员保持最佳健康状况和发挥最大健康潜能提供资源、指导和支持。这4个模式没有相互重叠，而是反映不同层次的家庭健康。充满活力的家庭与健康幸福论模式的内涵一致，是高层次的家庭健康。

（二）健康家庭的特点

家庭的健康受家庭成员的知识、态度、价值、行为、角色及家庭结构等因素的综合影响。健康家庭具有以下特点。

1. 家庭成员间保持有效的交流与互动　家庭成员间能彼此分享态度、情感和理想，能进行有效沟通，促进相互了解、化解冲突。

2. 能促进家庭成员的发展　家庭成员有足够的自由空间，可获得有效的情感支持，有成长、发展的机会，并能随家庭生活周期的改变而调整角色。

3. 建立有效的角色关系　在家庭生命周期的不同阶段，人们往往集多种家庭角色于一身。家庭成员的角色决定了其在家庭中的作用、责任和义务。家庭成员明确的角色定位及良好的角色关系，是维持家庭秩序的基础。

4. 能积极应对压力及解决问题　家庭遇到问题时，家庭成员能积极面对，必要时寻求家庭外部的帮助，有效利用各种资源积极解决问题，保持家庭结构和功能的稳定。

5. 有健康的家庭环境和生活方式　家庭能够给家庭成员提供健康的生活方式。安全和舒适的居住环境、膳食营养、睡眠、运动等对每个家庭成员的健康都十分重要。

6. 与社会联系密切　家庭成员能积极地参加各种活动，家庭能充分利用社会网络和社区资源满足家庭成员社会活动的需要。

（三）家庭对个人健康的影响

家庭成员通常生活在一起，具有相同的居住空间，以及类似的生活方式、饮食习惯和求医行为，这些都与疾病的预防、发生、发展、治疗、康复密切相关。社区护士要了解家庭与个人健康之间的关系，帮助家庭成员正确处理家庭健康问题。家庭对其成员健康的影响常常体现在以下几个方面。

1. 遗传的影响　许多先天性疾病是由家族基因遗传所导致的，如血友病、地中海贫血、葡萄糖-6-磷酸脱氢酶缺乏症等。这些遗传病一旦发生，将对个人健康带来终身影响。

2. 对生长发育及个人发展的影响　家庭能为儿童生长发育提供必要的物质条件，也对个体心理健康和社会化有着不可忽视的作用。研究表明，专制、放任、严厉和溺爱型的家庭往往导致许多儿童心理问题，如依赖、冷酷、任性、攻击性强等；而民主型的家庭能够尊重并平等地对待孩子，父母和孩子之间有充分的交流，在适当限制的基础上，孩子的想法能得到父母尊重，孩子能变得独立、自主、开朗、直率、亲切，懂得合作和分享。

3. 对生活方式的影响　家庭成员的健康观和生活方式往往相互影响，不良生活方式可能成为家庭成员的健康隐患。随着现代生活节奏的加快，一些家庭出现了各种不良的生活方式，如缺乏体育锻炼、不规律饮食、不吃早餐、睡眠不足、不重视定期体检、家庭交流少等。

4. 对发病和死亡的影响　许多慢性疾病的发生与生活方式有很大关系，而个人生活方式受家庭中其他成员的影响，如家庭成员长期进食高蛋白、高脂肪、低纤维食物，家庭成员患大肠癌的概率可能增加。

5. 对疾病传播的影响　疾病在家庭内的传播多见于感染性疾病，如病毒性感冒、甲型肝炎、性传播疾病等。

6. 对求医行为的影响　家庭成员的求医行为受家庭健康观和疾病观的影响。成年人对待疾病的态度和观念会潜移默化地影响儿童。个别家庭成员过度就医和对医护人员的过分依赖，往往暗示家庭功能障碍，提示家庭照顾与支持不足。

7. 对康复的影响　家庭支持对慢性病患者或残疾人群的康复影响较大，如偏瘫患者、精神分裂症患者等。疾病和残疾给个人带来身体上的不适、心理和情感上的痛苦及社会孤立感或自卑感，家庭支持能够提供物质上的保障、情感上的安慰、精神上的鼓励，协调个体参与社会活动。因此，足够的家庭支持能对个体康复带来积极影响。

第二节　家庭健康护理

家庭是个体成长的重要环境，家庭的健康与每个人的生理健康、心理健康、成长及发展密切相关，家庭已经成为家庭成员健康保健的重要场所。社区护士不仅要关注家庭成员的健康，还应关注家庭整体的健康状态。因此，家庭健康护理是社区护士的重要工作内容。

一、家庭健康护理的概念

家庭健康护理是指以家庭为服务对象，家庭理论为指导，护理程序为工作方法，预防保健为中心，护士与家庭共同参与，确保家庭健康的一系列护理活动。随着社区护理对象由个体扩展到家庭、社区，家庭健康护理成为社区护理的重要组成部分，在促进家庭健康及社区整体健康中发挥着重要的作用。

社区护士通过家庭健康护理服务，了解家庭的健康状态、应对和适应能力、可利用的资源、面临的主要问题和困难，帮助家庭成员完成各阶段的家庭发展任务，发挥家庭正常功能，应对各种家庭压力事件，解决家庭健康问题和促进家庭整体健康。

二、家庭健康护理的目的

社区护士应以努力提高家庭的健康水平为目标进行家庭健康护理实践，其目的包括以下几个方面。

1. 促进家庭完成不同阶段的发展任务　家庭在不同阶段有不同的发展任务，家庭健康护理可以帮助家庭挖掘自身潜能，提高家庭完成各阶段任务的能力，并提供适当的资源以保证家庭的正常发展。

2. 促进家庭采纳健康的生活方式　高血压、糖尿病等慢性病与家庭成员的不良生活方式密切相关。社区护士在家庭访视过程中，可对家庭成员进行健康教育，帮助他们建立健康的生活方式。

3. 提高家庭应对健康相关问题的能力　当家庭成员出现严重的疾病、外伤和残疾时，如果家庭应对能力不足，常常会出现家庭危机。因此，社区护士应重视提高家庭应对健康相关问题的能力，包括帮助家庭早期发现问题、指导家庭寻求医务人员帮助、提高家庭综合决策能力等。

4. 促进家庭关系和谐　家庭成员间的关系影响家庭健康。通过家庭健康护理，可以促进家庭成员间的相互理解和家庭内部角色调整，强化家庭的情感功能。

5. 促进家庭合理利用资源　社区护士指导家庭充分利用其内外资源，解决家庭的健康问题，如出院后偏瘫患者的照顾、结核病患者免费抗结核治疗等问题。

三、家庭健康护理的内容

家庭健康护理有助于促进家庭的整体健康。社区护士在进行家庭健康护理时应注重家庭的特异性，调动家庭的主观能动性，帮助家庭获得有效的支持。家庭健康护理涵盖以下三方面内容。

1. 家庭中个体的健康　通过系统评估每个家庭成员的身心健康状态，社区护士能针对家庭中患病的个体提供直接护理服务，指导患者及家属掌握有效的照顾知识和技能，如指导脑卒中康复期患者的日常生活训练，教会结肠造口患者规律排便的训练方法。

2. 家庭成员间的互动　社区护士通过面对面交流，鼓励家庭成员间分享思想与情感，促进家庭内部的沟通与交流，形成良性互动。如在肥胖儿童家庭参与的减肥计划中，父母及儿童在社区护士的指导下共同讨论适合家庭实际情况的减肥方案，包括每日热量摄入的控制、饮食结构的调整、选择适合家庭特点的体育锻炼项目等。

3. 家庭与社区的联系　随着现代家庭规模的减小，家庭成员居住分散，公寓式居住场所增多，家庭成员之间及邻里间的联系减少，需要开发社区资源促进家庭的健康发展。社区护士应该充分利用和开发社区资源，加强家庭与社区的联系，如组织社区老年人参加免费体检、向流动人口宣传国家计划免疫、宣传艾滋病免费自愿咨询检测、组建高血压患者俱乐部等。

四、家庭健康护理的原则

社区护士在实施家庭健康护理时应遵循以下原则。

1. 关注家庭整体　社区护士应避免孤立地评估和看待家庭中的个体，应当把家庭看作一个独一无二的整体，了解家庭的特点、需要、价值取向和对健康的信念与态度，鼓励家庭成员积极参与促进和维护家庭整体健康的行动，采取有针对性的护理措施实现家庭成员的健康目标。

2. 认识家庭结构的多变性　家庭结构的多变性一方面表现在非传统家庭增多，如单亲家庭、丁克家庭等；另一方面表现在每个家庭都处于持续改变的过程中，如结婚、生子、离婚、退休、配偶死亡等，使得家庭的结构、功能、需求都在不断地变化。

3. 关注家庭的实际需要 每个家庭的情况和特点都不尽相同。因此，社区护士应该从家庭的现实出发，评估家庭目前的健康状态，了解家庭成员共同关注、渴望解决的问题。

4. 增强家庭优势 社区护士通过帮助家庭成员认识家庭的优势，可以增强家庭成员的自信，促使其发挥家庭的功能，积极解决自身存在的问题，从而提高服务效果。

5. 与家庭成员建立良好的人际关系 社区护士尊重家庭成员的想法、行为和隐私，与家庭成员建立良好的信任关系，是开展家庭健康护理工作的基础。

6. 根据家庭发展阶段的特点进行护理干预 社区护士在选择家庭健康护理干预措施时，应当考虑家庭所处的发展阶段，明确家庭的发展任务，满足家庭发展阶段的需求，促进家庭功能的发挥。

第三节 家庭健康护理程序

家庭健康护理程序是运用护理程序对家庭进行护理的方法。在家庭健康护理过程中，社区护士广泛收集有关家庭的结构、功能、发展阶段等方面的资料，评估家庭的健康状况，帮助家庭成员发现和确定家庭的主要健康问题；结合家庭的需要、意愿、现有的资源和优势拟定行动计划，提供必要的指导与支持，实施行动计划；最后，评价行动的效果，为下一步的计划提供参考。

一、家庭健康护理评估

家庭健康护理评估（family health nursing assessment）是通过收集与家庭健康有关的主观、客观资料确定家庭主要健康问题的过程。为了全面获取评估资料，社区护士对家庭健康状况和影响家庭健康的因素进行整体评估，以了解家庭的功能、发展阶段、家庭成员组成、家庭健康需求、家庭健康问题及压力等情况。

（一）评估内容

家庭健康护理评估内容包括家庭整体健康相关资料，内容见表6-3-1。

▼ 表6-3-1 家庭健康护理评估内容

评估项目	评估具体内容
家庭一般资料	1. 家庭地址、电话 2. 家庭成员基本资料（姓名、性别、年龄、家庭角色、职业、文化程度、婚姻状况、宗教信仰） 3. 家庭成员健康状况及医疗保险形式 4. 家庭成员生活习惯（饮食、睡眠、家务、育婴和休假情况） 5. 家庭健康管理状况
家庭环境	1. 家庭地理位置，距离社区卫生服务机构的远近 2. 家庭周围环境（空气、绿化、噪声、辐射等） 3. 居家环境（居住面积、空间分配、设施、卫生、潜在危害、食物和水的安全等）

评估项目	评估具体内容
家庭中患病成员的状况	1. 疾病的种类及预后 2. 日常生活活动能力及受损程度 3. 家庭角色履行情况 4. 疾病消费
家庭发展阶段及发展任务	1. 家庭目前所处的发展阶段与发展任务 2. 家庭履行发展任务的情况
家庭结构	1. 家庭人口构成 2. 家庭成员的分工及角色 3. 家庭权力类型 4. 家庭沟通类型 5. 家庭价值系统
家庭功能	1. 家庭自我保健行为 2. 培养子女社会化的情况 3. 家庭成员间的情感 4. 经济支持
家庭资源	1. 家庭内资源 2. 家庭外资源
家庭与社会的关系	1. 家庭与亲属、社区、社会的关系 2. 对社区的看法 3. 家庭利用社会资源的情况及需求
家庭应对和处理问题的能力与方法	1. 家庭成员对健康问题的认识 2. 家庭成员间情绪上的变化 3. 家庭战胜疾病的决心 4. 家庭应对健康问题的方法 5. 生活方式调整 6. 家庭的经济应对能力 7. 家庭成员的照顾能力

（二）常用评估工具

常用的家庭健康护理评估工具有家系图、社会支持度、家庭功能评估表等。这些评估工具直观、简洁地展示家庭结构、家庭成员关系、家族史和家庭成员健康状况等信息，指导社区护士开展家庭健康护理实践。

1. 家系图（family genogram） 又称家庭结构图，是一种能够提供家庭人员构成、角色关系、人口学信息、健康问题、家庭生活事件、社会问题等信息的图示（图6-3-1）。家系图一般包含三代或三代以上人口，不同性别、角色、关系用不同符号表示（图6-3-2）。使用家系图能够帮助社区护士迅速了解家庭基本情况，包括家庭成员的一般资料、健康状况和家庭成员间的关系，以确定家庭健康护理的重点服务对象。

2. 社会支持度 社会支持度可以体现以服务对象为中心的家庭内、外相互作用，由一个大圆和其周围的数个小圆组成，单线表示两者之间有联系，双线表示关系密切。用以直观反映以家庭健康护理特定对象为中心的家庭内外相互作用、家庭成员间的亲密程度、家庭主要社会关系和家庭可利用的资源（图6-3-3）。

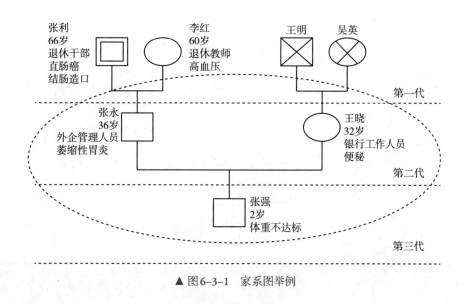

▲ 图6-3-1 家系图举例

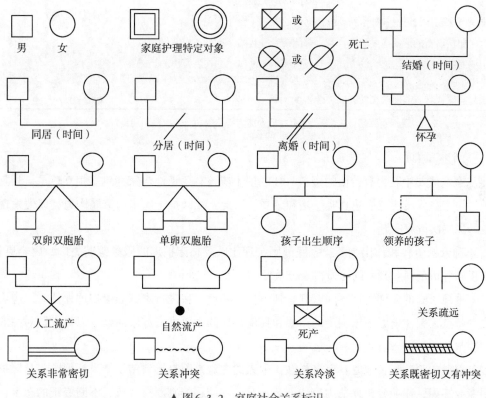

▲ 图6-3-2 家庭社会关系标识

3. 家庭功能评估表 常用的家庭功能评估表是APGAR家庭功能评估表。它以自评的方式检测家庭成员对家庭功能的主观满意度。该评估表比较简短，共5个题目，每个题目代表1项家庭功能，分别是适应度（adaptation）、合作度（partnership）、成熟度（growth）、情感度（affection）、亲密度（resolve）。使用该表格可以粗略、快速地评价家庭功能情况（表6-3-2）。

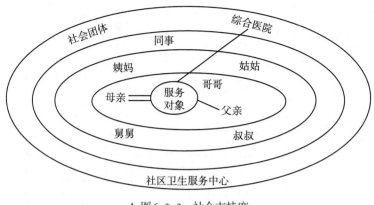

▲ 图6-3-3　社会支持度

▼ 表6-3-2　APGAR家庭功能评估表

项目	经常 （2分）	有时 （1分）	几乎从不 （0分）
1. 当我遇到问题时，可以从家人处得到满意的帮助（适应度）			
2. 我很满意家人与我讨论各种事情及分担问题的方式（合作度）			
3. 当我希望从事新的活动或发展时，家人都能接受并且给予支持（成熟度）			
4. 我很满意家人对我表达感情的方式及对我情绪（如愤怒、悲伤、爱）的反应（情感度）			
5. 我很满意家人与我共度时光的方式（亲密度）			

注：0~3分，家庭功能严重障碍；4~6分，家庭功能中度障碍；7~10分，家庭功能良好。

（三）注意事项

1. 从家庭成员中获得有价值的资料　社区护士应该有意识地与家庭建立相互尊重、相互信任的关系，使家庭成员愿意表达真实想法和感受。因此，社区护士应多与家属沟通，以便发现家庭中存在的深层次健康问题。

2. 正确分析资料和作出判断　家庭健康护理比医院临床护理的服务范畴更广，内容更复杂，因此，正确分析资料和判断问题显得十分重要。

（1）重视家庭的多样性：不同家庭有其各自的特点，在进行家庭健康护理评估时，应重视每个家庭的特点，关注家庭中未满足的需要和目前存在的主要家庭健康问题，以提供针对性的家庭健康护理服务。

（2）避免主观判断：家庭具有多样性，个人的主观判断易导致错误结果。因此，社区护士需要应用专业知识，逐项分析评估内容的细节，对各种问题的判断持开放、不断修正的态度，站在对方立场明确家庭存在的问题。

（3）动态评估：每个家庭的状况都不是一成不变的。因此，家庭健康护理评估应贯穿于整个护理过程，社区护士应不断收集新资料、进行系统分析、作出准确判断、及时修改计划，帮助家庭获得最佳的健康状态。

（4）充分利用其他资源获取资料：获取家庭健康信息的渠道有很多，社区护士可充分利用其他人员收集的资料，如医院的病历记录、社区居民的健康档案、社区的户籍资料等。

二、家庭健康护理诊断

家庭健康护理诊断（family health nursing diagnosis）是社区护士根据评估收集的资料，判断家庭存在的或潜在的健康问题，确定护理计划的过程。

1. 列出家庭健康护理问题　在全面评估的基础上，社区护士能够了解家庭基本情况，发现影响家庭健康的主要问题。重点考虑家庭中患病成员给家庭带来的变化，这些问题可能来自患者未满足的照顾需要、疾病对整个家庭的影响、家庭在特定发展阶段未完成的任务、未正常发挥的家庭功能等，社区护士应当逐一列出这些问题，为形成家庭健康护理诊断做准备。

2. 形成家庭健康护理诊断　列出的家庭健康护理问题常涉及家庭成员、成员之间、家庭与社区之间的关系等，社区护士应结合家庭的具体需要，作出家庭健康护理诊断。护理诊断通常包括问题（problem，P）、症状和体征（symptoms and signs，S）和病因（etiology，E）三个部分。根据北美护理诊断协会的分类，与家庭健康护理相关的护理诊断包括：① 个人与人际层面，如个人应对无效、角色执行无效、自我照顾缺陷、性功能障碍、社会孤立、母乳喂养不当/无效、照顾者角色紧张、育儿功能受损、社交障碍/受损等；② 家庭层面，如家庭功能障碍、家庭关系/功能改变、家庭应对无效等。

3. 确定家庭健康护理诊断的优先顺序　社区护士应从有利于家庭自身应对、疾病和健康问题处理的角度来判断是否提供援助、什么时候提供援助及援助的方式。当家庭健康护理诊断不止一个时，社区护士需要判断每个问题的轻重缓急及处置的优先次序，把亟待解决、对家庭影响最大、易导致严重后果、可以通过干预解决的健康问题排在第一位，拟定计划，优先解决。一般遵循以下几个原则：① 严重性，即待干预的健康问题对家庭成员有较大危害；② 可预防性，即具有对护理对象或者危害家庭健康的危险因素有效的干预手段；③ 有效性，即通过护理干预能够实现改善家庭中不良的健康状况或者有效地控制家庭危险因素；④ 可行性，即具有可利用的资源，采取的措施能够得到家庭成员支持或者被家庭成员采纳。

三、家庭健康护理计划

家庭健康护理计划（family health nursing plan）是根据家庭健康护理诊断，确定护理目标和选择恰当干预措施的过程。其内容如下所示。

1. 制订护理目标　家庭健康护理目标是实施护理干预后，家庭成员在认知、行为及情感上的改变，以及家庭在角色关系、内部沟通、整体功能发挥、发展任务完成等方面的改变，可分为长期目标和短期目标。目标的确立需要考虑家庭成员的意愿、家庭的特点和实际条件、社区护士自身的能力及社区可利用的资源等，这些因素在制订护理干预计划时同样应该考虑。

2. 制订护理干预计划　家庭健康护理干预计划应包括4W1H（when，where，who，what，how）的内容，也就是说明什么时候做、在哪里做、谁去做、做什么和怎样做的问题。

3. 制订护理评价计划　评价计划可以依据家庭健康护理的目标和行动计划来制订。社区护士应当考虑由谁评价、何时评价、评价内容、评价方法和评价工具，了解护理措施的执行情况，如是否有效、是否达到预期目标等，为继续执行、修改或终止行动计划提供依据。

四、家庭健康护理实施

家庭健康护理实施（family health nursing implementation）是将家庭健康护理计划付诸行动的过程。实施内容主要包括以下五个方面。

1. 帮助家庭应对疾病和丧失 当遇到疾病或丧失等压力源时，家庭自身会采取一些应对的策略，如寻求朋友的鼓励与支持、相信自己能够解决现在的问题、收集信息、寻求专业人员的建议或相信超自然的力量等。然而，家庭同样需要来自外部的支持，通过提供信息、情感和物资等支持，社区护士能够帮助家庭顺利应对危机，如介绍疾病相关知识、教会患者及家属一定的护理技能、联系当地的患者互助组织、为患者及家属提供表达情感的机会等。同时，社区护士应当发掘家庭内部的资源和优势，给予心理支持，引导家庭应对压力，增强家庭战胜疾病的信心，必要时给出应对策略和建议。

2. 指导家庭适应发展阶段的改变 当家庭进入新的发展阶段时，需要调整家庭原有的运作模式，学习新知识和技能，以适应家庭发展阶段的改变。例如，当家庭第一个孩子出生时，父母需要学习正确的育婴知识和技能。社区护士应预见性地提供教育和指导，帮助家庭提前做好准备，应对即将来临的转变。同时，增进家庭成员间的相互理解，促进家庭成员的自身调节和角色转变，以适应家庭发展阶段的改变。

3. 帮助家庭获得所需资源和支持 良好的社会支持有利于增强家庭应对压力和危机的能力。社区护士能够帮助家庭充分利用内外资源。社区护士应了解家庭内外资源，特别是社区内的互助团体、政府的福利政策、医疗资源等，帮助家庭确认和使用这些资源；然后，社区护士可通过双向转诊、电话随访、网络交流群、家庭访视、介绍参加社区自助小组等方式，帮助家庭增强其社会支持网络，包括正式的支持网络（卫生保健专业人员）和非正式的支持网络（朋友、邻居、宗教团体等）。

4. 促进家庭的内部改变 当家庭内部原有的运作模式已经不能适应家庭发展或环境改变要求时，社区护士应该帮助家庭成员，依据他们的价值观和想法，作出合适的决定，促成积极的家庭改变。家庭实现改变的最佳时机是在家庭面临压力或危机时，社区护士应考虑影响家庭内部改变的因素，分析家庭不愿意接受改变的根源，运用多种方法协助家庭克服困难，解决家庭的健康问题，以促进家庭建立新的运作模式。

5. 帮助家庭维持健康的生活环境 空气污染、水污染、家庭装修时的甲醛污染、食品安全问题等环境的改变，会影响家庭的健康。社区护士可采取教会家庭调整室内环境、介绍可能影响健康的环境因素及防范方法、向政府部门提出改善环境的建议等措施帮助家庭维护健康环境。

五、家庭健康护理评价

家庭健康护理评价（family health nursing evaluation）是对护理干预措施是否满足家庭健康相关需要、能否解决家庭健康问题的判断，以确定相应护理措施的价值和有效性。家庭健康护理评价是保证护理活动成功进行的关键环节，应贯穿于家庭健康护理活动全过程。

（一）评价类型

家庭健康护理评价通常包括过程评价和结果评价两种类型。

1. 过程评价（process evaluation） 是对家庭健康护理过程中评估、诊断、计划、实施等不同阶段进行的评价，其目的是指导护理目标和护理措施的调整。过程评价可能发生在家庭访视、电话随访、健康教育、社区门诊随访等过程中。例如，记录家庭中患病个体每日的血糖、血压，获得家庭对护理干预的阶段性反馈，召开家庭健康服务团队的例会等。

2. 结果评价（outcome assessment） 是对家庭健康护理措施是否达到预期目标的总评，以决定终止、修改或继续家庭健康护理计划。例如，测试患者的服药知识掌握程度，观察个体自我更换肠造口袋的技能，评价家庭发展任务完成情况等。

（二）评价内容

家庭健康护理评价的内容涉及家庭成员健康、家庭成员间互动、家庭与社区关系三个方面。

1. 对家庭成员健康的评价 家庭中的患病个体是家庭健康护理的重点对象，应当评价家庭健康护理措施对患者的影响、患者及家属对健康问题的了解程度、患者的健康状态和生活质量、患者对护理措施的满意程度、家庭成员的情绪状态等。

2. 对家庭成员间互动的评价 把家庭看作一个整体来评价，了解家庭是否能够有效发挥其功能和解决家庭存在的问题，如沟通交流、角色分工、亲密程度、决策能力、相互理解等情况，评价家庭对护理措施的反应。

3. 对家庭与社区关系的评价 评价家庭对社区资源的利用情况和家庭成员改善家庭环境的努力情况。

第四节　家庭访视

家庭访视是社区护理的重要方法。社区护士利用家庭访视的机会接触辖区内居民和家庭，了解其健康状况，运用护理专业知识与技能完成对家庭服务对象的护理指导和帮助。

一、概述

（一）家庭访视的概念

家庭访视（home visit）是指为了维持和促进个人、家庭和社区健康，在服务对象家庭环境中，向服务对象及其家庭成员提供护理服务的活动。社区护士通过家庭访视，能够深入服务对象家庭，收集与家庭健康相关的真实资料，发现家庭成员及家庭整体存在的健康问题，为其提供咨询、教育、预防、保健等护理服务，从而达到预防疾病和促进健康的目标。

（二）家庭访视的类型

根据访视的目的，家庭访视可分为以下四种类型。

1. 评估性家庭访视　目的是进行家庭健康评估，发现家庭健康问题，为护理计划的制订和实施提供依据，如对存在家庭危机或健康问题的家庭、年老体弱者或残疾人家庭的访视。

2. 预防保健性家庭访视　目的是疾病预防和健康促进。主要用于妇幼保健、计划免疫等，如新生儿家庭访视、产后访视。

3. 急诊性家庭访视　目的是处理居民家中临时性的、紧急的健康问题，如意外伤害、家庭暴力、家庭病床患者出现紧急情况等。

4. 连续照顾性家庭访视　目的是为居民提供连续性照顾，常定期进行。主要用于慢性病患者、行动受限者、需康复护理的患者及临终患者等，如对老年慢性病患者的长期照护、安宁疗护等。

（三）家庭访视的内容

家庭访视是用科学的方法现场调研家庭成员的健康状况、家庭结构、家庭功能等，以发现家庭存在的健康问题，为服务对象及其家庭提供全面的医疗护理服务，其内容如下所示。

1. 发现健康相关问题　通过家庭访视，实地了解家庭结构与功能、家庭生活环境与经济状况、家庭成员的健康状况等，发现家庭现存的和潜在的健康问题，提供有针对性的家庭健康护理援助。

2. 提供直接护理　为居家的慢性病患者、精神病患者及残疾人等提供直接、有效的护理服务，实施基础护理操作、专科护理操作和健康指导等，如为糖尿病患者更换敷料，指导晚期癌症患者使用镇痛药，指导细菌性痢疾患者的家属进行用物消毒等。

3. 健康教育　为家庭提供促进健康和预防疾病的知识和技能，提高家庭及其成员的自我健康管理能力，如产后访视时进行新生儿喂养、产后营养的健康教育，对卧床患者家属开展预防压力性损伤的健康教育等。

4. 咨询指导　提供有效利用社会福利资源的咨询服务，指导家庭合理利用家庭内外资源，如对先天性心脏病、唇腭裂的患儿家长提供社会福利资源咨询等。

5. 协调服务　必要时协调和联络其他专业人员（如康复治疗师）或相关部门（如医疗保险机构、街道办事处、医疗机构、福利部门等）解决家庭健康问题。

二、家庭访视程序

家庭访视可以分为访视前、访视中、访视后3个环节。

（一）访视前准备

访视前准备是访视工作能否成功的关键环节，特别是对第一次接受访视的家庭，更应提前做好充分的准备。

1. 选择访视对象　社区护士在有限的时间、人力和物力情况下，应有计划、有重点地安排访视顺序。可以遵循以下原则：群体为先，个体为后；传染性疾病为先，非传染性疾病为后；急性病为先，慢性病为后；生活贫困、教育程度低者优先；有严重健康问题、家庭成员易产生后遗症及不能有效利用卫生资源的家庭优先。在实际工作中，既要参照优先原则安排访视顺序，又要根据具体情况进行适当调整。例如，同一日须访视多个家庭时，应先访视新生儿或免疫力差的患者，有传染性疾病患者的家庭最后访视。

2. 联络被访家庭 原则上，应与被访家庭预约访视的具体时间，如果访视的目的是探访家庭的某些真实情况，如虐待儿童或老人，则可以安排临时性突击访视。

3. 确定访视目的与目标 在进行家庭访视之前，社区护士应初步了解和分析被访家庭的需求，以明确家庭访视的目的及预期达到的目标。

（1）初次家庭访视（first home visit）：对某家庭进行第一次访视前，要充分了解被访家庭，可通过查阅家庭成员健康档案掌握有关家庭的信息，包括家庭成员的健康状况、交流方式等。

（2）连续性家庭访视（home visit for continuing care）：对需要连续性访问的家庭，每次访视前须掌握既往访视情况，详细查阅家庭访视记录、患者的住院病历资料及相关信息。

4. 准备访视用物 根据访视目的和家庭的具体情况准备访视用物。访视用物分为两类：一类是基本用物，包括体检工具（如体温计、血压计、听诊器、手电筒、量尺）、消毒物品和外科器械（如酒精、棉球、纱布、剪刀、止血钳）、隔离用物（如消毒手套、口罩、帽子、工作衣）、常用药物及注射用具（如注射器、输液器）、访视记录单、健康教育宣传册等；另一类是根据访视目的增设的用物，如新生儿访视时增添体重秤、母乳喂养和预防接种宣传材料等。

5. 安排访视路线 社区护士应依据访视顺序的优先原则，结合访视家庭预约的时间、家庭住址等具体情况，设计一日的访视路线。社区护士出发前应在所属部门留下访视目标、访视路线、出发时间、预期回归时间、被访家庭的地址及联系方式，以便有特殊情况时，社区卫生服务机构能与被访家庭联系。

（二）访视中的工作

1. 自我介绍 在初次家庭访视时，社区护士与访视对象确认住址和姓名，并向访视对象进行自我介绍，说明来访目的、访视内容和所需时间等，取得访视对象的信任。

2. 评估 初次家庭访视的任务以评估为主。评估内容包括初步的个人评估、家庭评估、环境评估、社区资源的评估等，以便根据评估资料确立健康问题，拟定护理计划并实施。初次家庭访视不一定要求获取全部信息资料，只需要建立信任关系，获取家庭的基本资料，确立主要健康问题。连续性家庭访视则需对现存的健康问题或上次访视后的变化情况进行评估。

3. 计划 根据评估的结果，和访视对象及其家庭成员共同制订或调整护理计划，使护理计划更适合访视对象，提高访视对象及其家庭成员的参与意识。

4. 实施 根据护理计划，实施健康教育和护理操作等护理干预措施。护理操作过程中应注意：① 严格执行无菌技术操作原则、消毒隔离制度，防止交叉感染；② 排除其他干扰（如电视等），及时回答访视对象的提问；③ 必要时介绍转诊机构；④ 操作后妥善处理污染物，避免污染，整理用物并洗手。

5. 记录 要对收集到的主观、客观资料及护理干预措施的重点内容进行简要记录。注意不要因为记录而忽视回答访视对象提出的问题。

6. 结束访视 当访视目的达到后，与访视对象一起回顾、总结访视内容完成情况，明确访视对象自我管理项目，征求访视对象的意见。必要时预约下次访视时间，并给访视对象留下访视者的联系方式，以便随时咨询。

（三）访视后的工作

访视结束后回到社区卫生服务中心，护士还应完成以下工作。

1. 访视用物的消毒及补充 检查、消毒、整理使用过的物品，并补齐访视基本用物。

2. 记录和总结 整理和补充家庭访视记录，包括访视对象的反应、检查结果、现存的健康问题、协商内容、访视对象的意见和要求、注意事项等，分析和评价护理效果和护理目标达成的情况。

3. 制订或修改护理计划 根据访视中收集的资料，确定现存的健康问题，根据需要，制订或调整原有的护理计划，必要时做好转诊安排。对已解决的健康问题，应及时终止护理计划。

4. 协调合作 遇到超出社区护士职权范围、现有护理资源无法解决的问题时，可采取个案讨论或汇报等方式，及时与其他工作人员交流，对访视对象的情况进行商讨，共同解决其健康问题。对于社区内资源不能解决的问题，应与其他卫生服务机构联系，为访视对象提供转诊或其他服务安排。

（四）家庭访视的注意事项

1. 仪表 护士应仪表端庄，着装整洁、大方得体，不戴贵重首饰。一般情况下，穿着单位规定的制服及佩戴工作证，便于开展入户访视工作。

2. 态度 护士要态度温和、稳重，行事合乎礼节。尊重访视对象的权利，如接受或拒绝访视、参与制订护理计划等。尊重访视对象的家庭文化，如交流方式、文化背景、社会经历等，不要让家庭有被检查的感觉。此外，护士须保守被访家庭的隐私。经过长期接触后，社区护士与家庭成员建立了信任关系，但应时刻注意保持中立态度，不要让自己的态度、价值观等影响访视对象做决策，更不能在家庭成员出现矛盾时，在态度上倾向某一方。

3. 沟通 以真诚的态度和良好的沟通技巧与访视对象进行交流，建立友好合作的信任关系，以利于收集更加真实的资料，制订切实可行的护理计划，更有效地实施护理干预。

4. 安全 访视过程中，要求访视对象的家属在场，并做好相关记录和文件的签署。遇到家庭成员有敌意，或者情绪和行为异常时，护士在提供急需的护理后应当立即离开。面对打架、酗酒、吸毒、有武器等不安全因素时，应立即离开，并与有关部门联系。社区护士应将家庭访视包放在视线范围内，避免儿童或宠物接触。对传染病患者进行家庭访视时，做好消毒隔离和个人防护，防止自身发生感染。

5. 时间 比较适宜的访视时长为1小时以内，尽量避免吃饭和会客时间。

6. 收费 护患双方要明确收费项目与免费项目，一般访视人员不直接参与收费。访视时，护士不应接受礼金、礼物等任何馈赠。

三、家庭访视中的沟通技巧

社区护士与访视对象之间的关系在一定程度上决定着访视效果，沟通技巧对人际交流起着重要的作用。社区护士在家庭访视中，应熟练运用沟通技巧，与访视对象建立良好的信任关系，从而更有效地开展护理工作。

（一）提问技巧

发现与家庭健康问题相关的信息时，应抓住时机提问，如"关于这方面，可以再详细说一下吗？"以鼓励对方深入交谈。不要进行诱导或暗示性提问，如"是不是经常觉得乳房胀痛？"正确的提问应是"平时乳房有什么感觉？"当访视对象对提出的问题尚未理解时，最好不要重复原问话，可变换说法再提同样的问题。

（二）听的技巧

1. 倾听 倾听是交流过程中最重要、最基本的一项技巧。倾听并不是单纯地将别人的话听到而已，倾听时应专心，且不做无关的动作，目光集中在对方面部，并保持眼神交流，让其感受到尊重和重视。倾听时应恰当地进行引导并及时给予反馈，可以用简短的插话如"我听清楚了"，或点头、改变面部表情等表示关注对方的谈话内容；当对方谈话内容偏离主题太远时，应及时将话题带回主题，如"刚才您说到……"倾听时切勿轻易打断对方的叙述，即使是在对方谈话思路不太清晰时，也应该尽可能地听清和理解对方所说的内容。当对方叙述完毕后，可进行简单小结，确认、核实对方讲述的主要问题。

2. 体察 沟通时应体察对方的感受，设身处地理解对方。除倾听对方谈话外，关心、爱护、理解、移情可以增强沟通的效果。社区护士可通过以下方式体察服务对象的感受：① 边听语言信息，边感受非语言行为。因为语言信息有时并不能坦率地表达人的内心世界，倾听时应该用心体察深藏在话语背后的深层次含义。② 移情，通过倾听和体察了解对方的感受后，需从对方角度去思考问题，只有真诚地理解和同情对方，护理指导才更容易被对方接受。

（三）释义技巧

释义是一种帮助对方领会自己真实感受的会谈技巧。交流时，对方表达常常会有词不达意的现象发生，或者在语言行为或非语言行为中不自觉地流露出一些言外之意。社区护士应设法领悟其真实意图，如可以说"那时您一定感到很为难吧？"帮助对方面对自己的情感和思想。这样的语言虽然不能判断对方情感正确或者恰当与否，但通过释义将其言外之意表达出来，可以使双方产生共鸣，加深沟通与理解。

（四）表述技巧

语言表达应生动形象，富有感染力，通俗易懂，简短明了。语速适中，语调柔和。对一些比较重要或比较难理解的概念要适当重复。加强互动，鼓励讨论和提问，让访视对象说出个人的观点。

（五）反馈技巧

在与访视对象交流时，应及时给予反馈，表现出对访视对象的尊重与重视。当访视对象有正确、积极的想法和良好的行为时，通过反馈适当地给予鼓励，使其继续保持这些想法和行为。当访视对象谈及一些痛苦的事情时，通过反馈表达同情与理解，拉近双方的距离，建立良好的信任关系。

第五节 居家护理

一、概述

居家护理是服务于社区人群的连续性医疗卫生形式，是住院医疗院外护理服务的重要补充，对提高基本医疗卫生服务的可及性，预防疾病、维护健康、促进康复具有重要意义。

（一）居家护理的概念

居家护理（home care）是指社区护士直接到护理对象家中，对有健康需求的个人及家庭提供连续、系统的基本医疗服务。通过专业性的居家护理，增加了服务对象的舒适感，减少家属照护压力，进一步节省了医疗和护理费用。

（二）居家护理的目的

1. 保证患者出院后在熟悉的家庭环境中仍能获得连续、完整的治疗和护理，增强患者及家属的安全感。

2. 增强患者自我照顾和家属照顾患者的意识及能力，促进家庭功能的正常发挥。

3. 合理利用卫生资源，减少患者入院次数，缩短住院时间，增加病床的利用率，降低家庭的经济负担及医疗费用。

4. 拓展社区护理服务范畴，促进护理专业发展。

（三）居家护理的对象

1. 病情稳定，需连续治疗，且适合在家中接受医疗与护理、已明确诊断的慢性病患者。

2. 出院后恢复期仍需继续观察和治疗、康复的患者。

3. 需要支持治疗和减轻痛苦的晚期癌症、临终患者及植物人。

4. 到医疗机构连续就诊困难的老弱病残、行动不便的患者。

5. 可以在家中进行隔离治疗的传染病患者。

（四）居家护理的内容

1. 心理护理　居家患者由于病程较长，易出现紧张、焦虑、抑郁甚至绝望心理，社区护士应鼓励患者表达内心的真实想法，并耐心倾听，帮助患者以积极乐观的态度面对生活。

2. 运动指导　合理运动能改善身体状况，促进机体功能恢复。社区护士应根据患者病情及耐受情况指导其合理运动，向居家患者及照顾者详细讲解运动的方式、时间、量及强度等。对于卧床患者，应根据病情，指导其在床上进行主动或被动运动，防止肌肉萎缩，促进康复。

3. 环境指导　整洁、干净的家庭环境能保护和促进健康。社区护士应针对居家患者的家庭环境进行相应的指导。如指导开窗通风，指导有残疾且需依赖轮椅的居家患者家庭进行无障碍家庭环境改造等。

4. 营养指导　合理膳食有助于改善居家患者营养状况，促进机体康复。指导家庭根据患者病情制订适宜饮食计划，注意平衡膳食，并尽量满足患者的口味，促进食欲。

5. 康复训练指导　居家患者常常伴有身体缺陷或功能障碍，应协调团队为患者制订个性化的康复训练计划，指导并督促患者进行康复训练，促进康复。

6. 专业护理技术指导　部分居家患者由于疾病和康复的需要，可能需要社区护士提供具体的专业护理技术服务及相关护理指导。

（1）给药、生命体征监测、生化指标测定、病情评估、采集标本等护理服务。

（2）留置导尿管、T管、鼻胃管、气管套管等导管的更换与护理。

（3）压力性损伤、外伤及肠造口等护理与指导。

（4）灌肠、雾化吸入、体位引流、膀胱训练、排便训练等护理与指导。

（5）母婴护理、产后护理及儿科护理等。

二、居家护理的形式

目前，居家护理形式主要有家庭护理服务中心、家庭病床、"互联网＋"居家护理和护理站4种。

（一）家庭护理服务中心

家庭护理服务中心是对有照顾需要的居民提供入户护理服务的专门机构，是居家护理的发展方向。在美国、日本等发达国家，家庭护理服务中心是居家护理的主要形式，在美国称为家庭服务中心，在日本称为访问护理中心。

1. 服务机构　家庭护理服务中心一般由社会财团、医院或民间组织等开办。独立核算经费，经费来源主要是护理保险机构，少部分由服务对象承担。工作人员由主任1名、副主任1名、医生1~2名、社区护士数十名、康复医师数名、心理咨询医生1名和营养师1名、护理员和家政服务员数十名组成。中心的主任和副主任多数由社区护士担任，也可由医生担任。

2. 服务方式　有照顾需求的居民到服务中心提出并办理申请手续，社区护士到其家中评估，具体了解需要提供哪些护理，是否需要医师的诊查及康复医师、心理咨询医生等的介入，是否需要改造患者的生活环境，是否需要护理员进行生活护理和家务服务等，是否需要社区市政等其他部门的协助等。然后，根据评估结果，与家庭共同商议制订居家护理计划，依据计划协调有关部门人员参与，定期入户进行居家护理。

（二）家庭病床

家庭病床是指以家庭为治疗护理场所设立病床，由指定医护人员定期上门实施查床、治疗、护理，并记录服务过程的一种社区卫生服务形式。家庭病床是社区卫生服务中心开展居家护理的主要形式，也是医院住院服务的院外补充形式。适宜对象为诊断明确、病情稳定、适合在家庭接受检查、治疗和护理等服务的患者。

1. 服务机构　为医院或社区卫生服务中心。该机构派遣医护人员到服务对象家中进行诊疗和护理。

2. 服务方式

（1）综合医院隶属的家庭病床：对于门诊就诊或病房住院的患者，由医生判断和决定建立家庭病床。有的地区是本人到特定医院申请，医生到家中进行评估后，经医保部门审批，办理登记手续后建立家庭病床。

（2）社区卫生服务机构隶属的家庭病床：由家庭提出申请，社区医生和护士查阅居民和家庭健康档案后，通过问诊、体格检查和家庭观察，对居家患者进行全面评估，判断是否符合居家护理条件，并确定是否建立家庭病床。

建立家庭病床时，应先与患者及家庭签订居家护理协议书，明确护患双方的责任与义务，然后根据评估资料与患者及家属共同制订护理计划。根据患者病情确定医护人员随访间隔时间。一般每周进行居家护理2次，3个月为1个疗程。

3. 家庭病床的管理制度

（1）建床制度：凡是符合建立家庭病床条件的患者，在征得患者和家属同意、经医生诊治后，认为需连续出诊2次或2次以上并需要继续治疗的，医生作出决定，开具建立家庭病床通知单，办理建床手续。填写家庭病床登记册（登记项目包括病床总编号、科床号、姓名、年龄、地址、工作单位、联系人、建床诊断日期、转归、医生姓名等），并填好家庭病床一览表卡片，通知家庭病床主管医生。

（2）查床制度：主管医生在接到建床通知后，在24小时内完成建床病史采集，并及时制订处理措施。根据患者的病情决定巡诊查床次数，一般每周巡诊或家庭访视1~2次。病情较稳定、治疗方法在一段时间内不变的患者可2周巡诊或家庭访视1次。患者病情需要或出现病情变化时可增加巡诊或家庭访视次数。必要时请上级医生、护士查床。在有条件的单位可进行分科二级查床，即主治医师或高年资医生负责，不具备分科二级查床的则由家庭病床科（组）长负责。

对新建床的巡诊查床在3日内进行。上级医生或科（组）长要审查主管医生的诊断和治疗计划，指导并修改病历，定期检查已有病床，了解其病情和治疗效果，及时修正和补充诊疗措施，做好质量把关和带教工作。巡诊查床时应仔细认真地询问病情，进行必要的检查与治疗，注意患者的心理、饮食、卫生、环境条件等，并向家属说明注意事项和护理要点。对危重患者要做好转院处理。在巡诊查床的过程中要做好病程记录和治疗记录。

（3）病历书写制度：同住院患者一样，护士应严格按照规定书写家庭病床患者的病历。病历记录根据不同病种有不同的要求。一般慢性病每周不少于1次，如遇病情变化则酌情增加次数。一般建床3个月书写1次病程小结。

（4）撤床制度：经治疗后，病情痊愈、好转、稳定或完成1个阶段的治疗，不需要继续观察时，由主管医生决定，上级医生同意后予以撤床，开具撤床证明，到指定部门办理撤床手续。撤床时，主管医生及护士应向患者及家属交代撤床后的注意事项，完成撤床小结，并填好索引卡。病情不宜撤床，但患者或家属要求撤床时，经劝解无效的，可自动办理撤床手续，并将自动撤床情况记录于撤床小结。

（5）护理工作制度：社区护士应热情主动地为患者服务，认真执行医嘱，及时上门进行各项治疗和护理工作。社区护士上门服务时，应取得患者及家属的配合，并指导他们做好力所能及的日常生活护理。执行医嘱和进行各种治疗时，应仔细核对，以免发生差错，严格执行无菌操作；向患者及家属交代注意事项和出现问题的处理方法，以防意外，必要时要增加上门巡视次数。上门进行家庭治疗和护理时，应仔细观察患者病情和心理变化，发现问题及时通知主管医生进行处理，并配合家属做好患者的心理护理。

4. 家庭病床的护理程序　家庭病床护理以护理程序为框架，社区护士在护理对象家中以患者为中心，以家庭为单位，以促进健康为目的，提供全面、系统、整体的护理服务。

（1）评估：社区护士通过体格检查、与患者及家属的交谈、查阅其他医务人员医疗记录等方式收集服务对象个人和家庭的有关信息。

（2）诊断：对收集的信息进行分析、整理，确定服务对象个人和家庭的需求或健康问题。

（3）计划：根据服务对象健康问题的轻重缓急进行排序，并按照优先顺序给予解决。设立长期目标和短期目标，根据目标制订相应的护理措施。

（4）实施：社区护士到患者家中，依据护理计划实施居家护理措施，开展健康教育，并将患者病情治疗、护理情况记录在护理病历中。

（5）评价：社区护士评价护理目标是否达到，如达到目标，即可终止护理活动；若没有达到，则需要修改护理计划或调整护理措施。对病情严重者应及时汇报上级医生会诊或转诊。

（三）"互联网+"居家护理

"互联网+"居家护理是指医疗机构利用在本机构注册的护士，依托互联网等信息技术，以"线上申请、线下服务"的模式为主，为出院患者或罹患疾病且行动不便的特殊人群提供的护理服务形式。"互联网+"居家护理在应对人口老龄化和满足慢性病患者等人群特殊的卫生服务需求方面发挥着积极的作用。

1. 服务模式　根据不同的服务主体，目前有3种"互联网+"居家护理服务模式。

（1）"互联网+"医院居家护理模式：主要指医院建立信息化平台或借助专科小程序（App），本院护理人员为出院患者开展的延续护理服务。

（2）"互联网+"医院–社区–家庭居家护理模式：主要指通过医联体内的大型医院或第三方提供信息化平台，医联体内的护理人员注册并实施的居家护理服务。

（3）"互联网+"社区居家护理模式：主要指社区卫生服务机构建立信息化平台，本机构内家庭医生团队为有居家护理服务需求的居民提供的护理服务。

2. 服务流程　上述3种"互联网+"居家护理服务模式，大致遵循以下流程。

（1）建立平台及确定服务项目：开展"互联网+"居家护理的机构应建立信息化平台，根据居民需求及护理安全保障要求确定开展合适的服务项目。

（2）服务申请及审核：患者或家属通过公众号或App进入"互联网+"护理服务平台，完成注册、上传身份信息和病历资料等，提交服务申请。平台收到申请后对患者身份信息进行审核，评估健康需求、服务环境、服务技术难度、职业风险等。

（3）下单：审核通过后即可选择上门服务的时间、地点、联系方式，患者或家属提交订单前应在平台仔细阅读知情同意书，勾选确认后提交订单并付款。

（4）上门服务：付款成功后，平台审核订单并安排护士出诊。出诊护士着装规范，携带统一护理箱，准备好用物，根据用户距离选择相应的交通方式，到达后开启全球定位系统。入户时需向患者或者家属出示身份证明，取得他们的配合，护患双方明确护理操作可能存在的风险，患者或者家属同意后方可进行操作。根据需要使用App的录音、拍照功能，保护患者隐私并保证护士的安全。护士在护理全过程中均要遵守有关法律法规、职业道德规范、技术操作标准和服务行为规范，保证护理质量及安全。

（5）服务评价：服务完毕后，患者或者家属在24小时内通过平台对服务质量进行评价，平台也可以通过电话随访了解他们的满意度。

（四）护理站

护理站是指由护理人员组成，在一定社区范围内为长期卧床患者、老年人、婴幼儿、残疾人、临终患者和其他需要居家护理服务者提供基础护理、专科护理、临终护理、消毒隔离技术指导、营养指导、社区康复指导、健康教育和其他护理服务的医疗机构。护理站在承担高龄老人护理计划等工作中发挥了重要作用。

目前，护理站多为民办非企业组织，可通过签约形式与社区卫生服务中心及其他医疗机构建立合作服务关系，开展符合执业范围的护理服务，以及上门访视、家庭护理和康复指导等社区护理工作。护理站人员由社区护士、康复治疗师和其他护理人员组成。护理站服务项目包括家庭病床护理服务项目、高龄老人医疗护理计划服务项目、经有签约关系医疗机构的医生开具医嘱且适合在家庭或机构内开展的护理服务项目、公共卫生服务相关护理服务项目、民政养老服务相关的生活照护服务等。护理站严格执行护理质量和安全防范相关制度。在国家政策的大力扶持下，护理站逐渐向规模化、品牌化、标准化方向发展。

三、居家护理风险防范

社区护理工作内容和工作场所具有特殊性，社区护士掌握正确处理各类风险的方法，是保证护患双方安全的重要条件。

（一）护理技术风险防范

社区护士入户提供护理服务时，主要通过各种技术操作为患者实施治疗和护理，如留置治疗性导管及氧疗等。在操作过程中需严格遵守操作规程，加强家庭健康护理中护理风险的防范，保证患者安全。

1. 留置治疗性导管安全护理

（1）留置鼻胃管护理：护士在为不能自行进食的患者留置鼻胃管时，应严格遵循操作规程，若插管不成功，建议将患者送至社区卫生服务中心进行插管，避免因插管引起窒息而危及生命。教会患者及家属鼻胃管护理的相关知识与技能，例如，更换鼻胃管的时间、异常情况的识别等知识，以及保持鼻胃管通畅、观察胃液、通过鼻胃管给药、防止鼻胃管脱出等技能。由于鼻胃管对咽部长期刺激，咽喉部易出现炎症或溃疡，应指导家属做好口腔护理。此外，鼻胃管对咽部的刺激可能使患者不敢咳嗽、排痰，需对患者和家属进行深呼吸、叩背等预防肺部感染技能的训练与指导。

（2）留置导尿管护理：护士为不能自行排尿的居家患者留置导尿管时，必须严格执行留置导尿术操作规程。前列腺增生的老年人插管困难时，应送至社区卫生服务中心执行留置导尿术。教会患者及家属导尿管护理的相关知识与技能，例如，拔管时间、异常情况的识别与应对等知识，以及观察与记录尿液性状、定期夹闭导尿管、保持导尿管通畅、防止逆行感染等技能。

2. 氧疗安全护理　冠心病、慢性阻塞性肺疾病及肺源性心脏病等患者常需要在家中接受氧疗。护士应教会患者及家属家庭氧疗的方法，确保氧疗的安全性和有效性。例如，吸氧的时间、流量的调节、氧气瓶的安全使用等，特别应强调将氧气瓶牢固放置于阴凉处，远离明火，防热、防油。

（二）患者意外风险防范

患者在家中可能出现一些危及生命的意外事件，如窒息、跌倒等。护士应了解风险产生的原因及高发人群，实施有针对性的护理干预。

1. 窒息的风险防范 指导窒息高发人群（如儿童和精神障碍者）的家属，将易误入气管引起窒息的物品放在不易获取的地方，不提供果冻等易堵塞气管的食品。为老年期痴呆患者准备柔软的食物，并嘱其缓慢吞咽。对于长期卧床、易发生呕吐、呕血或咯血的患者，应采取右侧卧位，或平卧位头偏向一侧，以防窒息的发生。

2. 跌倒的风险防范 护士应先评估跌倒高危人群的健康状况、身体功能和周围环境。对平衡能力、感觉功能和肌力降低，或患有中枢神经系统疾病、关节疾病、直立性低血压的患者，服用镇静催眠药、抗抑郁药、抗高血压药的高风险跌倒患者给予预防性指导与护理。指导有功能障碍的患者进行功能训练，如步态训练、床椅间的移动训练、平衡训练及关节活动训练等，提高其活动能力和安全性。指导使用影响感知功能药物的患者适当休息、缓慢活动，如指导老人醒后先在床上躺30秒，再在床上坐30秒，站立30秒后再行走，避免突然改变体位引起头晕而发生跌倒。必要时指导家庭成员进行家庭环境改造，如调整家具位置、地面防滑处理、安装扶手、去除门槛、增加室内照明等。

（张黎）

学习小结

家庭是家庭成员共同生活与相互依赖的场所。家庭基本知识包括家庭的类型、结构、功能、资源，家庭生活周期及其发展任务，家庭健康等。

家庭健康护理的内容包括关注家庭个体健康、成员间互动及促进家庭与社区联系。在家庭健康护理中要遵循关注家庭整体、认识家庭结构的多变性、关注家庭需要、增强家庭优势、与家庭建立良好关系、适应家庭发展阶段的原则。

家庭健康护理的方法是运用护理程序，按照家庭健康护理的评估、诊断、计划、实施及评价5个步骤对家庭进行护理。

家庭访视是为了维持和促进个人、家庭和社区健康，在服务对象家庭环境中，向服务对象及其家庭成员提供护理服务的活动。家庭访视类型包括评估性家庭访视、预防保健性家庭访视、急诊性家庭访视和连续照顾性家庭访视。根据不同的家庭访视目的，按照家庭访视程序有计划地实施有针对性的、规范的家庭访视工作。

居家护理是指社区护士直接到患者家中，对有健康需求的个人及家庭提供连续、系统的基本医疗服务。目前，常见的居家护理形式有家庭护理服务中心、家庭病床、"互联网+"居家护理和护理站，以满足老龄、失能、行动不便者等护理对象的多样化卫生服务需求。

1. 选择题

（1）在下列家庭访视对象中，应首先访视的是
A. 糖尿病患者
B. 传染病患者
C. 独居老人
D. 新生儿
E. 脑卒中患者

（2）社区居民王婆婆，60岁，患高血压10年。育有一儿一女，儿女均已结婚，与王婆婆同住，王婆婆感觉儿女均在身边，非常幸福。王婆婆的家庭类型属于
A. 单亲家庭
B. 核心家庭
C. 直系家庭
D. 主干家庭
E. 联合家庭

（3）社区居民小王，26岁，公司职员，2个月前刚和同事小李结婚，今日到社区中心咨询生育相关服务内容。目前小王的家庭重点发展任务是
A. 新生儿照顾
B. 父母角色适应
C. 经济压力应对
D. 双方适应与沟通
E. 意外事故的防范

2. 某社区居民张大爷因低位直肠癌入院行腹-会阴-直肠联合切除术（Miles手术）、永久性结肠造口术后回到家中。张大爷与老伴、儿子、儿媳和2岁的孙子同住，因儿子、儿媳白天需外出工作，照顾张大爷和孙子的任务都落在老伴身上。张大爷不会自己清洁、倒空和更换造口袋，而老伴护理经验不足。因此，出现造口周围皮肤刺激症状，加上排便不受控制和造口袋渗漏的问题，张大爷自暴自弃，终日待在家里，不愿外出。另外，患有高血压的老伴因感到照顾负担过重，时常抱怨，血压控制不理想。以上是某社区护士初次家庭访视时收集到的资料。请问：

（1）请绘制该家庭的家系图。
（2）请找出该家庭的护理问题，并制订解决问题的护理计划。

3. 王红，女，26岁，中学教师，5日前剖宫产生下一男婴，现从医院回家休养。王红是家中长女，有2个弟弟均在上学，父母均在事业单位上班。丈夫宋军是家中独子，30岁，企业主管，平时经常加班。65岁的婆婆专门从农村来照看孩子，其丈夫因胃癌2年前去世。请问：

（1）该家庭处于家庭生活周期的哪个发展阶段？
（2）该家庭的发展任务是什么？
（3）该家庭具有哪些家庭内资源和外资源？

4. 社区护士罗敏明日将访视3个家庭，分别是出生5日的新生儿家庭，患结核病在家接受抗结核药治疗的14岁中学生家庭，79岁患慢性阻塞性肺疾病的王爷爷家庭。请问：

（1）罗敏要做哪些访视前准备工作？
（2）罗敏在访视中要注意哪些问题？

选择题答案
（1）D （2）E （3）D

第七章

社区儿童健康管理

学习目标

知识目标	1. 掌握　预防接种的具体内容、新生儿家庭访视及0~6岁儿童保健指导内容。
	2. 熟悉　儿童保健的概念及社区各年龄期儿童健康管理的内容。
	3. 了解　各年龄期儿童生长发育特点及健康监测的内容。
能力目标	1. 能运用护理程序及保健知识与技能，进行新生儿家庭访视。
	2. 能运用保健知识与技能，对儿童及家长进行营养与喂养、日常保健和常见疾病预防等方面的保健指导。
	3. 能运用预防接种知识，帮助儿童及家长解答预防接种的相关问题。
素质目标	1. 具有关心、耐心、责任心、同理心等职业素养。
	2. 具有以家庭为中心为儿童提供健康保健服务的理念。

　　儿童是社区卫生保健的重点人群之一，儿童保健服务与管理水平是衡量一个国家或地区社会全面发展的重要指标。因年龄、生长发育特点和身体功能的脆弱性，儿童期的健康可决定或影响其一生的健康。2021年，国务院印发《中国儿童发展纲要（2021—2030年）》，从儿童健康、安全、教育、福利、家庭、环境、法律保护等多个方面提出了儿童发展的目标和工作措施。目前，我国已逐步形成了以基层和社区为基础，妇幼保健机构为依托，相关医疗机构为辅助的全方位、多层次管理体系。构建适宜的服务模式，发挥社区在儿童健康管理中的基层作用，为社区儿童提供可及的、连续的、整体的健康管理服务势在必行。

第一节　社区儿童保健

　　随着医疗模式的转变，我国坚持"大卫生、大健康"理念，坚持以个人为中心、家庭为单位、社区为范畴，开展医疗、预防、保健、康复等健康服务。其中，社区儿童保健尤为重要。

一、儿童保健的概念与意义

　　儿童保健（child care）是以儿童各年龄段生长发育规律及影响因素为依据，以预防疾病和促进健康为主要内容，以防治结合为原则，以解决其健康问题为核心，以达到保护和促进儿童身心健康及社会适应能力、保障儿童权利为目标的系统化综合性服务。

《国家基本公共卫生服务规范（第三版）》指出，我国社区儿童保健的重点人群是0~6岁儿童。开展社区儿童保健，通过对儿童群体和个体采取有效的干预措施，提高儿童生命质量、减少发病率，是社区护理工作的重要内容，其意义如下所示。

1. 促进生长发育及早期教育　通过提供新生儿家庭访视、定期健康体检、生长发育监测、预防接种等服务，积极引导儿童及家长提高自我保健的意识及能力，早期发现儿童生长发育过程中的问题，给予及时有效的干预。

2. 降低发病率和死亡率　广泛推行儿童计划免疫的同时，积极宣传科学育儿知识并开展安全教育，筛查和防治儿童常见病及多发病，有效降低儿童各种疾病及意外伤害的发生率和死亡率。

3. 依法保障儿童权益　依据国家颁布实施的《中华人民共和国母婴保健法》《中华人民共和国未成年人保护法》等法律法规，积极协调配合有关部门，早期发现并有效制止社区内侵害儿童权利的情形，依法保障儿童的生存、发展、受保护和参与等权利。

二、儿童各阶段生长发育与行为特点

1. 新生儿期　从胎儿娩出脐带结扎至28天之前为新生儿期。此期是新生儿脱离母体后开始独立生活的关键时期，但各系统尚未发育成熟。例如，新生儿体温调节中枢发育不成熟，需要适宜的环境温度及恰当的衣着包被；消化道及肾脏功能不完善，高蛋白、高矿物质的牛乳会对肾脏造成潜在的损害；新生儿免疫器官和免疫细胞已较成熟，但免疫功能仍较低下，虽然体内有母亲通过胎盘给予的免疫球蛋白G（IgG），但肠道分泌的免疫球蛋白A（IgA）较低，对传染性疾病仍是高度易感。

2. 婴幼儿期　从出生至满3周岁之前为婴幼儿期。其中，从出生至满1周岁之前为婴儿期。婴儿期是出生后生长发育最快的时期，即第一个生长高峰期。此期应关注由器官尚未发育成熟引起的问题。例如，因生长速度快，对能量和营养素的需求相对较多，但同时消化、吸收功能尚不完善，易发生消化不良等疾病；婴儿6月龄后从母体获得的抗体逐渐消失，主动免疫功能还不成熟，易患感染性疾病。此期婴儿感知觉和行为发育快速，是感知觉、情感、语言发育的关键期。

从1周岁至满3周岁之前为幼儿期。幼儿期生长发育速度较婴儿期缓慢。此期幼儿与外界交流增多，要关注可能出现的身心健康问题。例如，幼儿食物已转换为固体，如不注意均衡饮食，可能导致体重增长缓慢，甚至营养不良；神经、心理发育迅速，语言、动作能力和情绪行为发展迅速，能主动观察、认知，出现第一个违拗期；由于活动范围的扩大，接触感染与危险事物的机会增加，而自我保护意识与能力尚不足，容易患传染性疾病及发生意外伤害。

3. 学龄前期　从3周岁至6~7岁入小学前为学龄前期。此期体格发育速度平稳，儿童眼发育基本完成，但眼的结构、功能尚有一定可塑性；5~6岁时，乳牙开始脱落，恒牙开始萌出，因此，眼保健与口腔卫生是保健重点。同时，儿童中枢神经系统发育日趋完善，智能发育迅速，自我观念初步形成，是性格形成的关键时期。

4. 学龄期　从入小学始（6~7岁）至青春期前为学龄期。此期体格发育相对缓慢，除生殖系统外，其他系统器官发育已接近成人。智能发育趋于成熟，认知和心理发展迅速，求知欲强。

5. 青春期　10~20岁为青春期，是儿童到成人的过渡期。此期出现第二个生长高峰，除身高、体重迅速增长外，生殖系统的发育日趋成熟，机体代谢旺盛，激素分泌增加。认知、心理发展日趋完善，但社会适应能力相对滞后，易产生青春期复杂的心理行为问题，出现第二个违拗期。

三、社区儿童健康管理的内容

为持续加强基层医疗卫生机构能力建设，《社区卫生服务中心服务能力评价指南（2023版）》要求0~6岁儿童健康管理率达到90%以上。

（一）新生儿期和婴幼儿期儿童健康管理内容

1. 新生儿满月健康管理　新生儿出生后28~30天，结合接种第二针乙肝疫苗，在社区卫生服务中心或乡镇卫生院进行新生儿满月健康管理服务。重点询问和观察新生儿的喂养、睡眠、大小便、黄疸等情况，测量体重、身长、头围等，开展母乳喂养、生长发育、防病教育等健康指导。

2. 婴幼儿健康管理　婴幼儿共接受8次健康管理服务，时间分别在3、6、8、12、18、24、30、36月龄时。此期健康管理服务应在社区卫生服务中心或乡镇卫生院进行。服务内容包括询问婴幼儿喂养及患病等情况，进行体格检查，开展生长发育和心理行为发育评估，进行科学喂养（合理膳食）、生长发育、疾病及伤害预防、口腔保健等健康指导。在6~8、18、30月龄时检测血常规，在6、12、24、36月龄时进行听力筛查。

（二）学龄前期儿童健康管理内容

学龄前儿童每年接受1次健康管理服务。散居儿童健康管理服务应在社区卫生服务中心或乡镇卫生院进行，集居儿童可在托幼机构进行。服务内容包括了解膳食及患病等情况，进行体格检查和心理行为发育评估，血常规检测和视力筛查，合理膳食、生长发育、疾病及伤害预防、口腔保健等健康指导。

（三）学龄期和青春期儿童健康管理内容

学龄期和青春期儿童每年接受1次健康管理服务。此期健康管理服务在学校进行。服务内容包括定期体格检查，生长发育和心理行为发育状况的评估，普及常见健康问题与疾病防治及青春期性教育等方面的知识。

四、家庭在社区儿童保健中的作用

家庭是儿童生活的主要社会环境，儿童健康状况及健康行为的建立与家庭密切相关。家庭在社区儿童保健中发挥着重要的作用。

1. 提供基本健康照顾　家庭是儿童最早接触到的健康照顾提供者。家庭成员负责满足儿童的基本健康需求，如提供适当的饮食、保持良好的卫生习惯、提供适当的休息和锻炼等。此外，家庭成员还可以提供有关健康教育的信息，帮助儿童了解健康的重要性，并引导他们养成良好的健康生活方式，从而预防疾病和促进健康。

2. 监测儿童健康状况　家庭负责监测儿童的健康状况，包括体重、身高、发育情况、免疫接种等。家庭成员可以通过与儿童的亲密接触和交流，发现并及早处理健康问题。

3. 促进儿童心理健康　家庭对儿童的心理健康起着重要的作用。家庭可以提供温暖、支持和安全的环境，培养儿童的自信心和积极心态。家庭可以与儿童建立良好的沟通和信任关系，帮助他们处理情绪问题和压力。

4. 协助管理儿童慢性疾病　对于患有慢性疾病的儿童，家庭的支持和关怀至关重要。家庭成员需要积极主动地了解儿童所患疾病的特点、病因、发展趋势及治疗方案，帮助儿童建立积极健康的生活方式，确保儿童按时服药、定期检查。家庭成员之间还应建立良好的沟通渠道，给予儿童足够的理解和鼓励，提供情感支持。

5. 与社区医疗资源合作　家庭可以与社区的医疗资源合作，如儿科医生、保健师、心理咨询师等，以获取更全面的儿童健康服务。家长可以通过参加社区组织的健康教育活动，了解最新的健康信息和资源，以便更好地为儿童提供健康照护。此外，家庭还可以与学校合作，确保儿童接受到适当的健康检查和疫苗接种，以促进其健康成长。

第二节　社区0~6岁儿童的健康管理

一、预防接种

预防接种（vaccination）是指有针对性地将生物制品接种到人体内，使人对某种传染病产生免疫能力，从而达到预防该传染病的目的。预防接种的方式有常规接种、临时接种、群体性接种和应急接种等。

（一）疫苗免疫程序

疫苗免疫程序包括接种疫苗种类、受种人群、初次接种年龄、剂次数和时间间隔等，一般根据疫苗特性和免疫原理、传染病的流行特征和对人群健康危害程度、接种利弊和效益、国家或地方疾病控制规划等因素综合考虑确定。其中，计划免疫是指按照规定的免疫程序，有计划、有组织地利用疫苗进行免疫接种，以提高相关人群的免疫水平，预防、控制乃至最终消灭相应传染病。强化免疫相对于常规免疫而言，指国家或地区针对某种传染病的发病或流行情况和相关人群对该传染病的免疫状况进行分析后，决定在短时间内对某年龄段人群进行的普遍免疫，是对计划免疫的强化。

相关链接 ┃ **世界强化免疫日**

1988年第41届世界卫生组织大会确定每年12月15日是"世界强化免疫日"。其主要是为消灭脊髓灰质炎（又称小儿麻痹症）而设立的。强化免疫是消灭脊髓灰质炎的重要措施。1993—2000年，我国对4岁及以下儿童开展7次14轮脊髓灰质炎疫苗强化免疫，累计免疫儿童约8亿人次。

1994年10月以来，我国未再发现本土脊髓灰质炎野病毒病例。2000年，世界卫生组织证实我国实现了无脊髓灰质炎目标。如今，脊髓灰质炎已经得到有效控制或消灭，"世界强化免疫日"的含义也变得更加广泛，从接种疫苗延伸到全民健康素养的提升。

制定并实施疫苗免疫程序是国家免疫规划工作的重要内容。为贯彻落实《中华人民共和国疫苗管理法》精神，国家卫生健康委员会于2021年2月印发《国家免疫规划疫苗儿童免疫程序及说明（2021年版）》（表7-2-1），以便为接种单位开展预防接种工作提供指导，使接种者享受到更加优质的接种服务。《社区卫生服务中心服务能力评价指南（2023版）》要求A级社区卫生服务中心辖区内适龄儿童国家免疫规划疫苗接种率达到95%以上。

▼ 表7-2-1 国家免疫规划疫苗儿童免疫程序表

可预防疾病	疫苗种类	接种途径	接种剂量	英文缩写	接种年龄
乙型病毒性肝炎	乙肝疫苗	肌内注射	10μg或20μg	HepB	出生时，1、6月龄
结核病①	卡介苗	皮内注射	0.1ml	BCG	出生时
脊髓灰质炎	脊灰灭活疫苗	肌内注射	0.5ml	IPV	2、3月龄
	脊灰减毒活疫苗	口服	1粒或2滴	bOPV	4月龄，4岁
百日咳、白喉、破伤风	百白破疫苗	肌内注射	0.5ml	DTaP	3、4、5、18月龄
	白破疫苗	肌内注射	0.5ml	DT	6岁
麻疹、风疹、流行性腮腺炎	麻腮风疫苗	皮下注射	0.5ml	MMR	8、18月龄
流行性乙型脑炎②	乙脑减毒活疫苗	皮下注射	0.5ml	JE-L	8月龄，2岁
	乙脑灭活疫苗	肌内注射	0.5ml	JE-I	8月龄（2剂次），2岁，6岁
流行性脑脊髓膜炎	A群流脑多糖疫苗	皮下注射	0.5ml	MPSV-A	6、9月龄
	A群C群流脑多糖疫苗	皮下注射	0.5ml	MPSV-AC	3岁，6岁
甲型病毒性肝炎③	甲肝减毒活疫苗	皮下注射	0.5ml或1.0ml	HepA-L	18月龄
	甲肝灭活疫苗	肌内注射	0.5ml	HepA-I	18月龄，2岁

注：① 主要指结核性脑膜炎、粟粒性肺结核等。
② 选择乙脑减毒活疫苗接种时，采用两剂次接种程序。选择乙脑灭活疫苗接种时，采用四剂次接种程序；乙脑灭活疫苗的第1、2剂间隔7~10日。
③ 选择甲肝减毒活疫苗接种时，采用一剂次接种程序。选择甲肝灭活疫苗接种时，采用两剂次接种程序。

（二）预防接种流程

1. 建立儿童预防接种证（卡） 预防接种证（卡）实行属地化管理，应及时为辖区内所有居住满3个月的0~6岁儿童建立预防接种证（卡）等儿童预防接种档案。《社区卫生服务中心服务能力评价指南（2023版）》要求预防接种证（卡）建证（卡）率达到100%。

2. 接种前的工作

（1）确定接种对象：根据免疫程序确定接种对象。接种对象包括本次应种者、上次漏种者和流动人口等特殊人群中的未种者。在安排接种对象时的注意事项包括：① 各种疫苗第一次接种的起始月龄不能提前，如脊髓灰质炎疫苗必须在婴儿出生后满2个月、麻腮风疫苗必须在出生后满8个月才能接种；② 接种的剂次间隔不能缩短，如百白破疫苗前3剂之间间隔时间不能少于28日；③ 达到相应疫苗的起始接种年（月）龄时，应尽早接种。儿童应在推荐的年龄之前完成国家免疫规划疫苗相应剂次的接种。对于未按期完成接种的18岁以下人群，应根据疫苗补种通用原则和每种疫苗的具体补种要求尽早进行补种。

（2）通知儿童监护人：采取预约、通知单、电话、手机短信、网络、广播等适宜方式，通知儿童监护人接种疫苗的种类、时间、地点和相关要求。嘱其携带预防接种证（卡、簿），带儿童按时到指定地点进行接种。

（3）领取疫苗及准备接种场所：为了保障疫苗质量，疫苗从生产企业到接种单位，均应在规定的温度条件下储存、运输和使用，进行严格的冷链管理。接种单位根据各种疫苗的接种人数计算并领取疫苗数量，做好疫苗领取登记。接种场所要宽敞、明亮、清洁、通风，冬季应设有保暖设施，装饰需符合儿童心理特点，以减少恐惧。按照登记、咨询、接种、记录、观察等功能进行区域划分，使接种工作有序进行。接种日前做好室内清洁卫生工作，进行消毒液或紫外线消毒，并做好消毒记录。

3. 接种时的工作

（1）确定接种对象：仔细查验儿童预防接种证（卡、簿）或电子档案，核对受种者姓名、性别、出生日期及接种记录，确定本次受种对象、接种疫苗的品种。询问受种者的健康状况及是否有接种禁忌证等，可采用书面和/或口头的形式，告知受种者或其监护人所接种疫苗的品种、作用、禁忌证、不良反应及注意事项，并如实记录告知和询问的情况。

（2）接种操作：护士穿戴工作服、帽、口罩，洗净双手。再次进行"三查七对一验证"，无误后给予预防接种。"三查"是指检查受种者健康状况和接种禁忌证，检查预防接种证（卡、簿），检查疫苗和注射器的外观与批号、有效期；"七对"是指核对受种者姓名、年龄、疫苗品名、规格、剂量、接种部位、接种途径；"一验证"是指请受种者或其监护人验证接种疫苗的种类和有效期。接种时必须严格执行无菌技术操作原则，注射活疫苗时，只能用75%乙醇消毒注射部位皮肤。

（3）登记、观察：接种完成时应及时在预防接种证（卡、簿）上准确记录接种时间及疫苗的批号。受种者须留在接种现场观察30分钟，如出现不适，及时通知接种护士处理。护士应告知注意事项，内容如下。① 注射当日不洗澡；② 保持接种部位清洁；③ 补充水分，清淡饮食；④ 注意休息，避免剧烈运动。依据接种程序与儿童监护人预约下次接种疫苗的种类、时间和地点。

4. 接种后的工作 整理用物，处理剩余疫苗。例如，废弃已开启的疫苗；将冷藏设备内未开启的疫苗做好标记，放冰箱保存，于有效期内在下次预防接种时首先使用。

（三）常见特殊健康状态儿童的接种

1. 早产儿与低出生体重儿 如医学评估稳定并且处于持续恢复状态（无须持续治疗的严重感染、代谢性疾病、急性肾脏疾病、肝脏疾病、心血管疾病、神经和呼吸道疾病），按照出生后实际月龄接种疫苗。其中，胎龄大于31孕周且医学评估稳定后的早产儿，可于出生时接种卡介苗；胎龄小于或等于31孕周的早产儿，医学评估稳定后可在出院前接种卡介苗。

2. 过敏　对已知疫苗成分严重过敏或既往因接种疫苗发生喉头水肿、过敏性休克及其他全身性严重过敏反应的，禁忌继续接种同种疫苗。

3. 人类免疫缺陷病毒（HIV）感染母亲所生儿童　如果HIV感染母亲所生的小于18月龄婴儿，在接种前不必进行HIV抗体筛查，按HIV感染状况不详儿童进行接种。如果因其他暴露风险确诊为HIV感染的儿童，后续疫苗接种按照表7-2-2中HIV感染儿童的接种建议进行。对不同HIV感染状况儿童接种国家免疫规划疫苗的建议见表7-2-2。

4. 免疫功能异常　除HIV感染者外的其他免疫缺陷或正在接受全身免疫抑制治疗者，可以接种灭活疫苗，原则上不予接种减毒活疫苗（补体缺陷患者除外）。

5. 其他特殊健康状况　不作为疫苗接种禁忌的常见疾病包括生理性和母乳性黄疸，单纯性热性惊厥史，癫痫控制处于稳定期，病情稳定的脑疾病、肝脏疾病、常见先天性疾病（先天性甲状腺功能减退、苯丙酮尿症、唐氏综合征、先天性心脏病）和先天性感染（梅毒、巨细胞病毒感染和风疹）。对于其他特殊健康状况儿童，如无明确证据表明接种疫苗存在安全风险，原则上可按照免疫程序进行疫苗接种。

▼ 表7-2-2　HIV感染母亲所生儿童接种国家免疫规划疫苗建议

疫苗种类	HIV感染儿童		HIV感染状况不详儿童		HIV未感染儿童
	有症状或有免疫抑制	无症状和无免疫抑制	有症状或有免疫抑制	无症状	
乙肝疫苗	✓	✓	✓	✓	✓
卡介苗	✗	✗	暂缓接种	暂缓接种	✓
脊灰灭活疫苗	✓	✓	✓	✓	✓
脊灰减毒活疫苗	✗	✗	✗	✗	✓
百白破疫苗	✓	✓	✓	✓	✓
白破疫苗	✓	✓	✓	✓	✓
麻腮风疫苗	✗				✓
乙脑灭活疫苗	✓	✓	✓	✓	✓
乙脑减毒活疫苗	✗	✗	✗	✗	✓
A群流脑多糖疫苗	✓	✓	✓	✓	✓
A群C群流脑多糖疫苗	✓	✓	✓	✓	✓
甲肝减毒活疫苗	✗	✗	✗	✗	✓
甲肝灭活疫苗	✓	✓	✓	✓	✓

注：暂缓接种指确认儿童HIV抗体阴性后再补种，确认HIV抗体阳性儿童不予接种；"✓"表示"无特殊禁忌"；"✗"表示"禁止接种"。

（四）预防接种反应及处理

1. 一般反应及处理 一般反应（common vaccine reaction）是指预防接种后由疫苗本身固有特性引起的，对机体只造成一过性生理功能障碍的反应。主要有发热和局部红肿，同时可能伴有全身不适、倦怠、食欲减退、乏力等症状。

（1）全身反应：一般在接种灭活疫苗24小时内、接种减毒活疫苗6~10日内出现发热，常伴头痛、头晕、乏力、全身不适等情况，持续1~2日。嘱家长给儿童多饮水，注意保暖，适当休息，密切观察，如发热超过37.5℃，或伴有其他全身症状、异常哭闹等情况，应及时到医院就诊。

（2）局部反应：在接种后数小时至24小时，注射局部出现红、肿、热、痛，可持续1~2日。轻度局部反应一般不需任何处理。较严重的局部反应可热敷，每日数次，每次10~15分钟。但要注意卡介苗的局部反应属于正常反应，不能热敷，以免影响接种效果。

2. 异常反应及处理 异常反应（rare vaccine reaction）是指合格的疫苗在实施规范预防接种过程中或者实施规范接种后造成受种者机体组织器官、功能损害，是相关各方均无过错的药品不良反应，是由疫苗本身固有特性所引起的相对罕见、严重的药品不良反应。

（1）过敏性休克：常于接种后数秒至30分钟内发生，患儿出现面色苍白、口周发绀、四肢湿冷、恶心呕吐、大小便失禁、惊厥甚至昏迷。表现为血压明显下降、脉细速。此时应立即使患儿平卧，给予吸氧、保暖，按医嘱给予皮下注射1:1 000盐酸肾上腺素0.5~1ml，配合医生进行过敏性休克的抢救。

（2）晕针：常由于儿童空腹、恐惧、疲劳或室内闷热等，在接种时或接种后数分钟内出现头晕、心悸、面色苍白、出冷汗、手足冰凉、心跳加快等表现。一旦发生，应立即使患儿平卧，头部放低，解衣扣，给予少量温糖水。如经上述处置后不见好转，可按过敏性休克处理。

二、新生儿家庭访视

新生儿家庭访视的目的是定期对新生儿进行健康检查，宣传科学育儿知识，指导家长做好新生儿喂养、日常保健及疾病与意外伤害的预防等，以利于早期发现问题，及时处理，降低新生儿患病率和死亡率，促进其生长发育。《社区卫生服务中心服务能力评价指南（2023版）》要求新生儿访视率达到90%以上。

正常足月新生儿的家庭访视应在出院后1周内进行，一般与产后家庭访视同时进行。访视内容包括：① 观察，如新生儿的居家环境（温度、湿度、通风、卫生、安全状况等）以及一般情况（皮肤颜色、呼吸节律、吸吮能力、精神状态、反应情况等）；② 询问，如母亲妊娠分娩、新生儿生活（喂养、睡眠、大小便等）、疫苗接种等情况；③ 检查，如新生儿体格发育（体重、身长、头围、黄疸指数、囟门大小等）、脐部（有无出血、感染）、口腔（有无畸形、口炎）等；④ 教育，如母乳喂养方法、保暖、卫生护理、婴儿抚触方法、新生儿窒息的预防等；⑤ 处置，如对发现的问题给予及时处理，并做好记录，预约下次访视时间。视情况对具有低出生体重、早产、双多胎或出生缺陷等高危因素的新生儿适当增加家庭访视次数。访视结束后，认真填写新生儿家庭访视记录表（表7-2-3），建立《母子健康手册》。

姓名：					编号□□□-□□□□□	
性别	1 男　2 女　9 未说明的性别 0 未知的性别　□			出生日期	□□□□ □□ □□	
身份证号				家庭住址		
父亲	姓名	职业		联系电话		出生日期
母亲	姓名	职业		联系电话		出生日期
出生孕周　　　周		母亲妊娠期患病情况　1 无　2 妊娠糖尿病　3 妊娠高血压　4 其他				
助产机构名称：		出生情况　1 顺产　2 胎头吸引　3 产钳　4 剖宫产 　　　　　5 双多胎　6 臀位　7 其他　　　　　　　　□/□				
新生儿窒息　1 无　2 有 （Apgar评分：1分钟　5分钟　不详）　□			畸形　1 无　2 有　　　　　　　　　□			
新生儿听力筛查：1 通过　2 未通过　3 未筛查　4 不详　　　　　　　　　　□						
新生儿疾病筛查：1 未进行　2 检查均阴性　3 甲状腺功能减退　4 苯丙酮尿症　5 其他遗传代谢病　□/□						
新生儿出生体重　　　　kg		目前体重　　　　kg			出生身长　　　　cm	
喂养方式　1 纯母乳　2 混合　3 人工　□		吃奶量　　　　ml/次			吃奶次数　　　　次/d	
呕吐　1 无　2 有　　　　　　　□		大便　1 糊状　2 稀　3 其他　□			大便次数　　　　次/d	
体温　　　　℃		心率　　　　次/min			呼吸频率　　　　次/min	
面色　1 红润　2 黄染　3 其他　　　　　　 　　　　　　　　　　　　　　　　□		黄疸部位　1 无　2 面部　3 躯干　4 四肢　5 手足 　　　　　　　　　　　　　　□/□/□/□				
前囟　____cm×____cm　　1 正常　2 膨隆　3 凹陷　4 其他　　　　　　　　□						
眼睛　　1 未见异常　2 异常　　□		四肢活动度　1 未见异常　2 异常　　□				
耳外观　1 未见异常　2 异常　　□		颈部包块　　1 无　2 有　　□				
鼻　　　1 未见异常　2 异常　　□		皮肤　1 未见异常　2 湿疹　3 糜烂　4 其他　□				
口腔　　1 未见异常　2 异常　　□		肛门　1 未见异常　2 异常　　□				
心肺听诊　1 未见异常　2 异常　　□		胸部　1 未见异常　2 异常　　□				
腹部触诊　1 未见异常　2 异常　　□		脊柱　1 未见异常　2 异常　　□				
外生殖器　1 未见异常　2 异常　　□						
脐带　　1 未脱　2 脱落　3 脐部有渗出　4 其他　　　　　　　　　　　□						
转诊建议　1 无　2 有　　原因： 机构及科室：　　　　　　　　　　　　　　　　　　　□						
指导　1 喂养指导　2 发育指导　3 防病指导　4 预防伤害指导　5 口腔保健指导 　　　6 其他　　　　　　　　　　　　　　　　　　□/□/□/□/□						
本次随访日期　　　年　　月　　日		下次随访地点				
下次随访日期　　　年　　月　　日		随访医生签名				

三、健康监测

健康监测（health monitoring）是指对确定的目标人群进行生长发育、健康状况等长期的动态观察。通过监测及时掌握儿童的生存情况、健康水平及其变化趋势，包括死亡水平、死亡原因、营养状况、患病及喂养情况等，可为政府制定儿童健康政策、健康干预措施提供科学依据。5岁以下儿童死亡率、反映早期儿童营养水平的中重度营养不良率已被我国政府列为国家促进儿童生存、保护、发展的重要指标，也作为WHO、联合国儿童基金会等国际组织评价我国儿童健康状况的主要指标。

（一）5岁以下儿童死亡监测

1. 监测范围和对象　以区县为监测单位，以5岁以下儿童为监测对象。5岁以下儿童死亡指监测地区中无论孕周大小，出生后有心跳、呼吸、脐带搏动、随意肌收缩4项指标之一，但之后死亡的5岁以下儿童，均报告儿童死亡及其死因。

2. 监测内容　包括：① 活产数，1~4岁儿童数和总人口数；② 5岁以下儿童死亡数和死亡原因；③ 5岁以下儿童死亡的时间、地区、人群分布；④ 5岁以下儿童健康保健服务的基本情况。

3. 监测方法　建立以人群监测为基础、机构报告为辅的检测模式。

（1）人群监测：建立以居（村）委会—街道（乡镇）—区县—地市—省（自治区、直辖市）—全国妇幼卫生监测办公室的逐级上报模式，以各级妇幼保健机构为中心的逐级报告系统，要求各级均有专人负责监测资料的收集、整理和保存。

（2）机构报告：监测地区在医疗机构建立5岁以下儿童死亡和高危病例登记报告制度。建立三级报送模式，即儿童死亡或高危病例发生科室—医院医务科（保健科）—辖区妇幼保健机构。医院内相关科室均应建立5岁以下儿童死亡、高危病例登记本，每发生1例5岁以下儿童死亡或高危病例均应做好登记，死亡病例应填报死亡报告卡，每月将死亡报告卡和高危病例名单报送医院医务科（保健科），医院每月上报辖区妇幼保健机构。区县及以上妇幼保健机构建立信息交换制度。

4. 资料收集

（1）出生花名册：出生花名册供社区卫生服务中心（乡镇卫生院）医生和社区医生（村医）使用。社区医生（村医）及时将监测期内新增的出生信息（包括新迁入的儿童）填入出生花名册，每季度对辖区内的5岁以下儿童进行核查，在备注中记录死亡、迁出等情况（包括死亡时间、迁出时间和迁出地等）。

（2）死亡报告卡：死亡报告卡由社区卫生服务中心（乡镇卫生院）和监测地区医疗机构的医生填写。前者根据死亡调查结果填写，如儿童死前未就医，或其死因由村卫生室（诊所）诊断或者由乡镇卫生院（社区卫生服务站）推断（意外伤害除外），社区卫生服务中心（乡镇卫生院）医生应在死亡报告卡备注中填写调查的疾病情况，县级或以上机构须据此进行综合评估后推断死因。如果儿童死前在区县及以上级别医院就诊，原则上以医院的死亡诊断为准。

（3）死亡监测表：死亡监测报表分为季报和年报，由社区卫生服务中心（乡镇卫生院）根据各居（村）委会的出生花名册、死亡报告卡进行统计填报。

（二）儿童营养与健康监测

1. 监测范围和对象 以居（村）委会为最小监测单位，居住于监测居（村）委会内的所有5岁以下儿童为监测对象。

2. 监测内容及指标 包括：① 5岁以下儿童的生长发育和营养状况，如低体重率、消瘦率、生长迟缓率、超重率、肥胖率；② 5岁以下儿童喂养情况及儿童母亲的孕期情况，如早开奶率、6月龄内婴儿纯母乳喂养率、12~23月龄婴幼儿继续母乳喂养率、6~8月龄婴儿辅食添加率；③ 5岁以下儿童两周患病情况，如贫血患病率和两周患病率。

3. 监测方法 结合国家基本公共卫生服务项目中的0~6岁儿童健康管理相关内容进行儿童营养与健康监测，分别在儿童满月、3月龄、6月龄、8月龄、12月龄、18月龄、24月龄、30月龄、3岁和4岁进行健康检查，每次健康检查前需对儿童家长进行问卷调查。

以社区卫生服务中心、乡镇卫生院为主体开展动态的常规监测。如果社区卫生服务中心、乡镇卫生院受设备、人员等条件限制，难以保证本辖区5岁以下儿童的营养与健康监测质量，可由区县妇幼保健机构负责监测工作的组织和实施。妇幼保健机构要加强对社区卫生服务中心、乡镇卫生院的业务培训和技术指导，规范儿童保健服务，逐步提高儿童的营养与健康监测质量。

4. 资料收集

（1）5岁以下儿童花名册：以居（村）委会为单位，社区卫生服务中心（乡镇卫生院）医生在每次儿童健康检查时填写5岁以下儿童花名册。按照《国家基本公共卫生服务规范（第三版）》的要求进行健康检查，并在"儿童健康检查时间"栏内填写实际完成健康检查的时间。

（2）5岁以下儿童营养与健康监测记录册：5岁以下儿童首次进行健康检查时，社区卫生服务中心（乡镇卫生院）医生为其建立5岁以下儿童营养与健康监测记录册，并填写儿童一般情况记录表。社区卫生服务中心（乡镇卫生院）医生根据《国家基本公共卫生服务规范（第三版）》的相关规定，对辖区内监测居（村）委会的5岁以下儿童进行健康检查并对儿童家长进行问卷调查，按照儿童月龄将健康检查结果和调查结果分别填入儿童营养与健康调查表。

四、保健指导

（一）新生儿期保健指导

1. 营养与喂养

（1）母乳喂养：母乳是婴儿最自然、最理想的食品，须大力提倡母乳喂养，尽早开奶，按需哺乳。WHO建议6月龄内婴儿应纯母乳喂养。婴儿从6月龄起，在合理添加其他食物的基础上，应继续母乳喂养，并可持续到2岁或2岁以上。

1）尽早开奶：尽早开奶可以促进乳汁早分泌，帮助产妇子宫收缩，减少产后出血，增加新生儿肠蠕动，减轻新生儿黄疸。初乳量少、略稠，色黄或橘黄，含脂肪少，蛋白质及锌含量丰富，能满足新生儿需求；富含抗体，尤其是分泌型IgA，可保护新生儿免受感染；含生长因子，能促进肠道发育、防止过敏及乳汁不耐受。

2）按需哺乳：婴儿因饥饿引起哭闹时或母亲感觉乳房胀满不适时应及时哺喂。按需哺乳能保证婴儿生长发育的需要，频繁有效地吸吮能促使乳汁增多，加速母亲子宫复旧，并能预防乳腺炎的发生。随着月龄的增加，婴儿胃容量增大，母乳量增多，小儿吃奶的时间慢慢趋于定时，每3~4小时1次，但仍需遵循按需哺乳的原则。

3）哺乳方法：哺乳前母亲洗净双手并清洁乳房。哺乳时可以取坐位、半坐位或侧卧位，母亲体位舒适、心情愉快、全身松弛，有利于乳汁排出。哺乳时婴儿头与身体呈一直线，身体贴近母亲，嘴张大并含住乳头和大部分乳晕。哺乳时让婴儿先吸空一侧乳房，再吸吮另一侧，下次哺乳从未吸空的一侧乳房开始，使婴儿不仅可以吃到前奶，还可以吃到后奶。前奶蛋白质含量丰富，后奶含脂肪较多，保证婴儿对两大营养素的需求得到满足。

4）判断母乳是否充足的方法：① 哺乳时可看到吞咽动作或听到吞咽声音；② 每日小便6次以上，大便质软，呈棕色或黄色；③ 婴儿自动放弃乳头，表情满足且有睡意；④ 体重正常增加，达到月龄增长标准；⑤ 哺乳期母亲感到乳房饱满，哺乳时有下奶感，哺乳后乳房变软。

（2）人工喂养：是指母亲因各种原因不能哺喂婴儿时，用动物乳如牛乳、羊乳或其他代乳品喂养婴儿。注意选用优质代乳品，食具清洁、消毒。若代乳品调配恰当、供应充足，同样能满足婴儿生长发育的营养需要。

1）喂养次数与奶量估计：因婴儿胃容量较小，出生后3个月内可按需喂养。3个月后形成婴儿的规律进食，每3~4小时定时喂养1次。当配方奶粉作为6月龄内婴儿的主要营养来源时，奶的摄入量需进行估算，如3月龄内婴儿奶量500~750ml/d，4~6月龄婴儿800~1 000ml/d，逐渐减少夜间哺喂。

2）奶粉调配与哺喂：具体方法如下所示。① 严格按照配方奶粉使用说明调配奶液，避免过稀或过浓，哺喂前应先将奶液滴在成人手腕掌侧测试温度，避免过热或过冷；② 选用适宜奶嘴，奶嘴孔的大小以奶瓶倒立时奶液呈滴状连续滴出为宜；③ 应在婴儿清醒状态下哺喂，哺喂时持奶瓶呈斜位，使奶嘴及奶瓶的前部充满奶液，防止婴儿吸入空气，哺喂过程中应进行亲子互动；④ 哺喂后，洗净、消毒奶具；⑤ 奶液宜即冲即食，不宜用微波炉加热，以免奶液受热不均或过烫；⑥ 2次哺喂之间需适当给婴儿饮水。在使用配方奶粉初期，须根据婴儿食欲、体重及粪便性状等随时调整奶量，若婴儿发育良好，大小便正常，哺喂后安静，说明婴儿喂养得当。

（3）混合喂养：由于母乳不足或其他原因需添加牛乳、羊乳或其他代乳品喂养婴儿，称为混合喂养。有补授法和代授法2种喂养方法。补授法是每次喂母乳后加喂一定量的代乳品；代授法是1日内有数次完全用牛乳、羊乳等代替母乳。2种方法中补授法较好，可防止母乳量迅速减少。如必须采用代授法，每日母乳哺喂次数不应少于3次，并维持夜间哺喂，否则母乳量会很快减少。

2. 日常保健　新生儿体温易受周围环境影响，应保持适宜的环境温度，室温以22~24℃为宜。应根据气温变化随时调节环境温度和衣被包裹，保持体温正常恒定。衣物材质应为柔软棉布，宽松清洁，易于穿脱。包裹不宜太紧，应保证新生儿可自由活动四肢。

3. 常见疾病预防

（1）脐炎：是指细菌入侵脐残端并繁殖后所引起的急性炎症。脐带一般在出生后1周左右自然脱落，脱落前要保持局部清洁、干燥。使用尿布时应注意勿使其超过脐部，以免摩擦或大小便污染脐部。每日用75%酒精棉签由内至外消毒脐部及脐带残端1~2次。消毒完成后用无菌纱布包扎。如发现脐部出现渗血、红肿、脓性分泌物、臭味等，要及时就诊。

（2）尿布皮炎：是指新生儿肛门附近、臀部、会阴部等处皮肤发红，有散在斑丘疹或疱疹，又称尿布疹或新生儿红臀。新生儿排泄次数多，加上皮肤薄嫩，易出现尿布皮炎等皮肤问题，故应勤换尿布，每次大便后须用温水清洗臀部，保持臀部干燥。为增加婴儿舒适感、保持皮肤清洁，应每日沐浴。沐浴时室温最好保持在26~28℃，澡盆内先倒冷水再倒热水，以手腕内侧或水温计测试水温，以38~40℃为宜，应特别注意清洗皮肤皱褶处，如颈部、腋窝和腹股沟等。

（3）新生儿感染性肺炎：是新生儿常见疾病，也是新生儿死亡的重要病因之一。新生儿患病后可表现为发热、烦躁、气促、鼻翼扇动、发绀、吐沫或三凹征等，但由于很少表现出咳嗽，且有的新生儿体温不升，仅表现为反应差、不吃不动等症状，易被家长忽视。新生儿居室须每日通风，保持空气新鲜。尽量避免接触外来人员，凡患有皮肤病、消化道或呼吸道感染及其他传染病者，不能接触新生儿。护理新生儿前注意洗手。如母亲患感冒，喂奶时须戴口罩，必要时可用吸乳器将乳汁吸出，消毒后用奶瓶喂养。

4. 常见意外伤害的预防　意外伤害是指由突发事件造成的损伤或死亡。窒息是新生儿最常见的意外伤害，多由照顾不当导致。预防措施如下：① 母亲须注意哺乳姿势，避免乳房堵塞新生儿口鼻，切忌边睡边哺乳；② 提倡父母与婴儿分床睡，避免熟睡时父母的肢体、被褥等压住新生儿的口鼻；③ 每次喂奶后须将新生儿竖立抱起，轻拍后背，待其胃内空气排出后再取右侧卧位，防止吐奶时奶液或奶块堵塞气管引起窒息；④ 冬季外出时不要将新生儿包裹得过厚、过严；⑤ 家中不宜饲养宠物，以杜绝因宠物的躯体或尾巴压迫新生儿口鼻而发生窒息。

5. 早期教育　新生儿的视、听、触觉已初步发展，可通过反复的视觉和听觉训练，建立各种条件反射，培养新生儿对周围环境的定向力及反应能力。家长在早期教育中起着重要作用，可通过哺乳、拥抱、抚触、说话等方式增进亲子感情，同时促进新生儿智力发育及培养良好个性。

（二）婴幼儿期保健指导

1. 营养与喂养　提倡母乳喂养，合理添加转乳期食物（也称辅助食品）和断奶，科学安排断奶后的膳食。

（1）食物转换：婴幼儿6月龄后，单纯乳类喂养已不能完全满足其生长发育需要，此时应由纯乳类液体食物向固体食物逐渐转换，即进入转乳期。转乳期食物添加原则包括：① 从少量开始，逐渐增加；② 从稀到稠，从细到粗；③ 食物种类从一种到多种。添加过程中要注意观察婴幼儿大便情况。此外，应根据婴幼儿的需要和消化道成熟程度，按一定顺序添加转乳期食物。转乳期食物的种类及引入方法见表7-2-4。

（2）断奶：是指终止母乳喂养。由于乳类是优质蛋白和钙的重要来源，乳类（牛奶或配方奶）仍是断奶后婴幼儿的主要食物。断奶最好选择在婴幼儿身体健康、天气较凉爽时开始，有计划地逐步减少每日哺乳次数，先停止夜间哺乳，逐步停止白天哺乳，整个过程不少于1个月。

（3）合理膳食：2岁左右的幼儿已能和成人吃相同的食物，且已断奶或正处于断奶时期。但营养需求高，咀嚼和消化功能较差，需合理安排平衡膳食保证其正常发育，包括：① 热量和各种营养素充足，幼儿期每日应摄入350~500ml乳类，同时摄入1个鸡蛋、50g动物性食物、100~150g谷物、150~200g蔬菜、150~200g水果、20~25g植物油；② 饭菜制作宜细、软、烂；③ 食物种类多样化，注意饭菜的色、香、味，烹调方式以蒸煮为佳，可每日改变食物形式，增加食欲；④ 进餐次数合理，1~2岁可实行三餐加上午、下午点心各1次，以后逐渐减为三餐加1次点心，每餐间隔4小时。此外，一日三餐的饭菜要进行合理安排和调配。

▼ 表7-2-4 转乳期食物的引入

月龄	食物性状	食物种类	餐数	
			哺乳次数	辅食次数
6~9月龄	泥糊状食物	菜泥、水果泥、含铁配方米粉、配方奶	哺乳4~5次	辅食1~2次
10~12月龄	小颗粒食物至块状食物	稠粥、配方奶、烂面、肉末、菜末、蛋、鱼泥、豆腐、水果	哺乳2~3次	辅食2~3次
13~24月龄	软烂饭至家庭日常饮食	软饭、配方奶、碎肉、碎菜、蛋、鱼肉、豆制品、水果	继续母乳喂养	3餐饭、2次加餐

2. 日常保健

（1）清洁卫生：有条件者每日沐浴，天气炎热、出汗多时应酌情增加沐浴次数。浴后要特别注意揩干皮肤褶皱处。婴儿头部前囟处易形成鳞状污垢或痂皮，可涂植物油，待痂皮软化后用婴儿专用洗发液和温水洗净，不可强行剥落，以免引起皮肤破损和出血。每日用细软毛巾擦洗耳部。鼻孔如有分泌物，可用棉签蘸水去除，勿将棉签插入鼻腔。在哺乳或进食后可喂食少量温开水清洁口腔。应逐步培养婴幼儿良好的卫生习惯，定时洗澡，勤换衣裤，勤剪指甲，养成饭前便后洗手，不喝生水，不吃未洗净的瓜果和掉在地上的食物，不随地吐痰和大小便，不乱扔瓜果、纸屑等习惯。

（2）衣着：婴儿衣着应简单，宽松而少接缝，避免摩擦皮肤，便于穿脱及四肢活动。婴儿颈部较短，上衣不宜有领，宜穿连衣裤或背带裤，有利于胸廓发育。冬季不宜穿得过多、过厚，以免影响四肢循环和活动。衣着应颜色鲜艳便于识别，穿脱简便便于自理。3岁左右儿童应学习穿脱衣服、整理自己的用物。

（3）睡眠：充足的睡眠是儿童健康成长的重要保证，良好的睡眠习惯应从出生就开始培养。一般0~3月龄的婴儿尚未建立昼夜生活节律，胃容量小，可夜间哺乳2~3次，但不应含乳头入睡；4~6月龄后逐渐停止夜间哺乳，任其熟睡。幼儿期一般每晚可睡10~12小时，白天小睡1~2次。婴幼儿的睡眠环境不需要过分安静，白天光线柔和，夜间熄灯睡觉。做到"五不三要"："五不"即不哄、不拍、不抱、不摇、不嘴里叼东西睡；"三要"即第一要让婴幼儿定时自动入睡，第二要安排舒适的睡眠环境，第三要培养良好的睡眠姿势，以右侧卧位为佳。

（4）牙齿：4~10月龄乳牙开始萌出，部分婴儿可能伴有低热、唾液增多、流涎、睡眠不安、烦躁哭闹、食欲减退等多种表现。乳牙萌出后，应培养儿童口腔清洁的习惯，在幼儿不能自理时，家长可每晚用指套牙刷或软布清洁乳牙。2~3岁后，儿童可在父母的指导下自己刷牙，早晚各1次，饭后漱口。为保护牙齿，应少吃易致龋病的食物，家长每半年或1年带幼儿进行1次口腔检查。

（5）体格锻炼：体格锻炼可增强婴幼儿各系统功能，提高对周围环境的适应能力和抗病能力，增强体质。1月龄后即可开始户外活动，进行空气、日光、水"三浴"锻炼。时间可从每次5~10分钟开始，逐渐延长到1~2小时。体格锻炼可从被动活动到主动活动，逐渐增加强度，循序渐进。如2~6月龄的婴儿可由家长帮助其完成扩胸、伸展、屈腿等被动操，4月龄开始训练爬、翻身、坐、站、走等动作。

3. 预防接种　由于婴幼儿对各种传染性疾病较为易感，必须根据国家免疫规划疫苗儿童免疫程序，接受预防接种，见表7-2-1。

4. 常见疾病预防　"小儿四病"（小儿肺炎、婴幼儿腹泻、营养性缺铁性贫血、维生素D缺乏性佝偻病）最常发生在婴幼儿期，影响小儿生长发育，威胁其健康，必须积极防治。

5. 常见意外伤害的预防　婴幼儿活动能力逐渐增强，活动范围扩大，与外界接触机会增多，但动作发育尚不完善，缺少危险意识和自我保护能力，容易发生误食、坠床、烫伤、电击伤等意外伤害。社区护士应做好家长安全防护教育，采取积极有效的措施加以预防。

6. 早期教育

（1）大小便训练：儿童控制排便的能力与神经系统的成熟度有关，存在个体差异，且受遗传因素的影响。随着食物性质的改变和消化功能的成熟，婴儿大便次数逐渐减少至每日1~2次时，即可开始训练定时大便。婴儿会坐后可以练习大便坐盆，每次3~5分钟。1~2岁幼儿开始能够控制肛门和尿道括约肌，故应训练其表达便意、定时定点排泄。2~3岁幼儿多已能控制膀胱排尿，如5岁后仍不能随意控制排尿则应就诊。

（2）感知觉发展：促进婴幼儿感知觉发展对其心理发育具有重要意义。通过创造丰富多彩的视、听环境，训练婴幼儿对生活环境的感知觉，逐步培养观察能力。如对3月龄内的婴儿，可以在床上悬吊色彩鲜艳、能发声并转动的摇铃；对3~6月龄婴儿，可选择各种颜色、形状、发声的玩具，逗引婴儿看、摸和听；对6~12月龄的婴儿，应培养其稍长时间的注意力，让其看、指、找，从而使其视觉、听觉与心理活动紧密联系起来。

（3）语言和动作发展：婴儿出生后，家长就要利用一切机会和婴儿说话或逗引婴儿"咿呀"学语。5~6月龄婴儿可以培养其对简单语言作出动作反应。9月龄开始注意培养婴儿有意识地模仿发音。语言形成的关键阶段在幼儿期。家长应经常与其交谈，鼓励其多说话，积累词汇，逐渐提高语言表达能力。

动作是心理的外在表现，动作的训练可促进心理发展。从训练抬头、翻身、独坐开始，到添加辅食时训练其使用勺子等，促进手眼协调能力。如通过拾豆、撕纸、画画等游戏发展精细动作，在玩耍的同时鼓励其主动与他人沟通，培养良好的情绪和行为。

（三）学龄前期保健指导

1. 合理膳食　学龄前期儿童的膳食结构已接近成人，每日三餐，可另加一餐点心。为保证优质蛋白的摄入，每日需饮牛奶200ml左右。膳食安排力求营养平衡，宜多样化、粗细搭配，忌油腻、辛辣。

2. 体格锻炼 积极开展体格锻炼，增强体质，防治常见病。一般应保证每日至少有2小时的户外活动时间。

3. 常见疾病预防 定期检查视力和牙齿，早期发现斜视、弱视、龋齿等，及时矫治。教育家长和儿童注重视力和牙齿的保护。纠正不良用眼习惯，如躺着看书，在昏暗的光线下看书等。培养早晚刷牙、饭后漱口的良好卫生习惯。

4. 常见意外伤害的预防 此期儿童活泼好动，但动作不够协调，缺少生活经验、危险意识，容易发生外伤、触电、溺水、误服药物等意外事故。应经常开展儿童安全教育，如遵守交通规则、不玩插座及电器开关、不在马路上打闹等。

5. 早期教育 教育内容应包括培养学习习惯和能力、分辨是非的能力、独立生活能力等，注重在日常生活和游戏中促进智力发展。

6. 托幼机构卫生保健 社区卫生服务中心应配合卫生行政部门，指导托幼机构卫生保健工作，协助开展食品安全、传染病预防与控制宣传教育等工作，完成儿童定期健康检查及预防接种，促进学龄前期儿童身心健康。托幼机构卫生保健工作内容如下所示。

（1）生活安排：依据各年龄段儿童的生理、心理特点，合理安排儿童进餐、学习、游戏、睡眠等生活活动，如全日制儿童每日户外活动时间不少于2小时，可依据季节酌情调整；正餐间隔时间3.5~4小时，进餐时间安排20~30分钟；午睡安排每日2~2.5小时。生活安排应持之以恒，不能随意变更。

（2）膳食管理：根据儿童对营养素的生理需要为其提供合理的营养膳食，制订膳食计划，按时进餐，按需饮水。定期评估儿童体格发育和营养状况。

（3）体格锻炼：依据儿童年龄及生理特点制订相适应的体格锻炼计划，充分利用空气、日光、水和器械组织开展各种形式的锻炼，保证适宜的运动强度及运动量，提高儿童身体素质。

（4）健康检查：执行晨间或午间检查及全日健康观察，定期开展儿童健康检查，包括入园儿童体检、离园再入园检查、转园儿童体检。检查中发现体弱儿童时应实施专案管理。

（5）卫生消毒：严格执行卫生消毒制度，做好室内外环境卫生清扫和检查工作，清洁儿童日常生活用品、床具、玩具及图书等，培养儿童良好个人卫生习惯，定期进行室内空气、儿童易触摸物品、餐具、坐式便器等的预防性消毒。

（6）传染病预防与控制：在儿童入托时查验其预防接种证。对于未按规定接种的儿童，应告知其监护人，督促监护人带儿童到当地规定的接种单位补种。做好儿童常规接种、群体性接种或应急接种工作。做好传染病管理工作，发现疫情或疑似病例立即处理并报告。掌握儿童缺勤情况，发现问题及时处理。定期开展预防接种和传染病防治知识健康教育。

（7）常见病预防与管理：定期开展卫生知识健康教育，培养儿童良好卫生习惯。通过提供平衡膳食及加强体格锻炼，增强儿童体质，提高抗病能力。定期开展儿童眼、耳、口腔健康保健，督促患病儿童得到及时诊断及治疗。积极开展儿童心理卫生保健，若发现心理行为问题，及时告知家长并督促诊疗。

（8）伤害防控：建立安全排查制度，普及安全知识，准备应急预案。监督落实各项预防儿童伤害的措施，如托幼机构室内门窗、阳台、楼梯的防护设施齐备；危险物品妥善保管；房屋设备、桌椅等定期检查维修等。加强预防儿童伤害知识与急救技能培训、突发事件应急处理能力培训，做好儿童安全工作。

（9）健康教育：定期向托幼机构工作人员及儿童家长开展健康教育，内容包括膳食营养、心理卫生、儿童安全、疾病预防及良好行为培养等。

（王筠）

学习小结

我国社区儿童保健的重点人群是0~6岁儿童。社区卫生服务中心需以儿童各年龄段生长发育规律及影响因素为依据，提供预防疾病和促进健康的系统化综合性服务。

社区0~6岁儿童健康管理的主要内容包括预防接种、新生儿家庭访视、健康监测和保健指导等。必须根据国家免疫规划疫苗儿童免疫程序，对儿童实施预防接种。规范开展新生儿家庭访视，内容包括定期对新生儿进行健康检查，宣传科学育儿知识，指导家长做好新生儿喂养、日常保健及疾病与意外伤害的预防等。5岁以下儿童死亡率、反映早期儿童营养水平的中重度营养不良率是我国政府开展儿童健康监测的重点关注指标。在营养与喂养、日常保健、常见疾病预防、常见意外伤害的预防和早期教育等方面对不同时期儿童进行保健指导。

复习参考题

1. 选择题

（1）6月龄内婴儿喂养的最佳食品是

A. 纯母乳

B. 全脂奶粉

C. 母乳加奶粉

D. 母乳加辅食

E. 婴儿配方奶粉

（2）幼儿，女，1岁。母亲带其到社区卫生服务中心进行体格检查。社区护士了解到，该幼儿牛乳喂养，未加辅食，近4个月来食欲差，精神不振。体重6.6kg，皮下脂肪0.2cm。社区护士为该幼儿家长进行保健指导，以下内容正确的是

A. 饮食改善应循序渐进

B. 尽早高蛋白、高脂肪饮食

C. 尽快接种疫苗预防感染

D. 食欲不佳者，减少摄入量

E. 午后患儿易发生低血糖，应注意观察

（3）婴儿，女，3月龄。母亲带其去儿童保健门诊接种百白破疫苗。接种结束后，小儿出现烦躁不安、面色苍白、四肢湿冷、脉搏细速等症状。该女婴最可能发生

A. 低钙血症

B. 过敏性休克

C. 全身反应

D. 全身感染

E. 低血糖

2. 婴儿，男，6月龄。2日前，父母带其来社区卫生服务中心进行疫苗接种和健康检查。经询问，该婴儿自出生后母乳喂养至5月龄，5月龄后开始添加辅食，但进食少。经检查，该儿童的体格与智力发育均处于正常水平。请问：

（1）根据国家免疫规划疫苗儿童免疫程序，该儿童此次应接种哪种疫苗？

（2）应该为该儿童家长进行哪些保健指导？

3. 新生儿，女，出生5日，社区护士对其进行家庭访视。新生儿出生体重为3.0kg，目前体重为2.9kg，大便为糊状，每日3次。母亲担心母乳量不足，向社区护士咨询母乳喂养方面的问题。请问：

（1）社区护士开展新生儿家庭访视的主要内容是什么？

（2）社区护士应给予哪些关于母乳喂养的指导？

选择题答案

（1）A （2）A （3）B

第八章 社区妇女健康管理

学习目标

知识目标
1. 掌握 社区妇女保健的概念；社区孕产妇健康管理的内容。
2. 熟悉 围婚期、孕前期、孕期、产褥期、围绝经期妇女保健的内容；社区孕产妇健康管理的流程。
3. 了解 妇女保健的主要统计指标；社区孕产妇健康管理的基本要求。

能力目标
1. 能按照社区妇女保健指标要求为社区妇女开展科学、有针对性的保健服务。
2. 能根据社区孕产妇健康管理的服务要求、服务流程开展孕产妇健康管理。

素质目标
1. 具有尊重社区孕产妇人格和隐私的素质。
2. 具备关爱生命、关心孕产妇、仁爱待人的职业精神。

人民健康是民族昌盛、国家富强的重要基础和标志。社区妇女是社区重点护理对象之一。针对围婚期、孕前期、孕期、产褥期、围绝经期妇女，提供科学、有针对性的保健服务，针对社区孕产妇提供规范的健康管理，对于提升社区妇女健康水平，推动经济社会高质量发展，实施健康中国战略具有全局性和战略性意义。

第一节 社区妇女保健

妇女保健是卫生事业的重要组成部分。妇女承担着社会工作和孕育后代的双重任务，其身心健康关系到家庭及整个社会的健康水平。妇女的卫生知识水平对整个家庭的健康状况有重要影响。因此，社区妇女保健工作是社区卫生服务中的重要组成部分，社区护士应依据不同时期妇女的生理、心理特点，运用医学知识与技术做好社区妇女预防保健工作。

一、社区妇女保健的概念与意义

社区妇女保健（women health care in community）是以预防为主，以保健为中心，以基层为重点，以社区妇女群体为对象，防治结合，开展以生殖健康为核心的保健工作。发展社区妇女保健服务，特别是对孕产妇进行健康管理，能够降低孕产妇死亡率，减少妇女患病率，防治性传播疾病，促进妇女的身心健康，提高妇女健康水平。

二、妇女保健的主要统计指标

（一）妇女保健统计指标

1. 婚前医学检查率　指一定时期内某地区婚前医学检查人数与结婚登记人数之比。计算方法：婚前医学检查率=报告期内某地区婚前医学检查人数/同期该地区结婚登记人数×100%。

2. 婚前医学检查检出疾病率　指一定时期内某地区婚前医学检查检出疾病人数与婚前医学检查人数之比。计算方法：婚前医学检查检出疾病率=报告期内某地区婚前医学检查检出疾病人数/同期该地区婚前医学检查人数×100%。

3. 妇女常见病筛查率　指一定时期内某地区妇女常见病实查人数与应查人数之比。计算方法：妇女常见病筛查率=报告期内某地区妇女常见病实查人数/同期该地区妇女常见病应查人数×100%。

4. 计划生育技术服务例数　指报告期内某地区施行宫内节育器放置（取出）术、输精（卵）管绝育术及吻合术、人工流产（负压吸引术、钳夹术、药物流产）、皮下埋植剂放置（取出）术的人次之和。

（二）孕产期保健统计指标

1. 早孕建册率　指辖区内妊娠13周之前建册的人数与该地该时间段内活产数之比。计算方法：早孕建册率=辖区内妊娠13周之前建册的人数/该地该时间段内活产数×100%。

2. 活产数　指报告期内某地区妊娠满28周及以上（如孕周不清楚，可参考出生体重达1 000g及以上），娩出后有心跳、呼吸、脐带搏动、随意肌收缩4项生命体征之一的新生儿数。

3. 产妇建卡率　指一定时期内某地区产妇建卡人数与产妇数之比。计算方法：产妇建卡率=报告期内某地区产妇建卡人数/同期该地区产妇数×100%。

4. 高危产妇占产妇总数的百分比　指一定时期内某地区产妇总数中高危产妇所占百分比。计算方法：高危产妇占产妇总数的百分比=报告期内某地区高危产妇人数/同期该地区产妇数×100%。

5. 孕产妇系统管理率　指一定时期内某地区产妇系统管理人数与该地区活产数之比。计算方法：孕产妇系统管理率=报告期内某地区产妇系统管理人数/同期该地区活产数×100%。

6. 产前检查率　指一定时期内某地区接受过1次及以上产前检查的产妇人数与当地活产数之比。计算方法：产前检查率=报告期内某地区产妇产前检查人数/同期该地区活产数×100%。

7. 产前健康管理率　指辖区内按照规范要求在孕期接受5次及以上产前随访服务的人数与该地区该时间段内活产数之比。计算方法：产前健康管理率=辖区内在孕期接受5次及以上产前随访服务的人数/该地区该时间段内活产数×100%。

8. 孕产妇HIV检测率　指一定时期内某地区产妇HIV检测人数与产妇数之比。计算方法：孕产妇HIV检测率=报告期内某地区产妇HIV检测人数/同期该地区产妇数×100%。

9. 孕产妇梅毒检测率　指一定时期内某地区产妇梅毒检测人数与产妇数之比。计算方法：孕产妇梅毒检测率=报告期内某地区产妇梅毒检测人数/同期该地区产妇数×100%。

10. 孕产妇乙型肝炎表面抗原检测率　指一定时期内某地区产妇乙型肝炎表面抗原检测人数与产妇人数之比。计算方法：孕产妇乙型肝炎表面抗原检测率=报告期内某地区产妇乙型肝炎表面抗原检测人数/同期该地区产妇数×100%。

11. 孕产妇产前筛查率　指一定时期内某地区出生缺陷产前筛查孕产妇数与当地产妇数之比。计算方法：孕产妇产前筛查率=某年某地区出生缺陷产前筛查孕产妇数/同年该地区产妇数×100%。

12. 住院分娩率　指一定时期内某地区住院分娩活产数与当地活产数之比。计算方法：住院分娩率=报告期内某地区住院分娩活产数/同期该地区活产数×100%。

13. 剖宫产率　指一定时期内某地区采用剖宫产术分娩的活产数与当地活产数之比。计算方法：剖宫产率=报告期内某地区剖宫产活产数/同期该地区活产数×100%。

14. 产后访视率　指一定时期内某地区接受产后访视的产妇人数与活产数之比。计算方法：产后访视率=辖区报告期内产后28日内接受过1次及以上产后访视的产妇人数/同期该地区活产数×100%。

15. 产后出血率　产后出血是指分娩后24小时内失血量超过500ml的情况。产后出血率是指一定时期内产后出血的人数与同期产妇人数之比。计算方法：产后出血率=报告期内产后出血的发生人数/同期产妇人数×100%。

16. 产褥感染率　指一定时期内某地区发生产褥感染的产妇人数占同期该地区产妇总人数的比例。计算方法：产褥感染率=报告期内某地区产褥感染人数/同期该地区产妇总数×100%。

三、社区妇女保健的内容

（一）围婚期妇女保健

围婚期（perimarital period）是指围绕结婚前后的一段时间，从确定婚姻对象到婚后孕前的阶段。社区卫生服务机构建立新婚育龄妇女基本档案，通过知识讲座、发放健康资料、观看科普录像等多种方式开展婚前、孕前生殖健康教育，为育龄妇女提供生育、避孕相关咨询和指导活动，协助发放叶酸、避孕药具等。

1. 婚前医学检查　婚前医学检查是了解准备结婚的男女双方健康状况，以确保后代健康的重要措施之一。通过检查能够发现因体质缺陷不能结婚或因健康状况暂不宜结婚、因患某种疾病可以结婚但不宜生育、可以结婚生育但受孕后应及时做产前诊断及治疗等情况，以阻断遗传病的延续。检查内容包括：① 询问家族史、个人史和月经史等。② 全面体格检查，包括生殖器官和第二性征检查，确定生殖器官有无发育异常、畸形、肿瘤或炎症等。有的性器官先天畸形或缺陷不适合结婚，有的要在婚前进行必要的矫治手术。③ 常规辅助检查，包括胸部透视、血常规、尿常规、梅毒筛查、血转氨酶和乙型肝炎表面抗原检测、女性阴道分泌物检查。④ 特殊检查，可根据需要或自愿原则确定检查项目，如染色体、精液、淋病、艾滋病、支原体和衣原体等检查。

2. 婚育指导　在出具以下医学建议时，婚前医学检查医生应向当事人说明情况，并进行如下指导：① 直系血亲或者三代以内的旁系血亲禁止结婚；② 一方患有重大疾病的，应当在结婚登记前如实告知另一方；③ 患有指定传染病的个体在传染期内或发病期间内不宜结婚，医生会提出相应的医学意见，建议暂缓结婚或采取必要的医疗措施；④ 严重遗传病或重要脏器疾病不宜生育。

3. 生殖健康指导 以生殖健康为核心，进行与结婚和生育有关的保健知识宣教。内容包括性保健和性教育、新婚避孕及计划生育、孕前保健、遗传病及影响婚育的有关疾病等知识的指导。

4. 计划生育指导

（1）生育咨询：为准备妊娠的妇女提供有关生育的咨询与健康教育，提倡优生优育。主要内容包括：① 选择最佳生育年龄。从医学角度看，女性25~29周岁、男性25~35周岁为最适宜的生育年龄。建议女性二胎最好在35岁前完成。② 选择适宜的受孕时期。例如，双方身体状况良好；生活或工作环境无有害物质；保持健康体重及健康行为，如不吸烟、不饮酒；如服用避孕药物，应先停服，改用工具避孕半年后再受孕为宜；生育二胎应选择一胎顺产后1年以上、一胎剖宫产至少2~3年后；应选择新鲜瓜果蔬菜大量上市的季节受孕，避开各种病毒性疾病多发的季节。

（2）避孕指导：介绍避孕方法的相关知识，包括避孕原理、适应证和禁忌证、避孕工具使用方法及可能出现的副作用、避孕失败后的补救措施等。指导新婚夫妇根据自身情况选择适宜的避孕方法。

（二）围生期妇女保健

围生期保健是指1次妊娠从孕前期、孕期、分娩期、产褥期（哺乳期）至新生儿期为孕母和胎（婴）儿的健康所进行的一系列保健措施。社区卫生服务机构重点参与孕前期、孕期、产褥期、新生儿期的保健工作。

1. 孕前期保健 孕前期保健是指孕前3个月通过评估和改善计划妊娠夫妇的健康状况，减少或消除导致出生缺陷等不良妊娠结局的风险因素，预防出生缺陷发生，提高出生人口素质，是孕期保健的前移。

（1）健康教育及指导：遵循普遍性指导和个体化指导相结合的原则，对计划妊娠的夫妇进行孕前健康教育及指导。包括：① 有准备、有计划地妊娠，尽量避免高龄妊娠；② 合理营养，控制体重增加，孕前超重或肥胖妇女将体重控制在正常体质指数（BMI）范围后再妊娠；③ 孕前3~6个月增补叶酸，补充叶酸0.4~0.8mg/d或补充含叶酸的复合维生素；④ 对于有遗传病、慢性疾病和传染病且准备妊娠的妇女，应予以评估并指导；⑤ 合理用药，避免使用有致畸风险的药物，如利巴韦林、麻腮风疫苗、异维A酸、他汀类调血脂药、抗肿瘤药等；⑥ 避免接触生活及职业环境中的有毒有害物质（如放射线、高温、铅、汞、苯、砷、农药等），避免密切接触宠物；⑦ 改变不良的生活习惯（如吸烟、酗酒、吸毒等）及生活方式；⑧ 避免高强度的工作、高噪声环境和家庭暴力；⑨ 保持心理健康，解除精神压力，预防孕期及产后心理问题的发生；⑩ 合理选择运动方式。

（2）常规保健及指导

1）评估孕前高危因素，如：① 询问计划妊娠夫妇的健康状况；② 评估既往慢性疾病史、家族史和遗传病史，不宜妊娠者应及时告知；③ 详细了解不良孕产史和前次分娩史，是否为瘢痕子宫；④ 详细了解生活方式、饮食营养、职业状况及工作环境、运动（劳动）情况、家庭暴力、人际关系等。

2）进行相关检查，包括：① 全面体格检查，如心肺听诊；② 测量血压、体重，计算BMI；③ 常规妇科检查，包括外阴部检查、阴道检查、宫颈检查、子宫及附件检查、妇科超声检查等；④ 备孕检查，包括血常规、尿常规、血型（ABO和Rh血型）、肝功能、肾功能、空腹血糖水平、乙型肝炎表面抗原（HBsAg）筛查、梅毒血清抗体筛查、HIV筛查、地中海贫血筛查（广东、广西、海南等地区）等项目。

2. 孕期保健 孕期是指妇女从受孕到娩出胎儿的一段时期，可分为妊娠早期（第13周末及之前）、妊娠中期（第14~27周末）、妊娠晚期（第28周及之后）三个时期。

（1）妊娠早期保健：此期是胚胎、胎儿分化发育的关键时期，极易受外界因素及孕妇所患疾病的影响，从而导致胎儿畸形或流产。主要从以下三方面做好保健工作。

1）健康教育及指导：包括以下几点。① 进行流产认识和预防的指导；② 开展营养和生活方式的指导，并根据孕前BMI，提出孕期体重增加建议，孕期体重增长范围的建议见表8-1-1；③ 指导孕妇继续补充叶酸0.4~0.8mg/d至妊娠3个月，有条件者可继续服用含叶酸的复合维生素；④ 避免接触有毒有害物质，避免密切接触宠物；⑤ 慎用药物，避免使用可能影响胎儿正常发育的药物；⑥ 改变不良的生活习惯及生活方式；⑦ 避免高强度的工作、高噪声环境和家庭暴力；⑧ 保持心理健康，解除精神压力，预防孕期及产后心理问题的发生。

▼ 表8-1-1　妊娠期妇女体重增长范围和妊娠中晚期每周体重增长推荐值

妊娠前体质指数分类	总增长值范围/kg	妊娠早期增长值/kg	妊娠中晚期每周体重增长值及范围/kg
低体重（BMI＜18.5kg/m²）	11.0~16.0	0~2.0	0.46（0.37~0.56）
正常体重（18.5kg/m²≤BMI＜24.0kg/m²）	8.0~14.0	0~2.0	0.37（0.26~0.48）
超重（24.0kg/m²≤BMI＜28.0kg/m²）	7.0~11.0	0~2.0	0.30（0.22~0.37）
肥胖（BMI≥28.0kg/m²）	5.0~9.0	0~2.0	0.22（0.15~0.30）

2）常规保健：包括以下几点。① 建立孕期保健手册。② 仔细询问月经情况，确定孕周，推算预产期。③ 评估孕期高危因素，包括孕产史（特别是不良孕产史如流产、早产、死胎、死产史）、生殖道手术史、有无胎儿畸形或幼儿智力低下、孕前准备情况、孕妇及配偶的家族史和遗传病史。注意有无妊娠合并症，如慢性高血压、心脏病、糖尿病、肝肾疾病、系统性红斑狼疮、血液病、神经和精神疾病等，及时请相关学科会诊，不宜继续妊娠者应告知并及时终止妊娠。高危妊娠继续妊娠者，应评估是否转诊、本次妊娠有无阴道出血、有无可能致畸的因素。④ 全面体格检查，包括心肺听诊，测量血压、体重，计算BMI，常规妇科检查（孕前3个月未查者），胎心率测定（多普勒听诊，妊娠12周左右）。

3）根据情况完善其他相关检查：如血常规、尿常规、血型（ABO和Rh血型）、肝功能、肾功能、空腹血糖水平、HBsAg筛查、梅毒血清抗体筛查、HIV筛查、地中海贫血筛查、超声检查等。

（2）妊娠中期保健

1）妊娠14~19周保健工作：① 健康教育及指导，包括妊娠中期流产的认识和预防、妊娠中期生理知识、营养和生活方式的指导，妊娠中期胎儿染色体非整倍体异常筛查的意义、补铁补钙的知识。对于非贫血孕妇，如血清铁蛋白＜30μg/L，应补充元素铁60mg/d，对于诊断明确的缺铁性贫血孕妇，应补充元素铁100~200mg/d，具体参考中华医学会围产医学分会发布的《妊娠期铁缺乏和缺铁性贫血诊治指南》。应开始常规补充钙剂0.6~1.5g/d。② 常规保健，分析首次产前检查的结果；询问阴道出血、饮食、运动情况；进行体格检查（如血压、体重），评估孕妇体重增加是否合理，评估宫底高度，进行胎心率测定。③ 根据具体情况完善其他相关检查，如无创产前基因检测、母体血清学筛查、羊膜腔穿刺术检查等。

2）妊娠20~24周保健工作：① 健康教育及指导，包括早产的认识和预防、营养和生活方式的指导、胎儿系统超声筛查的意义等指导；② 常规保健，包括询问胎动、阴道出血、饮食、运动情况，进行体格检查（同妊娠14~19周保健工作）；③ 完善相关检查，包括胎儿系统超声筛查，筛查胎儿的严重畸形，血常规、尿常规等。

3）妊娠25~27周保健工作：① 健康教育及指导，包括早产的认识和预防，妊娠糖尿病（GDM）筛查的意义；② 常规保健，包括询问胎动、阴道出血、宫缩、饮食、运动情况，进行体格检查（同妊娠14~19周保健工作）；③ 完善相关检查，包括GDM筛查、血常规、尿常规等。

孕妇具有GDM高危因素或者医疗资源缺乏的地区，建议妊娠24~28周首先检测空腹血糖（FPG）。

（3）妊娠晚期保健

1）妊娠28~32周保健工作：① 健康教育及指导，包括分娩方式指导、开始注意胎动或计数胎动、母乳喂养指导、新生儿护理指导；② 常规保健，包括询问胎动、阴道出血、宫缩、饮食、运动情况，进行体格检查、胎位检查；③ 完善相关检查，如血常规、尿常规检查，行超声检查以了解胎儿生长发育情况、羊水量、胎位、胎盘位置等。

2）妊娠33~36周保健工作：① 健康教育及指导，包括分娩前生活方式、分娩相关知识（临产的症状、分娩方式指导、分娩镇痛）以及新生儿疾病筛查的意义、抑郁症的预防等指导。② 常规保健，包括询问胎动、阴道出血、宫缩、皮肤瘙痒、饮食、运动、分娩前准备情况；进行体格检查。③ 完善相关检查，如尿常规检查等。

3）妊娠37~41周保健工作：① 健康教育及指导，包括分娩相关知识（临产的症状、分娩方式指导、分娩镇痛）以及新生儿免疫接种、产褥期保健、胎儿宫内情况的监护等指导；妊娠≥41周时，住院并引产。② 常规保健，包括询问胎动、宫缩、见红等，进行体格检查。③ 完善相关检查，如超声检查、无应激试验（NST）检查（每周1次）、子宫颈检查及Bishop评分等。

3. 产褥期保健　产褥期保健是指为分娩后至产后42日的妇女和婴儿提供规范、系统和连续的医疗保健服务，包括住院期间保健、产后访视和产后42日健康检查。

（1）产褥期卫生指导

1）休养环境：产妇和新生儿应母婴同室，休养环境应安静、舒适、整洁，室温以22~24℃为宜，光线适宜，适当通风，保持空气清新。产妇的穿着应随气候及居住环境的温度、湿度变化进行调整，防止受凉。要减少探访人员，以免污染空气和影响产妇休息。

2）个人卫生：产妇应注意个人卫生，保持皮肤清洁、舒适，勤擦身，宜淋浴，产后6周内避免盆浴，勤换内衣。保持外阴和伤口清洁，每日2次用温开水清洗外阴；如伤口肿胀疼痛，可遵医嘱用50%硫酸镁纱布湿热敷，或0.01%~0.02%高锰酸钾溶液坐浴，勤换卫生巾及内裤。保持口腔清洁，早晚刷牙，餐后漱口，预防口腔疾病。

3）休息与活动：产妇应调整生活节律，保证充足的睡眠和休息。产后应尽早适当活动，经阴道自然分娩的产妇，应于产后6~12小时内起床稍微活动，产后第2日可在室内走动。行剖宫产术的产妇，术后6小时后可在床上活动，第2日可在床上坐起或轻微起床活动；产后3~6周在恶露明显减少的情况下，可以逐渐进行简单的家庭活动并坚持提肛训练，巩固盆底肌肉功能。产妇按照循序渐进的原则进行产后活动，注意劳逸结合，有出血或不适感时，应立即停止。

4）饮食与营养：产妇应获取适当的、均衡的饮食，选择营养丰富且易消化的食品，忌食生冷或过食肥甘，以免损伤胃肠功能。哺乳的产妇应多吃富含蛋白质的汤汁食物，如鸡汤、鱼汤等。产后贫血者应适当增补维生素和富含铁的食物。

5）性生活指导：产妇的生殖器官恢复需要6~8周的时间，产后42日健康检查无异常可恢复性生活，可向产后夫妇提供个体化指导。注意性生活卫生，预防生殖道感染。如果产妇有侧切伤口疼痛、产褥感染、产后出血或产后抑郁等，要推迟性生活的时间。同时社区护士还应向产妇进行避孕宣教，哺乳期即使没有月经，仍要坚持避孕。

6）心理指导：① 产后抑郁，是分娩后常见的一种心理障碍。其症状包括注意力无法集中、健忘、焦虑、伤心、时常哭泣、依赖、疲倦、易怒易爆、负向思考方式等。社区护士应提醒家属注意观察产妇的情绪，多给予关心照顾，尽量满足其对休息的需求。同时，指导产妇学会调节情绪，建立亲子依附关系，有效缓解产后心理压力。及时发现抑郁症状严重的产妇，帮助其接受心理医生的专业治疗。② 家庭角色适应不良。随着孩子的出生，家庭加入了新成员，家庭发展任务发生了变化，夫妻要适应为人父母的角色。如果不适应该角色，就可能影响产妇身心健康的恢复及新生儿的健康发育。应指导夫妻双方通过拥抱、沐浴、触摸、目光交流与新生儿多接触、多交流。鼓励家庭成员积极参与育婴活动。

（2）产褥期康复指导：指导产妇进行活动与产后健身操，可促进产妇腹壁和盆底肌肉张力的恢复，避免腹壁皮肤过度松弛，防止尿失禁及子宫脱垂。自然分娩产妇产后6~12小时内可下床轻微活动，产后第2日可在室内走动。剖宫产产妇可适当推迟活动时间。遵循由小到大、由弱到强的原则循序渐进地进行产后健身操练习，可在产后24小时开始，每1~2日增加1节，每节做8~16次。具体步骤如下：① 第1节，仰卧，深吸气，收腹部，然后呼气；② 第2节，仰卧，两臂直放于身旁，进行缩肛与放松动作；③ 第3节，仰卧，两臂直放于身旁，双腿轮流上举与并举，与身体呈直角；④ 第4节，仰卧，髋与腿放松，分开稍屈，足底放在床上，尽力抬高臀部与背部；⑤ 第5节，仰卧起坐；⑥ 第6节，跪姿，双膝分开，肩肘垂直，双手平放床上，腰部进行左右旋转动作；⑦ 第7节，全身运动，跪姿，双臂支撑在床上，左右腿交替向背后高举。

（三）围绝经期妇女保健

围绝经期（perimenopausal period）指从绝经前出现与绝经有关的内分泌、生物学改变及临床特征到绝经后12个月的阶段。大多数女性发生在45~55岁，平均持续4年。在此期间突出的症状是绝经，同时伴有一系列的生理、心理变化，如心悸、潮热、出汗、易激动、焦虑、失眠、记忆力减退等。社区卫生服务机构定期对围绝经期妇女进行常见病及恶性肿瘤的普查工作，开展围绝经期生理心理改变、健康行为、健康自我监测等宣传教育与咨询，根据妇女不同生理心理状况进行有针对性的保健服务。

1. 生活方式指导

（1）合理饮食：饮食应注意控制总热量，预防肥胖。以低盐、低脂、低糖、低胆固醇、高膳食纤维的饮食为宜，多食蔬菜、水果，多食含钙丰富的食物，必要时适量补充钙和维生素D，预防骨质疏松症。

（2）适当运动：体育锻炼是减缓身体各组织、器官衰老的重要条件，合理运动可促进血液循环，减缓肌肉、关节的僵化过程，增加骨密度。应指导围绝经期妇女依据个人的具体情况、爱好及体力选择不同的运动方式，每次至少运动30分钟，以每周3~4次为宜。

（3）充足睡眠：充足的睡眠可以消除身心疲劳，提高免疫力。营造舒适、安静的睡眠环境，睡前避免饮咖啡、浓茶等，保证每日7~8小时的睡眠。

（4）维持心理平衡：通过教育，妇女可以正确认识围绝经期，保持乐观情绪。鼓励家属特别是配偶理解围绝经期妇女的生理心理状况并给予心理支持，分担其痛苦、烦恼，提供适时适宜的安慰，帮助其进行情绪调节。

（5）注意个人卫生：进入围绝经期后生殖器官发生萎缩和组织松弛，宫颈黏液及阴道上皮分泌减少，易发生阴道炎、子宫脱垂和尿失禁等，应特别注意保持外阴清洁，勤换内衣裤，积极预防老年性阴道疾病。

（6）和谐性生活：绝经后随着雌激素逐渐下降，阴道黏膜萎缩，分泌物减少，阴道润滑度减弱，易造成性生活困难。当阴道有炎症时，有血性分泌物甚至出血，影响性生活的满意度。社区护士应指导妇女在出现不同程度阴道干涩、性交疼痛等症状时及时就诊。鼓励其保持性生活，每月1~2次。和谐性生活不仅对卵巢、垂体下丘脑功能有调节促进作用，还有利于调整心理及生理状态，维持生殖器官功能。

2. 自我监测 掌握健康的标准和常见病的早期症状，提高自我监测和自我查病能力，定期进行监测和记录，能及时发现自我身心健康的偏异及及早发现疾病，及时矫治，维护健康。围绝经期妇女自我监测的内容包括健康的自我评定、定期测量体重和腰围、进行乳房的自我检查、记录月经周期。主动参加妇科普查，有利于早发现妇科疾病。

3. 定期体检 围绝经期妇女易患子宫颈癌、子宫内膜癌、乳腺癌。早期发现、早期诊断、早期治疗可提高疗效与生存率。因此，建议围绝经期妇女每年进行1次全身检查，每半年到1年进行1次妇科检查和宫颈防癌涂片检查，针对个人具体情况选择性地进行血、尿或内分泌检查等。

4. 用药指导 雌激素替代疗法可以缓解围绝经期症状，预防雌激素缺乏导致的各系统、器官健康问题，提高围绝经期妇女生活质量。社区护士应指导用药的方法，解释可能出现的副作用，督促定期监测，确保用药安全性及有效性。

高龄孕妇是产前筛查和产前诊断的重点人群。重点检查项目包括：① 妊娠11~13周$^{+6}$应进行妊娠早期超声筛查，如胎儿颈后透明层厚度（nuchal translucency，NT）、有无鼻骨缺如、神经管缺陷（neural tube defect，NTD）等。② 年龄在35~39岁而且无其他高危因素的孕妇，签署知情同意书可先行无创产前基因检测进行胎儿染色体非整倍体异常的筛查；年龄≥40岁的孕妇，建议绒毛穿刺取样术或羊膜腔穿刺术，进行胎儿染色体核型分析和/或染色体微阵列分析。③ 妊娠20~24周，行胎儿系统超声筛查和子宫颈长度测量。④ 重视妊娠糖尿病（gestational diabetes mellitus，GDM）筛查、妊娠高血压和胎儿生长受限（fetal growth restriction，FGR）的诊断。

第二节 社区孕产妇的健康管理

社区孕产妇健康管理服务是指对辖区内已确诊妊娠的妇女，在整个孕产期直到产后42天时间里母子健康状况进行评估管理，包括个人卫生和营养指导、心理护理、异常情况的干预处置等。从社会层面来说，开展孕产妇健康管理服务，对降低孕产期母子死亡率和病残儿发生率，保障母子健康具有重要意义；从个人层面来说，其关系到孩子的成长和家庭的幸福生活。2017年2月国家卫生和计划生育委员会颁布的《国家基本公共卫生服务规范（第三版）》中明确了社区孕产妇健康管理的服务对象、服务内容及服务要求。

一、服务对象

社区孕产妇健康管理的服务对象为辖区内常住的孕产妇。

二、服务内容

1. 妊娠早期健康管理 妊娠13周末及之前为妊娠早期。其健康管理内容如下所示。

（1）妊娠早期健康教育和指导：① 开展妊娠早期生活方式、心理和营养保健指导，特别强调避免致畸因素和疾病对胚胎的不良影响，同时告知和督促孕妇进行产前筛查和产前诊断；② 对具有妊娠危险因素和可能有妊娠禁忌证或严重并发症的孕妇，及时转诊到上级医疗卫生机构，并在2周内随访转诊结果；③ 宣传妇幼保健基本公共卫生服务包等惠民政策。

（2）早孕建册：为孕妇在13周前建立《母子健康手册》，进行1次妊娠早期随访。

（3）妊娠早期健康状况评估：① 询问既往史、家族史、个人史等；② 进行一般体格检查，观察体态、精神等；③ 进行妇科检查；④ 进行实验室检查，如血常规、尿常规、血型、肝功能、肾功能、乙型肝炎等检测，有条件的地区可进行血糖、阴道分泌物、梅毒血清学试验、HIV抗体检测等检查。

（4）根据检查的结果，填写第1次产前检查服务记录表（见附录1）。如果发现孕妇有妊娠问题或严重并发症，医生会及时将其转到上级医疗卫生机构诊治。

2. 妊娠中期健康管理　妊娠14~27周末为妊娠中期。

（1）妊娠中期健康教育和指导：进行孕期的生活方式、心理、运动和营养指导，告知和督促孕妇进行预防出生缺陷的产前筛查和产前诊断。

（2）妊娠中期健康状况评估：通过询问、观察、一般体格检查、产科检查、实验室检查，对孕妇健康和胎儿的生长发育状况进行评估，识别需要做产前诊断和需要转诊的高危重点孕妇。

（3）督促产前检查与转诊：督促孕妇接受全程规范化产前检查，及时将异常孕妇转诊至上级医疗机构，并在2周内随访转诊结果。

（4）随访与记录：在妊娠16~20周、21~24周各进行1次随访，对孕妇进行健康评估、健康教育和指导，填写第2~5次产前随访服务记录表（见附录2）。

3. 妊娠晚期健康管理　妊娠28周及之后是妊娠晚期。

（1）妊娠晚期健康教育和指导：开展孕产妇自我监护、促进自然分娩、母乳喂养、孕期并发症及合并症防治等指导。

（2）督促转诊与加强随访：督促孕妇接受全程规范化产前检查。若随访中发现高危孕妇，可增加随访次数，并根据就诊医疗卫生机构的建议，督促其酌情增加产前检查次数。

（3）随访与记录：妊娠28~36周、37~40周各进行1次产前随访，对孕妇进行健康教育和指导，填写第2~5次产前随访服务记录表（见附录2）。

4. 产后访视　社区卫生服务中心（站）、乡镇卫生院和村卫生室在收到分娩医院转来的产妇分娩信息后，应于产妇出院后1周内进行产后访视，在产妇家中开展产褥期健康管理，加强母乳喂养和新生儿护理指导，同时进行新生儿访视。

（1）产后访视的内容

1）通过观察、询问和体格检查，了解产妇一般情况、乳房、子宫、出血和恶露、会阴或腹部伤口等情况。

2）产褥期保健指导：① 产褥感染预防，包括注意产褥期卫生，保持外阴清洁，防止会阴伤口感染，产后42日内禁止性生活；产后注意平衡膳食营养，纠正贫血，提高机体免疫力；指导产妇学会测量体温，观察伤口和恶露情况等，一旦出现发热、腹痛、伤口疼痛、恶露异味等情况，应尽早就医；产妇休息时应经常变换体位，鼓励及早、适当活动，以利于产后子宫恢复和恶露排出。② 产后出血预防，包括产后积极促进母乳喂养，立即进行母婴早接触、早吸吮和早开奶，有利于减少产后出血；密切监测和记录产后24小时内的生命体征及阴道流血量、子宫收缩、膀胱充盈的情况，鼓励产后尽早下床活动，及时排尿，积极处理尿潴留；产后注意观察子宫复旧及恶露排出情况。若血性恶露量多且持续时间延长，应指导及早就医；预防产褥感染，及时纠正导致产褥感染的危险因素，避免感染导致晚期产后出血的发生；对于有产后出血风险的人群，应加强宣教，提高产妇预防晚期产后出血的意识，发现子宫复旧不良与恶露异常应及时就医和处理。

3）及时处理母乳喂养困难、产后便秘、痔疮、会阴或腹部伤口等问题，发现有产褥感染、产后出血、子宫复旧不佳、妊娠合并症未恢复者及产后抑郁等问题的产妇，应及时转诊至上级医疗保健机构治疗。

4）新生儿评估：通过观察、询问、检查，了解新生儿的基本情况，具体内容见第七章"新生儿家庭访视"部分。

（2）产后访视的流程：包括以下几点。① 访视前，社区护士确定访视对象，通过电话等形式预约访视时间，了解其确切的家庭地址及路径；② 访视中，通过观察、询问和检查了解产妇的情况，开展产褥期保健指导，必要时协助转诊，同时，应详细填写产后访视记录表（见附录3）；③ 访视后，收回《母子健康手册》，并进行相应的管理登记。

5. 产后42日健康检查　按知情选择原则，指导产妇按时进行产后42日检查。

（1）正常产妇可到乡镇卫生院、社区卫生服务中心做产后健康检查，异常产妇可到原分娩医疗卫生机构检查。

（2）对产妇进行询问、观察、一般体格检查和妇科检查，必要时评估产妇恢复情况，进行相关辅助检查，并填写产后42日健康检查记录表（见附录4）。

（3）对产妇应进行心理保健、生殖保健与避孕指导，如预防生殖道感染，6个月纯母乳喂养，产妇和婴儿营养等知识。

三、服务流程

社区孕产妇的健康管理从妊娠早期开始直到产后42日，包括妊娠早期健康管理（随访1次，在妊娠13周前）、妊娠中期健康管理（随访2次，分别在妊娠16~20周和妊娠21~24周）、妊娠晚期健康管理（随访2次，分别在妊娠28~36周和妊娠37~40周）、产后访视（随访1次，在产后1周内）、产后42日健康检查等健康管理服务。健康管理的服务流程详见图8-2-1。

四、服务要求

1. 社区卫生服务中心和乡镇卫生院应当具备开展孕产妇健康管理所需的基本设备和条件。

2. 按照国家孕产妇保健有关规范要求，对孕产妇进行全程追踪与管理，从事孕产妇健康管理服务的工作人员应具备相应的执业资格，并接受过孕产妇保健相关专业技术培训。

3. 应与居（村）委会、妇联等相关部门加强联系，掌握辖区内孕产妇人口信息。

4. 在基层医疗卫生机构公示免费服务内容，加强宣传，使更多的育龄妇女愿意接受服务，提高早孕建册率。

5. 每次为孕产妇提供服务后及时记录相关信息，并纳入孕产妇健康档案进行管理。

6. 积极为孕期、产褥期、哺乳期妇女提供饮食起居、情志调摄、食疗药膳、产后康复等中医药保健服务。

7. 有助产技术服务资质的基层医疗卫生机构应分别在妊娠中期和妊娠晚期对孕产妇进行随访。若没有助产技术服务资质，则督促孕产妇前往有资质的机构进行相关随访。

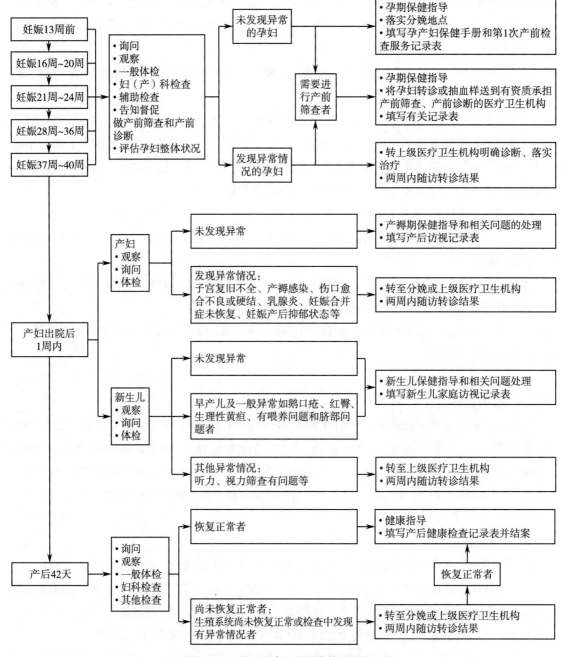

▲ 图 8-2-1　社区孕产妇的健康管理服务流程

［资料来源：国家基本公共卫生服务规范（第三版），孕产妇健康管理服务流程］

（李春艳）

学习小结

　　社区妇女保健是以预防为主，以保健为中心，以基层为重点，以社区妇女群体为对象，防治结合，开展以生殖健康为核心的保健工作。妇女保健的主要统计指标包括妇女保健统计指标和孕产期保健统计指标。社区护士应对围婚期、围生期、围绝经期妇女提供科学的、有针对性的健康指导及保健服务。

　　社区孕产妇健康管理服务是指对辖区内已确诊妊娠的妇女，在整个孕产期直到产后42日的母子健康状况进行评估管理，包括个人卫生和营养指导、心理护理、异常情况的干预处置等。按照服务流程，开展妊娠早期健康管理、妊娠中期健康管理、妊娠晚期健康管理、产后访视、产后42日健康检查等服务。

**复习
参考题**

1. 选择题

（1）早孕建册的时间一般应在

A. 妊娠6周以前

B. 妊娠8周以前

C. 妊娠9周以前

D. 妊娠12周以前

E. 妊娠13周以前

（2）乡镇卫生院、村卫生室和社区卫生服务中心（站）在收到分娩医院转来的产妇分娩信息后，应到产妇家中进行第一次产后访视的时间是

A. 产后24小时

B. 产后1日内

C. 产后3日内

D. 产后7日内

E. 产后15日内

（3）李女士，25岁，停经50天，社区护士对其进行健康教育与指导，以下说法正确的是

A. 指导孕妇补充叶酸1.0~1.8mg/d至妊娠3个月

B. 避免接触有毒有害物质（如放射线、高温、铅、汞、苯、砷、农药等）

C. 询问胎动、阴道出血、宫缩、饮食、运动情况

D. 尽量卧床休息、避免流产

E. 完善相关检查，如超声检查、NST检查（每周1次）、子宫颈检查及Bishop评分等

2. 王女士，40岁，育有一5岁儿子，现妊娠3个月，在丈夫陪同下来社区卫生服务中心建立《母子健康手册》。王女士主诉早孕反应严重，精力不够，很担心自己因高龄生育二胎会出现孕期各种问题。请问：社区护士应对王女士及其家人开展哪些健康保健服务和指导？

3. 周女士，30岁，文化程度初中，个体经营者，G_3P_2，2023年8月15日足月顺产一男婴，体重4.4kg，新生儿Apgar评分为1分钟5分，5分钟8分，10分钟10分，出生后立即

转入儿童医院住院观察治疗。产妇于2023年8月19日出院，新生儿于2023年8月23日出院，2023年8月25日社区护士入户进行家庭访视。

请问：针对周女士的情况，产后访视有哪些重点内容？

第九章　社区老年人健康管理

学习目标

知识目标

1. 掌握　老年人、人口老龄化的概念；社区老年人群的保健指导；骨质疏松症、阿尔茨海默病的预防与护理；社区65岁及以上老年人的健康管理服务内容。
2. 熟悉　老年保健原则；老年人健康服务需求；骨质疏松症、阿尔茨海默病的危险因素及评估；社区65岁及以上老年人的健康管理服务流程。
3. 了解　老年人健康评估方法；失能老年人评估方法；医养结合服务模式与内容；长期护理保险的服务形式与内容。

能力目标

1. 能结合社区老年人群保健指导内容对骨质疏松症、阿尔茨海默病的老年患者实施护理。
2. 能根据老年人健康管理服务规范的要求对社区65岁及以上老年人进行健康管理。

素质目标

具备尊重老年人、关爱老年人的职业素养。

随着我国社会经济和医疗卫生事业的进步与发展，人民的生活水平和质量得到提升，平均寿命逐渐延长，人口老龄化成为社会发展的必然趋势。由于老年人口总数大，养老模式以社区居家养老为主，社区老年人健康管理已成为社区护理工作的重要内容，这对维持老年人身心健康、实现健康老龄化目标具有极其重要的意义。

第一节　社区老年人群保健

一、相关概念

（一）老年人

我国2018年修正的《中华人民共和国老年人权益保障法》规定"老年人是指六十周岁以上的公民"。现阶段，我国老年人按时序年龄的划分标准为：45~59岁为老年前期，称中老年人；60~89岁为老年期，称老年人；90岁及以上为长寿期，称长寿老年人。WHO确定60~74岁为年轻老年人，75~89岁为老年人，90岁及以上为长寿老年人。

（二）人口老龄化

人口老龄化是指老年人口占总人口比例不断上升的一种动态过程。当一个国家或地区60岁及以上人口占总人口比重超过10%，或65岁及以上人口占总人口比重超过7%，则处于人口老龄化社会，65岁及以上人口占总人口比重达14%为老龄社会，达20%为超老龄社会。

二、老年保健原则

做好老年保健，为老年人提供满意和适宜的保健服务有利于老年人健康长寿，提高晚年的生活质量。社区护士应在遵循老年保健原则的基础上为老年人做好保健指导工作。

1. 全面性原则　健康涵盖生理、心理和社会三个层面，应开展多维度、多层次、全过程、全周期的老年保健。

2. 区域化原则　以社区为基础提供老年保健服务。一方面，以家庭、邻居、社区为区域提供健康保健和社会服务，帮助老年人及其照顾者；另一方面，通过已建立的长期护理机构的专业或辅助性服务，深入社区为老年人服务。

3. 费用分担原则　老年保健费用的筹集是老年保健管理的关键环节。大多数人接受"风险共担"原则，即由政府、保险公司与个人共同承担。

4. 功能分化原则　为老年人提供多样化、多层次、多功能的保健服务。可以成立多学科团队，包含医生、护士、康复治疗师、社会工作者等，为老年人提供健康服务，解决老年人特殊的生理、心理和社会问题。

三、老年人健康服务需求

我国老年人口数量庞大，老年人健康服务需求在不同地区和个体之间存在较大差异，呈现多样化、多层次的特点。老年人健康服务需求有如下几类。

1. 医疗保健服务需求　随着老年人年龄的增加，健康问题逐渐增多，常出现多种慢性病共存的情况。因此，老年人对就医、体检、护理、康复、健康咨询等方面的需求较迫切。社区卫生服务中心可采取多种形式推进家庭医生签约服务，开展安全、便捷、经济的医疗保健工作，提高老年人生活质量。

2. 日常照料服务需求　当老年人因机体功能退化及疾病的影响，生活自理能力受限或丧失时，迫切需要通过日常照料满足其生活需求，如喂饭、洗澡、理发、洗衣、打扫卫生等。因此，应完善社区服务体系，充分利用资源开展家政服务、日间生活护理服务等，保证老年人生活上的舒适。

3. 精神慰藉服务需求　老年人由于家庭与社会地位改变，容易出现一些孤独、自卑、抑郁等心理问题，通过精神慰藉可满足其自尊、情感等方面的需求。社区护士应与老年人沟通交流，通过心理咨询、休闲养生、节日慰问、心理健康讲座等活动开展精神慰藉服务，提高老年人的幸福生活指数。

4. 文化娱乐服务需求　在满足老年人物质生活需要的基础上，还应关注老年人的文化娱乐服务需求，促进其身心健康。社区应建设适合老年人的娱乐设施、提供室内外活动场地、开辟报刊图书阅览室、举办知识讲座及各种培训、设立老年大学等，营造适宜老年人身心健康的文化氛围。

5. 应急求助服务需求　社区独居老年人、空巢老年人逐渐增多，对应急求助服务的需求上升。社区可建立应急援助网络，开设应急响应呼叫系统，开通老年人发生意外时的求助通道，健全全科医生、社区护士上门服务制度。

6. 法律维权服务需求　老年人群的消费权益保护、房屋出租、准备遗嘱、财产纠纷等法律服务需求与日俱增，因此可利用社会资源，开展法律法规宣传教育、法律咨询与援助、司法维权等，增强老年人自我维权意识，维护老年人合法权益。

四、老年人健康综合评估方法

随着年龄的增长，老年人的生理功能逐渐衰退、身体功能下降、心理社会适应能力减弱，导致老年人健康水平下降。对老年人进行健康综合评估可以全面反映其健康状况，有利于为老年人提供个体化的护理服务。老年人健康综合评估是将老年人作为社会中一员，全面关注与老年人健康功能状态相关的问题，对老年人的疾病、体能、认知、心理、社会和经济等多层面进行评估。国内外众多老年研究专家研发出多种有效的评估量表，对老年人健康状况进行科学、规范的综合评估。常用的评估量表如下所示。

1. 美国老年人资源和服务（Older American Resources and Services，OARS）**量表**　1975年，美国杜克大学老年和人类发展研究中心创建了该量表。它采用6分制对老年人的躯体健康、精神健康、日常生活功能、社会资源、经济状况5个维度进行评估，评分之和代表老年人的综合健康状况。该量表内容全面，应用范围广泛，但条目较多，评估耗时长，故不适用于紧急情况下的评估。

2. 综合评估和转诊评价表（Comprehensive Assessment and Referral Evaluation，CARE）　1977年，Gurland创立了该量表。它是一个半结构式的问卷，包括4个维度、1 500个条目，覆盖了老年人生理、心理、营养、社会、经济相关问题。之后，研究人员开发了简版CARE，包含抑郁、痴呆、活动障碍、主观记忆、睡眠、躯体症状6个维度，可用于老年人认知功能的评价。

3. 老年健康综合评估量表　2016年，谢世麒等研制了该量表。它包含躯体、生活、社会、精神心理4个维度37个条目。采用4分制，各维度所有条目得分总和为该维度得分，分数越高，表明功能越差。该量表条目相对较少，易操作，养老机构、医院和社区均适用。

4. 中国老年人健康综合功能评价量表　2012年，胡秀英等采用文献研究法和德尔菲法构建了该量表。它包括生活功能健康状态、精神心理健康状态、社会状况3个维度的内容，共7个指标、67个条目。该量表内容合理，操作简便，推荐在养老机构、医院和社区中使用。

第二节 社区老年人群的健康服务

一、保健指导

（一）生理健康指导

1. 饮食与营养 由于生理功能及营养需求发生改变，老年人的饮食需要特别照顾，社区护士应指导老年人选择合理的膳食，预防营养不良，避免饮食结构不合理造成高血压、糖尿病等疾病的发生。

（1）平衡膳食：饮食上应适当限制热量的摄入，保证足够的优质蛋白，提倡高维生素、低脂肪、低糖、低盐饮食和适量的含钙、铁饮食，保证足量的膳食纤维、无机盐、微量元素的摄入。合理调配三餐食物的摄入，一般早餐占总热量的30%，可进食高蛋白的食物，如牛奶、鸡蛋；午餐占40%，食物宜多样化；晚餐占30%，以食物清淡为佳，不宜过饱。两餐之间可适当增加点心。

（2）合理的烹调方式：老年人牙齿逐渐松动脱落，咀嚼吞咽能力下降，且消化功能减弱。因此，食物应细、软、松，便于咀嚼吞咽并易于消化吸收。可将食物加工成泥、末、羹等，但不宜烹饪时间过长，以免破坏维生素等有益成分。烹调宜用蒸、煮、炖、煨等方式，尽量避免煎炸。烹饪后在食物温热时请老年人就餐，避免进食过凉、过热的食物。

（3）良好的就餐环境：进餐时，室内空气要新鲜，最好在进餐前30分钟通风换气。鼓励家人尽量与老年人共同进餐，可使其心情愉快，食欲增强。对各类不能自行进餐的老年人要根据其病情提供相应的帮助。注意尊重其饮食习惯，给老年人提供一个安全、愉快的就餐环境。

2. 休息与睡眠 充足的休息与睡眠可缓解老年人的疲劳及精神压力，对老年人的生活极为重要。促进老年人休息与睡眠的措施包括：① 保持规律运动和休息。老年人睡眠时间短，坐卧休息时间相对较长，故应做到劳逸结合，既保证充足的睡眠，又重视运动对睡眠的促进作用，使老年人快速自然入睡。② 保证休息的质量。适度的休息应贯穿于1日的活动中，如看书、看电视时间不宜过长，避免疲劳。③ 建立良好的睡眠习惯。营造适宜的睡眠环境对提高老年人睡眠质量非常重要，如卧室的光线、温湿度、卧具的舒适度等，睡前避免饮用浓茶、咖啡等刺激性饮料，睡前温水泡脚可促进睡眠。

3. 运动与活动 老年人要坚持科学、有规律、适合自己的运动。可遵循以下原则：① 因人而异，选择适宜的运动项目。根据老年人的生理特点，选择动作缓慢、柔和的全身运动，以低、中等强度的有氧运动项目为宜，如步行、慢跑、游泳、太极拳等。② 循序渐进，持之以恒。机体对运动有一个适应过程，故活动强度宜由小到大，动作由慢到快、由简单到复杂。③ 自我监护，注意安全。最简便的自我监护方法是测算运动后心率，一般老年人运动后最适宜心率为（170-年龄）次/min，身体健壮的老年人运动后最高心率为（180-年龄）次/min。计算运动时心率，应采用测10秒心率乘以6的方法，不能采用直接测量1分钟的方法。老年人可结合客观测量和自我感觉综合判断运动量是否适宜。在运动中要注意安全，如运动前后宜适当活动，不宜空腹或饱餐后运动，身体不适及时就诊等。

（二）心理健康指导

老年人的心理健康水平直接影响疾病康复及生活质量，增进其心理健康是社区老年护理的重要内容之一。

1. 自我调整

（1）合理应对：教育老年人正确看待退休、子女离家、角色转换等问题，重建退休后的生活习惯，通过合理宣泄、转移注意力等方法自我调节，克服悲观等消极情绪。

（2）充实生活：① 保持交往。鼓励老年人与朋友、同事、邻居保持联系，如有能力可继续工作，增进人际交往，消除孤独感，获得更多的理解与支持。② 适当锻炼。运动锻炼不仅有益身体，对心理健康也十分重要。运动过程中可与老朋友增进友谊、结识新朋友，不断扩大自己的社交圈，增加老年人的生活兴趣。③ 培养爱好。老年人可根据自身健康状况及兴趣，培养一些爱好，如书法、绘画、摄影、钓鱼、下棋、弹琴等。这些爱好可稳定情绪，充实生活，学习过程也可延缓脑功能退化。

2. 家庭支持

（1）理解、尊重：家庭成员要给予老年人更多的耐心和关注，体谅其情绪上的变化，遇事主动与老年人商量，维护其在家中的地位。丧偶老年人如愿意再婚，家人要给予理解和支持，配偶是老年人维持心理健康的重要因素。

（2）加强沟通：鼓励老年人表达情感，增加与家庭成员的沟通。同时，提醒子女常回家看望父母，多与其交流。

3. 完善社会支持体系　社会应关注老年人，关心和尊重老年人的合法权益。例如，完善社区服务网络，使老年人购物等日常生活更便捷；建立各种老年服务机构，如养老院、托老所、老年活动中心、老年大学等，实现老有所学，老有所乐；帮助建立老年人互助机制，鼓励身体状况良好的老年人发挥余热，体现自身价值，同时也可缓解需要帮助的老年人的家庭及社会负担。

4. 心理治疗　如老年人心理问题严重，应安排其接受专业的心理治疗，以改善和控制其抑郁、焦虑情绪及躯体症状。

（三）安全防护

1. 防跌倒　老年人跌倒后可并发多种损伤，如骨折、脏器组织损伤等，导致老年人发生残疾，甚至死亡。

（1）危险因素

1）内在因素：① 生理因素，如年龄、性别等；② 疾病因素，如心脑血管疾病、肌少症、骨关节炎等；③ 药物因素，如抗高血压药、利尿药、抗抑郁药、镇静催眠药等；④ 心理因素，如抑郁、焦虑、恐惧等不良情绪。

2）外在因素：① 环境因素，如光线昏暗、地面湿滑、随意堆放杂物等；② 社会因素，如独居、照顾者缺乏风险防范意识等。

（2）评估工具　包括Morse跌倒风险评估量表、托马斯跌倒风险评估表、Hendrich II 跌倒风险评估量表等。

（3）干预措施

1）健康教育：定期在社区内开展有针对性的防跌倒健康教育，提高老年人的防跌倒意识和行为水平。

2）营养支持：合理膳食，平衡营养，注意补充钙和维生素D。

3）规律运动：指导老年人坚持参加规律的体育锻炼，以增强肌肉力量、柔韧性、协调性、平衡能力、步态稳定性和灵活性，从而减少跌倒的发生。鼓励选择适合老年人的运动，如太极拳、散步等。运动量应以体能和健康状态为基础，量力而行，循序渐进。

4）合理用药：加强用药宣教，强调按医嘱正确服药的重要性，尽可能减少用药的剂量，避免随意用药和自行服用多种药物。了解各种药物的副作用，注意用药后的反应。用药后动作宜缓慢，以预防跌倒的发生。

5）环境布置：室内作为老年人活动的主要场所，安全性尤为重要。例如，保持室内光线充足，在过道、卫生间和厨房等容易跌倒的区域应特别安排局部照明；居室内地面设计应防滑，尽量避免地面的高低不平，去除室内的台阶和门槛；家具的摆放位置相对固定，将常用的物品放在老年人方便取用的高度和位置；过道应安装扶手，避免杂物随意摆放在经常行走的通道上；卫生间的地面应防滑，并且一定要保持干燥，建议在卫生间内多安装扶手，卫生间最好使用坐厕而不使用蹲厕，浴缸或淋浴室地板上应放置防滑橡胶垫。

6）发生跌倒后的紧急处理：老年人跌倒后，不要急于扶起，要分情况进行跌倒后的现场处理。例如：① 检查伤情，确认有无骨折，对于跌倒后意识不清的老年人应立即实施急救措施；② 如需搬运应保证平稳，尽量保持平卧姿势；③ 有外伤、出血者，立即止血包扎并进一步观察处理；④ 如果老年人试图自行站起，可协助其缓慢起立，取坐位或卧位休息，确认无碍后方可放手，并继续观察；⑤ 查找跌倒危险因素，评估跌倒风险，制订防治措施及方案。

相关链接 | **老年人跌倒后的自救**

1. 如果是背部先着地，应弯曲双腿，挪动臀部到放有毯子或垫子的椅子或床铺旁，然后使自己较舒适地平躺，盖好毯子，保持体温，尽可能向他人寻求帮助。

2. 休息片刻，等体力准备充分后，尽力使自己向椅子的方向翻转身体，使自己变成俯卧位。

3. 双手支撑地面，抬起臀部，弯曲膝关节，然后尽力使自己面向椅子跪立，双手扶住椅面。

4. 以椅子为支撑，尽力站起来。

5. 休息片刻，部分恢复体力后，打电话寻求帮助，重点报告跌倒的情况。

2. 意外伤害预防和自救 老年人容易出现坠床、呛噎等意外，社区护士应评估老年人生理功能状态，采取措施预防相关意外发生。例如，对于意识障碍的老年人应于床边安放椅子或加装床栏，预防睡眠中出现坠床；督促老年人进食时取合适体位，细嚼慢咽并集中注意力，避免说笑；必要时对食物进行特殊加工，避免呛噎发生。对老年人及家属进行急救常识教育，保证他们熟知急救电话，或安置社区应急呼叫系统。

3. 安全用药 老年人的生理特点及患病特点决定其服药的长期性及服药种类的多样性。由于老年人肝肾功能减退，机体对药物的吸收、分布、代谢和排泄等均发生改变，老年人药物不良反应发生率增高，程度及后果也较严重。因此，社区护士应加强对老年慢性病患者的用药管理，勤家庭访视、多沟通，全面了解老年人的服药情况，指导老年人科学合理用药，加强用药监督，以保证用药安全。老年人用药原则包括：① 不滥用药，应先就医再用药，提高服药依从性；② 采用最小有效剂量，如60~79岁的老年人使用剂量为成人量的1/2~2/3，80岁及以上的老年人使用剂量为成人量的1/3~1/2，有肝肾功能减退或疾病者应谨慎用药；③ 用药种类宜少，最好不超过5种，减少不良反应；④ 选药恰当，老年人吞咽片剂或胶囊有困难时，宜选用液体剂型或冲剂、口服液，必要时改为注射给药，老年人用缓释剂型药物应慎重；⑤ 用法简单易行，告知老年人家属服药方案，以便督促服药；⑥ 调整用药，观察疗效及不良反应，随时调整药物种类及剂量。

二、老年人常见疾病的预防与护理

（一）骨质疏松症

骨质疏松症是一种以低骨量和骨组织微结构破坏为特征，导致骨质脆性增加和易于骨折的代谢性疾病。骨质疏松症按照病因可分为三大类，即原发性骨质疏松症、继发性骨质疏松症、特发性骨质疏松症。老年性骨质疏松症属于原发性骨质疏松症Ⅱ型，占发病总数的85%~90%，多见于65岁以上的女性和70岁以上的男性，女性发病率约为男性的3倍。患骨质疏松症的老年人极易发生骨折，主要累及的部位是脊柱和髋骨。因此，骨质疏松症是引起老年人卧床率和伤残率增高的主要因素。

1. 危险因素

（1）遗传因素：多种基因的表达水平和基因多态性可影响骨代谢。

（2）性激素缺乏：随着年龄的增长，老年人性腺功能减退，激素分泌水平下降，会对钙的吸收有一定影响。

（3）影响骨代谢的疾病：如甲状腺功能亢进症、性腺功能减退症、糖尿病、类风湿关节炎等。

（4）影响骨代谢的药物：如糖皮质激素、抗癫痫药、肿瘤化疗药物等。

（5）不健康的生活方式和生活环境：吸烟、活动少、过量饮酒、营养不良、日照不足等。

2. 常用评估工具 临床上评估骨质疏松症风险的方法较多，推荐采用国际骨质疏松基金会骨质疏松风险一分钟测试题、亚洲人骨质疏松自我筛查工具，作为骨质疏松症风险评估的初筛工具。

3. 预防及护理

（1）营养支持：注意合理营养，摄入适量蛋白质，补充含钙高的食物，如牛奶、鸡蛋、豆类及豆制品、鱼虾、海产品等，以利于骨矿物质沉积，有助于钙代谢平衡。

（2）运动管理：结合老年人的年龄、体质、兴趣等情况，制订合理的活动方案。鼓励老年人多进行户外运动，可选择散步、慢跑、打太极拳及健身体操等方式，避免剧烈、有危险的运动。

（3）戒烟限酒：培养良好习惯，避免吸烟、酗酒及饮用过量咖啡，以免影响钙的吸收利用。

（4）药物管理：必要时在医生指导下进行药物治疗，如服用钙片、维生素D、骨代谢调节剂等。

（5）心理支持：若老年人出现焦虑、忧郁、排斥锻炼等心理问题，应积极干预，与老年人倾心交谈，鼓励其表达内心的真实感受，给予精神支持。

（6）疼痛护理：最常见的症状是腰背痛。较轻者可以采取转移注意力、按摩松弛术、音乐治疗、暗示疏导等方法，必要时采用一些物理疗法，如冷疗法、中药熏蒸、红外线疗法、灸贴、电疗法等。对疼痛严重者，可遵医嘱使用镇痛药、肌肉松弛药等药物。

（7）预防并发症：尽量避免弯腰、负重等行为，同时为老年人提供安全的生活环境和装束，防止跌倒，以预防骨质疏松症引起的骨折。

（二）阿尔茨海默病

阿尔茨海默病（Alzheimer disease，AD）又称老年性痴呆，是一种中枢神经系统原发性、退行性疾病。起病隐匿，病程缓慢且不可逆，是老年期痴呆最常见的一种类型，以进行性记忆减退、认知功能障碍、人格改变及语言障碍为主要特征，严重影响老年人的社交、职业与生活等各个方面。

1. 危险因素　AD是复杂的异质性疾病，与多种因素有关。

（1）年龄：是AD的主要诱发因素，本病极少见于30岁以下人群。

（2）遗传：AD与基因异常、家族遗传有关。

（3）神经生化改变：乙酰胆碱、去甲肾上腺素等神经递质减少，影响记忆和认知功能。

（4）疾病：有脑血管供血不足、甲状腺功能减退等病史者，患该病的相对危险度高。

（5）心理社会因素：如低学历、离异、独居、低收入等。

2. 常用评估工具　有简易精神状态量表、长谷川痴呆量表、临床痴呆评定量表、画钟测验等。

3. 预防与护理

（1）认知功能训练：① 记忆力训练，如陪患者看老照片、回忆往事，让患者记数字、认读各种动物和水果卡片、重述电话号码，出示物品并让患者5分钟后回忆；② 计算力训练，如买菜算钱、做简单的数学题目、利用数字卡片训练患者的计算能力；③ 语言交流能力训练，如鼓励患者与亲属朋友交谈、写日记、看图说话等；④ 定向力训练，如在日常活动中提醒患者记下日期、时间，在条件允许的情况下反复多次前往患者常去的地点，通过照片、视频等媒介加强患者对人物的识别；⑤ 视空间能力训练，如让患者临摹简单图像，做画钟测验；⑥ 执行功能训练，如在生活尚可基本自理的情况下尽量让患者做力所能及的事，也可给一些指令任务，比如倒垃圾、叠衣物，但过程中避免强迫和责备患者。

（2）饮食护理：一日三餐，定时定量，尽量保持患者平时的饮食习惯。吞咽困难者以半流质或软食为宜。保持高热量、高维生素、低盐、低脂、低胆固醇、适量优质蛋白的易消化饮食。多食糙米、核桃等，可以为大脑补充营养，提升记忆力，促使大脑功能活动有效增强。

（3）安全护理：居室地面不宜过于光滑，必要时在卫生间等地方安置扶手，防止患者跌倒。

行动困难的患者如厕、沐浴时要有人陪伴，以防意外发生。尽量避免单独外出，防止走失。对于易走失的患者，社区护士应指导照顾者给患者佩戴留有监护人联系方式和家庭住址等信息的防走失手环或卡片。

（4）心理支持：照护者应掌握与患者交流的技巧和方法，尊重患者，关爱患者。鼓励家属和亲友多陪伴患者，耐心倾听患者的诉求，避免使用命令、质问、生硬或不耐烦的语言或语气，以免加重他们的心理负担。

（5）健康指导：积极采取一些措施减缓认知功能的衰退，可以有效预防AD的发生。例如，坚持规律而适当的运动；培养健康、均衡的饮食习惯；戒烟限酒；坚持学习，不断给大脑一定刺激；劳逸结合，保证充足的睡眠；鼓励老年人参与健康且有意义的社交活动；积极防治脑血管疾病、高血压、糖尿病等慢性疾病。同时，大力开展社区科普宣传，普及AD相关知识，提高居民对疾病的认识，做到早期发现、早期诊断和早期干预。

第三节　社区65岁及以上老年人的健康管理

随着年龄的增长，老年人容易患多种慢性疾病。开展社区65岁及以上老年人的健康管理，可以预防疾病的发生发展，减少并发症，降低致残率及病死率。社区老年人健康管理的目标是实现健康老龄化，提高老年人的生活质量。

一、健康管理服务

在《国家基本公共卫生服务规范（第三版）》中，规定了老年人健康管理服务规范的相关内容，意味着老年人健康管理成为社区卫生服务中心的常规工作，需要每年为辖区内65岁及以上常住居民提供1次健康管理服务。

（一）服务内容

1. 生活方式和健康状况评估　通过问诊及老年人健康状态自评，了解其基本健康状况、体育锻炼、饮食、吸烟、饮酒、慢性疾病常见症状、既往所患疾病、治疗及目前用药和生活自理能力等情况。使用老年人生活自理能力评估表，评估老年人的功能状态。

2. 健康检查　有体格检查和辅助检查两种形式。体格检查包括体温、脉搏、呼吸、血压、身高、体重、腰围、皮肤、浅表淋巴结、肺部、心脏、腹部等常规体格检查，以及对口腔、视力、听力和运动功能等进行粗测判断。辅助检查包括血常规、尿常规、肝功能、肾功能、空腹血糖、血脂、心电图和腹部B超检查。应将检查结果及时告知老年人及家属。

3. 健康指导　内容包括：① 依据评估结果进行分类处理，并提供相应健康指导；② 进行健康生活方式、疫苗接种、骨质疏松症预防、意外伤害预防和自救等方面的健康指导；③ 对于存在危险因素的老年人，进行有针对性的健康教育，并定期复查；④ 告知或预约下一次健康管理服务的时间。

4. 治疗或转诊　对于新发现或既往确诊原发性高血压或2型糖尿病等疾病的老年人，开展慢性病患者健康管理。对于患有其他疾病的老年人，及时治疗或转诊。对发现有异常的老年人，建议定期复查或向上级医疗机构转诊。

（二）服务流程

社区老年人健康管理服务流程见图9-3-1。

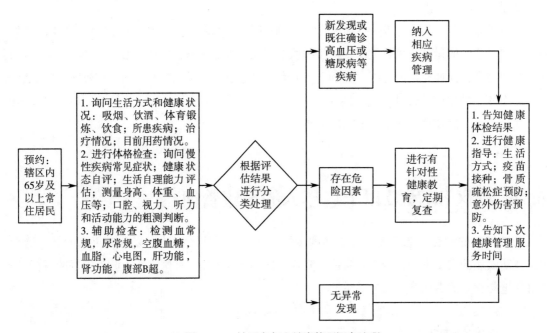

▲ 图9-3-1　社区老年人健康管理服务流程
[资料来源：国家基本公共卫生服务规范（第三版），老年人健康管理服务流程]

二、医养结合服务

由于老年人有多病共存、增龄失能的特点，老年人医疗服务需求成为养老行业的重点和难点问题。满足老年人的医疗服务需求，实现医疗、养老的有效结合，成为社会普遍共识。医养结合是指将医疗资源与养老资源相结合，医疗服务与养老服务相结合，提供医、养、康、护、娱等一站式多功能健康养老服务的模式。这是对传统养老方式的创新与发展，是中国应对老龄化社会的新选择。

（一）服务模式

目前，医养结合有机构养老、居家社区养老两种模式。

1. 机构养老模式的医养结合

（1）养老机构开展医疗卫生服务：养老机构在自身设备设施、人力资源充足且运营状况良好的情况下，在机构内部通过开设医务室、门诊部、护理站等形式提供简单、基础的医疗和护理服务。以养老为主、医疗为辅。目前大部分养老机构采取这种模式开展医养结合服务。

（2）医疗卫生机构开展养老服务：有两种形式，一种是在医院内设置老年床位，以医疗机构为主成立养老机构；另一种是在医疗机构内增加专门科室提供养老服务，将医疗机构转型，转变成能够提供医疗服务和养老服务的康复和护理机构。

（3）医疗卫生机构联合养老机构开展医养结合：通过签约的方式，医疗机构定期派医护人员到养老机构巡诊，并对养老机构内从业人员进行专业技术指导和培训。此模式可在成本最小化的条件下满足老年人在养老过程中的医疗需求。

（4）医联体和分级诊疗体系开展医养结合：借助医联体和分级诊疗体系，医院将长期患病的老年人转到护理院或康复医院进行护理，而后者则将急重症老年人转到医院进行治疗。此种模式适用于需要在医院进行治疗及需要长期护理的老年人。

2. 居家社区养老模式的医养结合

（1）家庭医生签约服务：通过家庭医生签约服务的形式，与有需求的老年居民签订服务协议，开展契约式服务。签约对象可以获得家庭医生提供的医疗保健咨询、优质诊疗、精准预约转诊、保健指导、疾病干预、家庭病床、健康管理等服务，让老年人在家中就能享受到优质医疗资源，接受个性化健康管理服务。

（2）社区嵌入式微机构的服务：受我国传统文化的影响，老年人更愿意在熟悉的社区养老，而社区嵌入式微机构提供了这种医养结合服务。它是一种小规模、专业化的医养护一体化新模式，将养老机构和医疗资源嵌入社区，可面向社区内不同失能或疾病状态的老年人提供包括生活照料、疾病照护、康复护理服务等在内的多种服务组合。

（3）长期护理保险中的居家上门服务：此模式是为符合条件的失能老年人提供居家养老服务。失能老年人的生活照料由家人承担，长期护理保险的定点医疗机构提供上门医疗护理服务，相关费用主要由长期护理保险资金提供。

（4）以智慧型医养结合平台开展"互联网+"居家护理服务："互联网+"医养结合模式是指通过互联网平台、互联网应用及物联网设备，实现社区集中照料、居家上门服务、机构专业照护。目前，多数"互联网+"医养项目以社区卫生服务中心或社区卫生服务中心的家庭医生团队为基础构建。远程医疗、电子健康档案和智能警报是目前开展最多的服务项目。也有部分地区通过开发APP实现了医疗、生活照料等服务的线上预约。这种借助于"互联网+"等新技术的智慧型医养结合平台打破了现有医养结合模式对于地域的限制，通过充分发挥信息技术的优势，区域内的医疗、养老、生活服务等资源能够在平台上得到有效整合，老年人能够享受到更丰富、便捷的服务。

（二）服务内容

医养结合服务不仅在于治疗，更要注重预防和康复，延长老年人生活自理期，降低老年人患病和失能的发生率。根据老年人需求确定医养结合服务内容，医养结合机构可以根据机构资质与服务能力拓展服务内容。目前，主要提供以下服务：① 基本服务，包括生活照料、膳食、清洁卫生、洗涤、文化娱乐等；② 医疗服务，包括老年人常见病和多发病诊疗、定期巡诊、急诊救护、危重症转诊、健康管理、健康教育和健康知识普及等；③ 中医药服务，包括中医辨证论治、中医适宜技术、中医康复、中药煎煮等；④ 护理服务，包括基础护理、专项护理、康复护理、心理护理等；⑤ 康复服务，包括康复评定、康复治疗、康复指导等；⑥ 心理精神支持服务，包括环境适应、情绪疏导、心理支持、危机干预、情志调节等；⑦ 安宁疗护，包括症状控制、舒适照护、心理支持和人文关怀等；⑧ 辅助服务，包括协助使用辅助器具、化验标本的收集与送检、陪同就医等；⑨ 失智老年人服务。

三、失能老年人长期照护服务

截至2022年底，我国60岁及以上人口数2.8亿，其中失能、半失能老年人超过4 000万，他们需要不同程度的长期照护服务。2021年11月发布的《中共中央 国务院关于加强新时代老龄工作的意见》指出，依托护理院（中心、站）、社区卫生服务中心、乡镇卫生院等医疗卫生机构以及具备服务能力的养老服务机构，为失能老年人提供长期照护服务。

（一）失能老年人评估

2021年，国家医保局办公室和民政部办公厅印发了《长期护理失能等级评估标准（试行）》。这是首个全国统一的长期护理失能等级评估标准，是长期护理保险待遇享受和基金支付的重要依据。

评估主体是长期护理保险定点评估机构及其评估人员，或其他符合试点地区医保部门相关规定的、具备相应资质的评估机构及评估人员。评估对象是提出评估申请、符合试点地区医保部门相关规定并通过受理审核的长期护理保险参保人员。评估地点遵循就近便利原则，既可以在评估对象现居住地，也可以在其所在养老服务机构或医疗机构等。评估流程主要包括评估申请、受理审核、现场评估、复核与结论、公示与送达等环节。现场评估过程中，至少2名评估人员开展评估，至少1名评估对象的监护人或代理人在场，并进行全过程影像记录。

长期护理失能等级评估指标采用综合评估指标体系，包含日常生活活动能力、认知能力、感知觉与沟通能力3个一级指标和17个二级指标。二级指标的评定得分相加得到一级指标的总分及对应等级。一级指标等级通过组合法综合确定评估对象长期护理失能等级。长期护理失能等级分0级（基本正常）、1级（轻度失能）、2级（中度失能）、3级（重度失能Ⅰ级）、4级（重度失能Ⅱ级）、5级（重度失能Ⅲ级）6个级别（表9-3-1）。

▼ 表9-3-1 长期护理失能等级划分

日常生活活动能力	认知能力/感知觉与沟通能力（以失能等级严重的判断）			
	能力完好	轻度受损	中度受损	重度受损
能力完好	0级	0级	1级	1级
轻度受损	1级	1级	1级	2级
中度受损	2级	2级	2级	3级
重度受损	3级	3级	4级	5级

长期护理失能等级确定后，按规定向评估对象出具评估结论，评估结论是享受长期护理保险待遇的依据。符合相关条件的，根据护理需求，选择护理服务方式、定点护理服务机构等，接受护理服务，享受相应待遇。

（二）长期护理保险

为积极应对人口老龄化，妥善解决失能老年人的长期护理保障问题，我国积极探索建立长期护理保险制度。长期护理保险制度是指以社会互助共济方式筹集资金，对经评估达到一定护理需求等级的长期失能人员，为其基本生活照料和与基本生活密切相关的医疗护理提供服务或资金保障的社会保险制度。2016年，我国开展长期护理保险制度试点。截至2022年底，49个试点城市长期护理保险参保人数达1.69亿人，累计有195万人享受待遇。

经医疗机构或康复机构规范诊疗、失能状态持续6个月以上，经申请通过评估认定的失能参保人员，可按规定享受相关待遇。

1. 服务主体　能够从事长期护理服务的医院、护理院、社区卫生服务中心等医疗机构，各类养老服务机构，能够提供居家护理服务的其他服务机构，均可提出申请，在签订协议后成为长期护理服务机构。长期护理服务机构需要配备必要的服务设施、设备和服务人员，保证长期护理服务的正常开展。长期护理服务机构根据参保人病情和实际需求，制订照护计划，提供适宜的医疗护理服务。

2. 服务形式

（1）居家上门照护：养老服务机构以及护理站、门诊部、社区卫生服务中心等基层医疗卫生机构和护理院，为居家的参保人员，通过上门照护的形式，提供基本生活照料和与基本生活密切相关的医疗护理服务。长期护理服务机构根据参保人员失能及护理需求情况制订护理计划，安排每周上门服务内容和时间。

（2）社区日间照护：养老服务机构为社区日间照护场所内的参保人员，在规定时间段，提供基本生活照料和与基本生活密切相关的医疗护理服务。

（3）养老机构照护：养老服务机构为入住其机构内的参保人员，提供基本生活照料和与基本生活密切相关的医疗护理服务。

（4）医疗机构专护：住院定点医疗机构提供专护病房为参保人员提供基本生活照料和与基本生活密切相关的医疗护理服务。

相关链接 | **青岛市对失智老年人实行"失智专区"照护**

2017年，青岛市在全国率先建立了失智专区服务形式。失智专区是一个封闭性较强，符合失智老年人身体、精神特征的专业服务场所，其中配有照护床位和经过失智照护专业培训的医务人员、社会工作师和养老护理员。失智专区内的照护形式分为三种：① 为失智老年人提供24小时在院照护的长期照护服务；② 为白天在失智专区、晚上回到家中的失智老年人提供的日间照护服务；③ 为1年内在失智专区累计时间不超过60日的失智老年人提供的24小时在院照护的短期照护服务（又称"喘息照护"）。符合条件的参保人员可按规定申办其中任何一种照护服务形式。

3. 服务内容 医疗机构根据老年人护理需求评估结果和实际情况，提供适宜的护理服务内容。主要包括：① 生活照料，是满足患者基本生理、心理需要的服务，如清洁照料、睡眠护理、饮食照料、排泄照料、卧位与安全照料、病情观察等；② 医疗照护，是与专科疾病密切相关的医疗护理服务，如鼻饲、吸氧、血压监测、血糖监测、导尿、管道护理、膀胱冲洗、协助用药（口服、注射、外用药涂擦、伤口换药等）、安宁疗护等；③ 预防性照护，是以安全防范为主要内容的服务，包括预防跌倒、坠床、烫伤和预防噎食、误吸、误食等；④ 康复护理，包括生活自理能力训练（进食、个人卫生、穿脱衣裤鞋袜、床椅转移等）和身体康复训练；⑤ 心理疏导，是关注失能老年人及家属心理需求的服务，包括精神慰藉、预防自杀和自残；⑥ 设备使用服务，包括使用移动辅助器具、个人护理和防护辅助产品、个人医疗辅助器具等。

长期护理机构按照服务内容及标准，结合失能老年人身体状况和需求，指导其选择个性化的长期护理服务包，制订合理的服务计划，与参保人员签订协议，并按要求提供长期护理服务。

4. 待遇给付标准 以待遇给付的计算方式为划分依据，可以将待遇给付标准分为两类：① 按比例给付，长期护理保险支付的比例一般在40%~90%；② 定额给付，大部分城市设定的额度是每人每日30~50元。根据护理等级、服务提供方式等不同实行差别化待遇保障政策，鼓励使用居家和社区护理服务。

（李慧）

学习小结

在我国，老年人是指60周岁及以上的公民。目前，我国60岁及以上人口占总人口比重已超过10%，进入了人口老龄化社会。

应从生理健康指导、心理健康指导、安全防护等方面为社区老年人群提供保健指导。骨质疏松症、阿尔茨海默病是社区老年人常见疾病，应重视危险因素评估，做好预防和护理工作。

按照社区65岁及以上老年人的健康管理服务流程，向居民提供生活方式和健康状况评估、健康检查、健康指导、治疗或转诊等服务。通过医养结合模式，向社区老年人提供医、养、康、护、娱等一站式多功能的健康养老服务。通过长期护理失能等级评估，为社区失能老年人提供长期护理保险服务。

复习参考题

1. 选择题

（1）2018年修正的《中华人民共和国老年人权益保障法》规定，老年人年龄的起点标准是

A. 55岁

B. 60岁

C. 62岁

D. 65岁

E. 70岁

（2）周某，女，88岁，因脑卒中后遗症长期卧床，出现了压力性损伤。经专业机构鉴定失能等级为3级，周某选择在家接受长期照护。社区卫生服务中心的护士每日定时上门为她按摩、换药，70%的费用由长期护理保险支付。这种服务形式属于

A. 居家上门照护

B. 社区日间照护

C. 养老机构照护

D. 医疗机构专护

E. 社区巡护

（3）张某，男，73岁，中年丧子，一直和老伴相依为命。一个月前老伴因脑血管意外突然离世，从此张某情绪低落，很少外出，食欲也明显降低，一个月内体重下降了4kg。社区卫生服务中心为其进行健康检查，未发现明显器质性病变。此时，社区护士开展保健指导的重点是

A. 饮食与运动

B. 意外伤害预防

C. 疫苗接种

D. 精神慰藉

E. 慢性病防治

2. 刘大爷，85岁，十年前被确诊为阿尔茨海默病，由女儿长期照顾。近两年认知障碍加重，身体功能也出现严重退化，基本处于卧床状态。最近因不能自主吞咽，留置了鼻胃管，社区护士需每月上门更换一次，并为他定期监测健康状况。请问：

（1）如何对刘大爷进行失能等级评估？

（2）社区护士应对其女儿进行哪些健康指导？

3. 张阿姨，72岁，与女儿、女婿及外孙一起生活。晚上在卫生间洗澡时跌倒，造成股骨骨折，两个月前因半夜上厕所在卧室也跌倒过一次，当时仅有轻微擦伤。请问：

（1）社区护士进行家庭环境评估时重点考虑哪些因素？

（2）为预防张阿姨再次跌倒，在布置居室环境时，其女儿、女婿需注意哪些方面的问题？

选择题答案

（1）B（2）A（3）D

社区慢性病患者健康管理

　　随着社会经济的发展、人们生活方式的转变及人口老龄化进程的加快，我国居民慢性病的患病率不断增加，呈现出高患病率、低控制率的态势。慢性病严重影响患者的健康状况与生活质量，也给家庭和社会带来巨大的经济负担。慢性病患者大多是在家庭和社区进行康复。在社区中开展慢性病的预防与管理工作，筛查慢性病的高危人群，控制其危险因素，提高社区慢性病患者的自我管理能力，对降低慢性病的患病率、致残率与死亡率，提高患者的生活质量有着非常重要的意义。

第一节　概述

　　社区护士是初级卫生保健的主要力量，在社区慢性病的预防与管理中发挥着重要功能。因此，社区护士应了解慢性病的患病特点、危险因素及社区慢性病的管理流程，明确慢性病管理的工作内容，为患者提供高质量的护理服务。

一、慢性病的概念

慢性病（chronic disease）是慢性非传染性疾病（chronic non-communicable disease）的简称，

不是特指某种疾病，而是对一类起病隐匿、病程长且病情迁延不愈、缺乏确切的传染性生物病因证据、病因复杂或病因尚未完全确认的疾病的概括性总称。主要包括高血压、糖尿病、心脏病、脑血管疾病、恶性肿瘤及严重精神障碍等疾病。

二、慢性病的特点

慢性病病因不明确，早期症状不明显，在目前的医疗技术水平下难以治愈，有以下5个特点。

1. 发病隐匿、潜伏期长 绝大多数慢性病患者早期因没有明显的症状而延误诊治，往往在健康体检时发现；或当患者的器官和功能损伤逐步加重，直至急性发作或症状较为严重时，才去就诊。

2. 病因复杂、病程迁延 慢性病往往是在多种因素作用下逐渐形成的，绝大多数病因不清楚。病程持续时间长，可达数年、数十年，甚至终生。

3. 可预防 通过对环境、生活方式等可改变因素的干预，预防或减缓慢性病发病。

4. 易出现并发症，难以治愈 大多数慢性病的病因复杂，发病机制不清楚，常出现无法逆转的病理损害，到晚期因并发症而出现不同程度的功能障碍，故在目前医疗技术水平下难以治愈。

5. 需要长期的治疗和护理 虽然慢性病难以治愈，但通过长期的用药治疗、良好的护理照顾及自我健康管理，可以控制或暂时中止疾病的发展。因此，慢性病患者需要终身的治疗和护理，才能最大限度地预防并发症和伤残。

三、慢性病的危险因素

慢性病的发生和发展与生活方式、环境、遗传、精神心理等因素密切相关。有些因素无法干预，如年龄、性别、种族、遗传等，但有些因素却能够进行干预，如生活方式、环境、精神心理因素等。

（一）不良的生活方式

1. 不合理膳食 均衡饮食是机体健康的基石。不合理膳食是引发慢性病的主要原因之一。例如，高胆固醇、高动物脂肪、高盐和腌制的食品。

2. 缺乏运动 运动量不足，容易导致肥胖并促进体内胆固醇和中性脂肪（甘油三酯）的增加，易发生血脂紊乱、高血压、冠心病、糖尿病等。

3. 过量饮酒 乙醇可刺激胃黏膜导致胃炎甚至胃溃疡。1g乙醇能产生29.3kJ的热量，过量饮酒能促使中性脂肪合成，除引起肥胖、糖尿病和动脉粥样硬化外，中性脂肪还会大量沉积在肝脏中，损害肝脏，导致肝硬化。饮酒过度也是高血压的重要危险因素，可致心肌梗死和猝死的发生。

4. 吸烟 根据WHO的报告，全球每年因烟草而死亡的人数达800多万人（包括接触二手烟引起的死亡）。烟草烟雾中约有4 000多种化学品，其中有致癌作用的达50多种；烟雾中的尼古丁和一氧化碳是引起动脉粥样硬化的主要有害因素，吸烟是高血压、冠心病的重要危险因素；吸烟可直接损害呼吸道黏膜，是慢性阻塞性肺疾病的危险因素。

（二）环境因素

1. 自然环境 当今环境污染严重，如空气、噪声、水、土壤等的污染，破坏了生态平衡和人们正常的生存条件，与肿瘤和慢性肺病的发生关系密切。

2. 社会环境 社会环境中健全的社会组织、教育程度的普及、居民居住条件、医疗保健服务系统等都会影响人们的健康水平。

（三）遗传和生物学因素

许多慢性病为多基因遗传病，高血压、糖尿病、冠心病、乳腺癌、消化性溃疡等慢性病有家族遗传倾向，可能与遗传因素或家族相似的生活习惯共同作用有关。同时，慢性病的发生率与年龄成正比，随着年龄的增加，身体器官逐渐老化，导致慢性病发病可能性增大。

（四）精神心理因素

生活及工作压力会引起紧张、焦虑、恐惧、失眠甚至精神失常。长期持续的精神紧张，引起神经内分泌功能失调，可使血压上升、心率加快、胆固醇增高及机体的免疫力下降，从而导致各种慢性病的发生。

四、慢性病的流行状况

（一）慢性病的发病率和死亡率

慢性病已成为全球最主要的健康问题之一，给全球健康和经济造成了巨大的负担。根据WHO发布的《2022年世界卫生统计》报告，在全球范围内，慢性病导致的死亡人数占所有死亡人数的比例由2000年的60.8%上升至2019年的73.6%，2019年全球10大主要死亡原因中有7个是慢性病，其中心血管疾病占比最大，其次是癌症、慢性呼吸道疾病和糖尿病，而这4类疾病占比超过80%。

慢性病死亡率的地区差异在全球范围内广泛存在，WHO的数据显示，慢性病过早死亡率与国家收入水平之间存在明显的关系。低收入和中低收入国家的成人死于慢性病的风险最高，几乎是高收入国家成人慢性病死亡率的2倍。成人慢性病过早死亡的概率也因区域而异，非洲、东地中海和东南亚区域的概率高于美洲、欧洲和西太平洋地区。

2020年12月发布的《中国居民营养与慢性病状况报告（2020年）》显示，全国18岁及以上成人高血压患病率（27.5%）、糖尿病患病率（11.9%）、40岁及以上人群慢性阻塞性肺疾病患病率（13.6%）和癌症发病率（293.9/10万）较2015年均有所上升。2019年我国居民慢性病死亡率为685/10万，占全部死亡人数的88.5%，其中心脑血管病、癌症、慢性呼吸系统疾病死亡比例为80.7%。但重大慢性病过早死亡率在逐年下降，已从2015年的18.5%下降到2023年的15.0%，降幅达18.9%。

（二）慢性病的疾病负担

据WHO估计，慢性病导致的经济负担在全球范围内极为巨大，全球每年因慢性病而产生的直接医疗费用约为2万亿美元，而间接费用（例如失业、失能和早逝）则更高，估计达到数万亿美元。从2011年到2030年，心脑血管疾病、癌症、呼吸系统疾病和糖尿病这4种最主要的慢性病，造成的生产力损失估计达到30万亿美元，如果再加上心理健康问题，这一数字将增加到47万亿美元。此外，慢性病也会对家庭造成沉重的负担，例如医疗费用、失业和照顾患者的费用等。

《中国居民营养与慢性病状况报告（2020年）》显示，2019年中国慢性病直接医疗费用支出为11 168亿元人民币，占总医疗费用支出的49.3%；间接经济负担方面，慢性病导致的失能、失工、失学等费用总支出约为34 000亿元人民币，表明慢性病已经成为我国的主要经济负担之一。

第二节　慢性病社区管理

慢性病是一组发病率、致残率和死亡率高，严重消耗社会资源，危害社会劳动力健康的疾病，但同时也是可预防、可控制的疾病。预防慢性病最有效的措施是开展以社区为基础的防治工作。在社区慢性病的管理中，应着重强调三级综合防治措施，努力实现关口前移、重心下移等工作目标。

一、社区慢性病管理的意义、原则与策略

（一）社区慢性病管理的意义

社区慢性病管理是指在社区层面上，通过综合性、系统性的策略和措施，对患有慢性病的居民进行早期预防、早期筛查、及时诊断、规范治疗、长期管理和康复护理的全过程管理，以达到稳定患者的健康状况和提高生活质量的目的。

1. 提高医疗效率　居民在社区就近就医，不仅使居民接受更加便捷、高效的医疗服务，而且可以减轻综合性大型医院的压力，提高医疗资源的利用效率。

2. 降低医疗费用　社区健康管理宜尽早开展，以及时发现问题并给予解决，投资小、效益高，从而降低因慢性病而产生的医疗费用和家庭负担。

3. 提升慢性病控制效果　通过慢性病的社区管理，患者可以更好地了解自己的病情，掌握病情进展，参与制订适合自己的健康管理方案，并积极进行康复护理，提高治疗效果。

4. 加强社区卫生服务　有助于构建多学科、多层次、多维度的医疗卫生服务体系，为患者提供全方位的医疗卫生服务，提高居民对社区卫生服务的信任和满意度。

5. 促进慢性病防治的全面开展　有助于推动医疗卫生服务的转型升级，提高预防和控制慢性病的能力和水平，保障人民的健康和医疗卫生服务的可持续发展。

（二）社区慢性病管理的原则与策略

慢性病的演变是一个缓慢的过程，可以通过健康管理来预防和控制疾病的发生与发展。慢性病防治策略应以社区为基础，针对不同目标人群采取防治措施，在强调一级综合防治的同时，重视二级、三级综合防治。

1. 原则

（1）关口前移，深入推进全民健康生活方式：充分利用大众传媒，广泛宣传慢性病防治知识，

将慢性病预防工作贯穿于日常生活，促使人们自觉养成良好的健康行为和生活方式。

（2）拓展服务，及时发现并管理高风险人群：扩大基本公共卫生服务项目内容和人群覆盖范围，提高慢性病高风险人群（血压、血糖、血脂偏高；吸烟、酗酒、肥胖和超重等）的检出率并加大管理力度。

（3）规范防治，提高慢性病诊治康复的效果：心脑血管疾病、肿瘤、糖尿病等专科疾病的防治机构要推广慢性病防治适宜技术，及时对本机构各级专科诊治从业人员进行诊治规范培训，逐步实现慢性病的规范化诊治和康复。

（4）明确职责，加强慢性病防治有效协同：完善慢性病防控网络，优化工作格局，整合专业公共卫生机构、医院和基层医疗卫生机构功能，打造上下联动、优势互补的责任共同体，提高慢性病防治结合的有效性。

（5）抓好示范，提高慢性病综合防控能力：积极创建慢性病综合防控示范区，注重开展社区调查诊断，明确本地区主要健康问题和危险因素，应用适宜技术，施行适合本地区的慢性病防控策略或措施及长效管理模式。

2. 策略　WHO提出的慢性病防治行动计划主要包含以下3个方面的策略。

（1）环境层次：通过制定政策和加强监管进行干预，包括改善食品和营养安全，减少污染和环境毒素的暴露，促进健康居住和工作环境，推广健康城市和社区的规划等。

（2）共同和中间危险因素层次：通过改变社区人群不良生活方式进行干预。共同危险因素包括高血压、高胆固醇和高血糖等，中间危险因素包括肥胖、不健康的饮食和缺乏体育锻炼等。通过普及健康饮食、促进身体活动、控制酗酒和吸烟等健康生活方式，从而降低慢性病的罹患风险。

（3）疾病早期和已明确阶段层次：通过筛查、改变危险因素，对患者的临床管理及自我管理行为进行干预。

二、社区慢性病管理流程

随着人口老龄化和生活方式的改变，慢性病在我国日益普遍，给个体健康、社会和经济发展都带来了巨大的压力和挑战。因此，加强慢性病管理，提高患者的自我管理能力和治疗效果，成为当务之急。2009年发布的《关于建立城乡社区慢性病预防与控制机制的指导意见》，正式提出建立社区慢性病管理服务体系。各地通过信息化建设，将患者的健康档案电子化，方便医生进行远程随访和管理。随着社区卫生事业的发展，社区慢性病管理愈加注重社会参与，并加强多学科协同，建立了医疗、护理、预防、康复等多学科合作的模式，从而提高了社区慢性病管理的效果。

（一）筛查

1. 筛查的概念　筛查（screening）是运用快速简便的实验室检查方法或其他手段，主动地从表面健康的人群中发现无症状患者的措施。

2. 筛查的伦理学原则　实施筛查时，必须遵循尊重个人意愿、有益无害、公正等一般伦理学原则。

3. 筛查的实施原则　包括3个方面：① 筛查合适的疾病，即所筛查的疾病是该地区重大的公共卫生问题，且有可行的治疗方法；② 选择合适的筛查试验，即用于筛查的试验必须具备特异度和灵敏度较高的特点，筛查技术快速、经济、有效、完全或相对无痛；③ 制订合适的筛查计划，筛查是一个连续过程，应根据计划定期进行。

4. 建立患者档案　经筛查确诊后，对每位慢性病患者进行登记，并建立完整的档案，记录患者的个人基本信息、病史、治疗方案、康复情况等。

（二）随访管理

1. 随访的概念　随访（follow-up）是医院或社区卫生服务中心等医疗机构人员对曾在本机构就诊的患者进行一定时间范围内的追踪观察，以便及时了解其病情变化，合理调整治疗方案，提高其治疗依从性。

2. 随访的方式　包括门诊随访、上门随访和远程随访。门诊随访是患者在规定的时间内到医院门诊或社区卫生服务中心进行专科复查，了解其治疗、康复的情况，以便调整治疗方案；上门随访是卫生医护人员通过到患者家庭中进行访视，了解患者的情况并对患者进行治疗和指导；远程随访是卫生医护人员通过电话、网络、信函等方式与患者沟通，并进行指导。

3. 随访的步骤　包括：① 建立随访卡，评估慢性病患者的疾病及心理社会状况；② 分级管理；③ 评估治疗效果，并及时调整治疗方案；④ 评估社区卫生服务的普及程度，了解慢性病的患病率和知晓率等。

（三）定期健康体检

健康体检（health examination）是在现有的检查手段下对人群开展的全面系统性体格检查，是对健康人群和亚健康人群采取个体疾病预防措施的主要手段。健康体检有利于发现和检出慢性病患者，从而便于人群的分类健康管理和健康档案的建立。

健康体检的内容主要包括一般状况、躯体症状和体征及针对慢性疾病的辅助检查，如超声、血生化、X线等检查。

根据患者的病情和健康体检评估结果，制订个性化的健康管理方案，包括治疗、康复、营养及运动锻炼指导等方面，以满足患者的需求。

（四）健康教育

健康教育是通过各种教育活动，提高人们对健康和疾病的认识、理解和知识水平，培养健康的生活方式和行为，促进人们健康发展和全面健康，其在社区慢性病管理中发挥着重要的作用。

根据慢性病患者的特点，提供有针对性的健康教育，包括生活方式改善、药物使用、心理调节等方面的知识，提高患者的自我管理能力和健康素养。同时，还可引导居民关注自身健康状况，提高健康监测和管理的意识，及早发现和处理健康问题，从而减缓疾病的进展、降低死亡率。

（五）双向转诊

双向转诊制度是指将医疗服务资源在不同医疗机构之间进行合理分配和协调管理的一种机制，旨在提高患者就医的便利性和医疗服务的质量。具体来说，双向转诊制度包括以下内容。

1. 由基层医疗机构向上级医疗机构转诊　当基层医疗机构遇到无法诊治或需要更高级别医疗

服务的患者时，可向高级医疗机构进行转诊，让患者获得更好的治疗和康复。

2. 由上级医疗机构向基层医疗机构转诊　当高级医疗机构遇到需要长期康复或适合在基层医疗机构治疗的患者时，可向基层医疗机构进行转诊，让患者能够获得更加便利和适宜的医疗服务。

双向转诊制度的实施可以避免医疗资源浪费和重复建设，提高医疗服务的利用效率，同时可以加强基层医疗机构的诊疗能力，为患者提供更加优质、便利的医疗服务。

（六）管理考核指标

1. **社区慢性病患者的患病率**　慢性病患者的患病率=某时期慢性病患者人数/同时期平均人数×100%。

2. **社区慢性病患者的健康管理率**　慢性病患者的健康管理率=年内已管理慢性病患者人数/年内辖区内慢性病患病总人数×100%。

3. **社区慢性病患者规范管理率**　慢性病患者规范管理率=按照要求进行慢性病患者健康管理的人数/年内已管理慢性病患者人数×100%。

4. **社区慢性病控制率**　管理人群慢性病控制率=最近一次随访慢性病达标人数/已管理的慢性病患者人数×100%。

三、社区慢性病管理模式

（一）慢性病照护模式

慢性病照护模式（chronic care model，CCM）是目前应用最广泛的慢性病管理模式之一。该模式以患者为中心，强调患者的自我管理和主动参与，通过建立患者和医疗保健提供者之间的有效沟通和合作，实现长期照护的目标。

慢性病照护模式起源于20世纪70年代，当时全球很多国家已经面临慢性病不断增加和复杂化的问题，如糖尿病、高血压、冠心病、慢性阻塞性肺疾病的发病率、患病率、病死率增加，医疗负担加重等。因此，一些国家开始探索新的慢性病照护模式，以提高患者的治疗效果和生活质量。到了20世纪80年代，美国开展的慢性病照护模式逐渐成形。该模式包括多个方面，如提供患者教育、定期随访、远程监测等，旨在帮助患者控制和管理疾病，减少并发症的发生，提高生活质量。此后，为了提高慢性病照护的效果和效率，出现了多学科协作、家庭医生制度、慢性病管理计划等实践活动。随着信息技术的不断发展，远程医疗和数字化管理也逐渐被应用于慢性病照护，如远程监测、智能化管理系统等，为患者提供更加便捷和高效的照护服务。慢性病照护模式的应用方法如下所示。

1. **提供患者教育**　通过各种渠道向患者提供慢性病预防、生活方式改善、药物使用等方面的知识和技能，以便患者更好地管理和控制慢性病。

2. **定期随访**　对患者进行定期随访，了解患者的病情和治疗效果，及时调整治疗方案，以达到更好的康复效果。

3. **远程监测**　利用信息技术手段，对患者进行远程监测。例如，通过智能穿戴设备或手机应用程序，可以实时监测患者的生命体征、药物使用情况等，及时发现问题并进行干预。

4. 多学科协作 组建由医生、护士、营养师、物理治疗师、社工等组成的团队，加强不同专业人员之间的协作和交流，为患者提供全面的医疗和康复服务。

5. 慢性病管理计划 为患者制订个性化的慢性病管理计划，包括药物使用、饮食、运动、心理支持等内容，帮助患者更好地掌握自己的健康状况，提高治疗效果。

6. 家庭医生制度 家庭医生团队负责管理一定数量的患者，通过与患者建立长期稳定的关系，为患者提供连续和全面的医疗服务。

（二）慢性病创新照护框架

慢性病创新照护（innovative care for chronic conditions，ICCC）框架强调整合社区资源，促进患者参与，提高患者和医疗保健提供者之间的沟通和协作，满足患者个体化需求的全面照护。它是一个全面而系统的慢性病管理模式，旨在帮助医疗机构和政府制定更加有效的慢性病管理政策和措施，提高患者的健康水平和生活质量。

WHO于2002年在慢性病照护模式的基础上提出慢性病创新照护框架。其更加注重对患者的个性化管理，主要在微观（患者及其家庭）、中观（卫生保健组织及社区）和宏观（政策环境）3个层面进行应用。

1. 微观层面 以患者为中心，强调患者的需求和权益，制订个性化的护理计划，定期进行健康评估，从而提高患者的自我管理能力和治疗效果。

2. 中观层面 强调慢性病管理的全过程，从预防、早期诊断、治疗到康复、长期监护等方面进行管理，采用卫生服务网格化管理和多学科协作等方法，促进患者获得全面的、连续的、协调的医疗服务。

3. 宏观层面 强调慢性病管理的系统性和政策支持，包括政策框架、财政投入、医疗资源配置和信息系统，以提高慢性病管理的效率和效果。

（三）慢性病自我管理模式

慢性病自我管理（chronic disease self-management，CDSM）是指在卫生保健专业人员的协助下，患者承担一些预防性或治疗性的卫生保健活动。它通过一系列的健康教育课程及医患间的沟通交流，教给患者自我管理所需的知识和技能；同时，在得到医生有效支持的前提下，帮助患者自我解决慢性病导致的各种躯体和情绪方面的问题。慢性病患者自我管理行为包括服药、运动、饮食、自我监测、就医等方面。

在20世纪60年代的美国，慢性病患者面临就医不便、诊疗效果不佳、医疗费用高昂等医疗服务方面的问题。为了解决这些问题，美国开始了一项名为"慢性病管理"（chronic disease management）的医疗改革运动。其核心理念是通过协调医疗服务，将医生、患者、家庭和社区紧密联系在一起，帮助患者在日常生活中管理和控制疾病。在这个过程中，患者不仅要接受医生的治疗，还需要自己积极参与，通过改变生活方式、调整饮食、定期运动等自我管理手段来控制疾病。"慢性病管理"运动得到了广泛认可，它不仅提高了慢性病患者的生活质量，还大幅降低了医疗费用、减少了医疗资源的浪费，因此在世界范围内得到了推广和应用。

慢性病自我管理模式在社区慢性病管理中应用广泛，可以帮助患者更好地控制和管理疾病，提高生活质量和健康水平。其应用方法如下所示。

1. 患者教育　通过定期的健康教育讲座、患者手册等方式向患者传授疾病知识和自我管理技能，帮助患者了解自己所患的疾病、治疗方案和药物使用等重要信息，提高患者对疾病的认知和管理能力。

2. 患者行为干预　通过组织健康促进活动、制订健康计划、提供个性化的生活方式指导等，帮助患者改变不良的生活习惯，例如控制饮食、适量运动、戒烟戒酒等，可以有效降低患者的疾病风险和提高生活质量。

3. 疾病监测和管理　通过定期随访、远程监测，对患者的疾病情况进行管理，提供相应的调整建议，帮助患者控制疾病进展和减少并发症的发生。

4. 支持和沟通　通过与患者进行充分的沟通和交流，了解患者的困难和需求，并提供必要的支持和帮助，例如心理支持、社会支持等，利于患者更好地管理疾病，减少患者焦虑和抑郁情绪。

（四）健康促进和行动学习模式

健康促进和行动学习（health promotion and action learning，HPAL）模式是一种基于学习理论的健康促进方法，鼓励个人和社区采取积极的行动来改善社区居民的健康状况。最早由加拿大学者 Dr. Irving Rootman 于 20 世纪 80 年代初提出，并在其后的研究中不断完善和发展。该模式强调以患者为中心，依据个体化需求制订健康促进计划，通过团队合作和行动学习等方式，提高患者的自我管理能力，促进健康行为的形成。

该模式认为健康不仅是个体的责任，也是社区和社会的责任，因此需要从社会环境和社区参与的角度来考虑健康促进。同时，该模式强调了个体在自我管理中的重要作用，并提出了一系列促进个体自我管理的策略。HPAL 模式包括 5 个基本元素：① 行动学习，即通过实践、反思和调整来促进个体和社区的健康管理；② 社区参与，即健康促进需要社区居民的积极参与和协作；③ 多元参与，即健康促进需要来自不同领域和背景的人员共同参与；④ 结果导向，即将健康促进的最终目标作为评估和指导实践的关键指标；⑤ 可持续性，即健康促进应该是可持续的，需要长期参与和支持。HPAL 模式通过学习和行动的有机结合，有利于提高社区居民的健康素养和自我管理能力，加强社区健康促进的自发性和可持续性，从而促进社区慢性病管理的有效实施和改进。其应用方法如下所示。

1. 健康教育和宣传　通过 HPAL 模式，社区居民可以获取有关慢性病的相关知识，并针对性地推广、宣传健康生活方式和行为。

2. 疾病管理和自我管理　通过激发个人、家庭和社区的健康能力和自我管理意识，帮助患者和家属积极参与慢性病的管理和治疗，如制订和执行治疗计划、管理症状和并发症等。

3. 社区参与和动员　通过激发社区居民的健康意识和参与热情，增强社区内自发的健康促进活动，例如开展有益的体育活动、义诊、康复辅导等，从而加强社区对慢性病的预防和管理。

（五）健康和福祉中心模式

健康和福祉中心（health and wellness center，HWC）是在社区中设立为患者提供预防、诊断、治疗和康复等全方位健康服务的中心，通过多学科团队合作，提高患者的健康水平和生活质量。

该模式最早出现在大学校园，在校园内建立综合性健康服务中心模式，为学生和员工提供全面的健康和福祉服务。

HWC的起源可以追溯到20世纪70年代至80年代，随着HWC的不断发展和完善，现代的HWC通常提供的服务包括全面的身体健康检查、预防性健康服务、心理健康服务、营养咨询、药物管理、急救服务、运动健身等多种服务。此外，一些HWC还提供健康教育、疾病预防和控制、公共卫生等服务。在社区慢性病管理中，HWC通常涉及多个领域，如健康教育、营养、心理健康、运动、社区参与和支持等，通常需要建立一个协调机构，该机构可以是一个社区医疗中心、社区卫生中心、公共卫生部门或非政府组织。该模式可以有效提高社区慢性病管理的质量和效果，促进慢性病患者的健康和福祉。其应用方法如下所示。

1. 健康教育和宣传 通过宣传健康知识和技能，促进健康生活方式的形成。

2. 慢性病筛查和诊断 提供高血压、糖尿病、心脏病等慢性病的筛查和诊断服务。

3. 管理和治疗 提供药物治疗、饮食和营养指导、心理支持等慢性病管理和治疗服务。

4. 社区支持和参与 通过组织社区参与活动、建立慢性病患者自助小组等方式，提供社区支持和参与。

5. 联合管理 联合医生、护士、社区工作者、家庭成员和患者本人共同参与慢性病的管理和治疗。

四、社区护士在慢性病管理中的作用

社区护士作为家庭医生团队中的主要成员，在慢性病管理中扮演着至关重要的角色，通过监测和管理患者的疾病状况和药物使用情况，评估治疗效果，及时发现并向家庭医生反馈不良反应，从而确保患者得到优质的慢性病健康管理服务。社区护士的作用表现在以下方面。

1. 教育和咨询 为患者和家庭成员提供慢性病治疗、康复、照护、自我管理等方面的健康教育和指导。

2. 监测和管理 监测和管理患者的疾病状况和药物使用情况，评估治疗效果，及时发现并处理不良反应。

3. 促进协调和沟通 社区护士作为患者和家庭医生团队之间的桥梁，促进沟通和合作，以确保患者得到高质量的医疗护理服务。

4. 促进自我管理 与患者共同制订自我管理计划，以提高患者的自我管理能力，增强患者的健康意识，改善其健康行为，及时评估自我管理的效果。

第三节 常见慢性病患者的社区管理与居家护理

目前，全球范围内主要的慢性病如心血管疾病、糖尿病、慢性呼吸道疾病和癌症等，尚无特效的治疗方法，也没有特异性的预防手段。但通过良好的社区管理，可以控制或暂时中止疾病的

发展，延缓并发症的出现，阻止疾病的进一步恶化，降低死亡率。

一、高血压

高血压（hypertension）是以体循环动脉血压增高为主要临床表现的心血管综合征，分为原发性高血压和继发性高血压。我国高血压诊断标准：在非药物状态下，非同日3次重复测定所得血压值的平均值，收缩压≥140mmHg（1mmHg＝0.133kPa）和/或舒张压≥90mmHg即诊断为高血压。根据血压升高的水平，可进一步分为高血压1、2、3级（表10-3-1）。

▼ 表10-3-1　血压水平分类和定义

单位：mmHg

分类	收缩压		舒张压
正常血压	<120	和	<80
正常高值	120~139	和/或	80~89
高血压	≥140	和/或	≥90
1级高血压（轻度）	140~159	和/或	90~99
2级高血压（中度）	160~179	和/或	100~109
3级高血压（重度）	≥180	和/或	≥110
单纯收缩期高血压	≥140	和	<90

注：若患者收缩压和舒张压分属不同的级别时，则以较高的级别作为标准；单独收缩期高血压也可按照收缩压水平分为1、2、3级。

（一）流行病学特点

高血压是我国最常见的血管性疾病，被称为"第一杀手"。我国高血压呈现"三高三低"的流行病学特点，即患病率高、致残率高、病死率高、知晓率低、治疗率低、控制率低。《中国居民营养与慢性病状况报告（2020年）》数据显示，全国18岁及以上居民高血压患病率为27.5%。我国高血压的患病率存在地区、城乡和民族差异，即北方高于南方，东部高于西部，城市高于农村，高原少数民族地区患病率较高。随着心脑血管疾病患病率、病死率持续上升，高血压成为我国中老年人致死致残的主要原因。经过全社会的共同努力，高血压的知晓率、治疗率和控制率有了明显提高，但仍然处于较低水平，高血压患者发生心脑血管疾病的风险仍然存在。

（二）危险因素

高血压的病因未完全阐明，可能是遗传和环境因素相互作用的结果，一般认为前者占40%，后者占60%。高血压危险因素可分为不可改变因素和可改变因素。

1. **不可改变因素**　遗传、年龄和性别是高血压不可改变的危险因素。高血压的发病以多基因遗传为主，有较明显的家族聚集性。父母均有高血压者，其子女的发病率高达46%，60%的高血压患者有高血压家族史。高血压发病的危险度随年龄增加而升高。男性发病率高于女性，但60岁以后性别差异缩小。

2. 可改变因素 膳食高钠低钾、吸烟、饮酒、血脂异常、肥胖、精神应激、缺少体力活动等是高血压可改变的危险因素。

（1）饮食：钠盐的摄入量与血压水平呈显著正相关。高钠摄入可使血压升高，而低钠摄入可降低血压。北方人群每人每日食盐摄入量（12~18g）高于南方（7~8g），北方人群血压水平也高于南方。在控制总热量后，膳食钠与收缩压和舒张压的相关系数分别达到0.63和0.58，人群平均每人每日摄入食盐增加2g，收缩压和舒张压分别升高2.0mmHg和1.2mmHg。钾盐的摄入量对血压的影响则与钠盐相反，保持足量的钾盐摄入可降低血压，也可降低心血管疾病的发病率和死亡率。

（2）吸烟：烟雾中的有害物质可损伤动脉内膜，引发动脉粥样硬化，并刺激交感神经引起小动脉收缩，使血压升高。吸烟者高血压患病率明显高于非吸烟者。

（3）大量饮酒：长期大量饮酒是高血压的重要危险因素之一。北京、广州两地的纵向研究表明，男性持续饮酒者比不饮酒者4年内发生高血压的危险性增加40%。我国10组人群前瞻性研究显示，饮酒量与高血压发病率呈显著正相关，饮白酒每日增加100g，患高血压的危险性增加19%~26%。另有报道，若每日饮酒2次或2次以上，可使收缩压上升1mmHg。

（4）血脂异常：血液中过量的胆固醇和脂肪会引起动脉粥样硬化，广泛的动脉粥样硬化又会导致高血压。

（5）肥胖：肥胖者发生高血压的机会比体重正常者多2~4倍，且肥胖的高血压患者比体重正常的高血压患者更容易患冠心病。

（6）精神应激：长期工作劳累、精神紧张、睡眠不足、焦虑或长期环境噪声、视觉刺激下也可引起高血压。因此，脑力劳动者高血压患病率超过体力劳动者，从事精神紧张度高的职业和长期噪声环境中工作的人群患高血压的概率较高。

（三）临床表现

高血压大多起病缓慢、隐匿，早期症状可出现头晕、头痛、视物模糊、疲劳、心悸等。约1/5患者在测量血压或发生并发症时才发现。长期血压增高，可引起脑、心脏、肾脏、眼等重要脏器功能损害，并出现相应的并发症。

（四）治疗原则

1. 血压控制的目标值 原则上应将血压降到患者能最大耐受的水平，一般主张控制目标值至少<140/90mmHg。65岁及以下老年高血压患者的血压降至150/90mmHg以下，如果能耐受，可进一步降至140/90mmHg以下。糖尿病或慢性肾病合并高血压患者，血压控制目标值<130/80mmHg。

2. 改善生活行为 主要是改变不良生活方式，采取有利于身心健康的行为和习惯，如合理膳食、适量运动、减轻体重、戒烟限酒、心理平衡等。

3. 抗高血压药治疗 适用于以下情况：① 血压持续升高6个月以上，改善行为和生活方式后血压仍未控制者；② 高血压2级或以上；③ 高血压合并糖尿病或已有靶器官损害和并发症。抗高血压药种类很多，大致可分为利尿药、β受体阻滞剂、钙通道阻滞剂、血管紧张素转化酶抑制剂、血管紧张素Ⅱ受体阻滞剂及α受体阻滞剂6类。

（五）社区管理

根据《国家基本公共卫生服务规范（第三版）》要求，高血压患者的社区管理内容如下所示。

1. 高血压的社区筛查　主要内容有：① 对辖区内35岁及以上常住居民，每年到社区卫生服务中心（站）、乡镇卫生院、村卫生室就诊时为其测量血压。② 对第一次发现收缩压≥140mmHg和/或舒张压≥90mmHg的居民，在去除可能引起血压升高的因素后，预约其复查，非同日3次血压均高于正常，可初步诊断为高血压；如有必要，建议转诊到上级医院确诊，2周内随访转诊结果；对已确诊的原发性高血压患者纳入高血压患者健康管理；对可疑继发性高血压患者，及时转诊。③ 建议非高危人群至少每年测量1次血压；高危人群至少每半年测量1次血压，并接受医护人员的生活方式指导。高血压筛查的流程见图10-3-1。

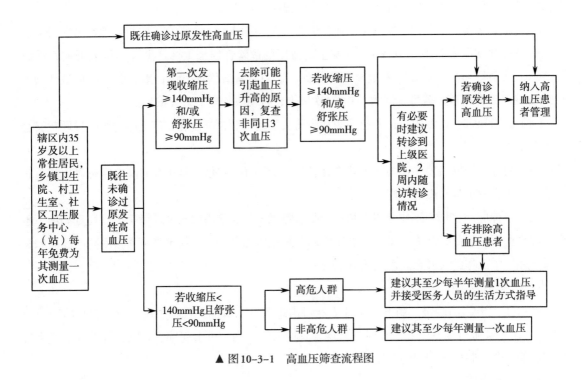

▲ 图10-3-1　高血压筛查流程图

2. 高血压患者的随访　对原发性高血压患者，每年要提供至少4次面对面的随访，填写高血压患者随访服务记录表（见附录5）。随访内容包括：① 测量血压并评估是否存在危急情况，如出现收缩压≥180mmHg和/或舒张压≥110mmHg；意识改变、剧烈头痛或头晕、恶心呕吐、视物模糊、眼痛、心悸、胸闷、喘憋不能平卧及妊娠期或哺乳期女性血压高于正常等危急情况之一，或存在不能处理的其他疾病时，须在初步处理后紧急转诊；对紧急转诊者，应在2周内主动随访转诊情况。② 若不需要紧急转诊，询问上次随访到此次随访期间的症状。③ 测量体重、心率，计算体质指数（BMI）。④ 询问患者疾病情况（心脑血管疾病、糖尿病等）和生活方式（吸烟、饮酒、运动、摄盐等情况）。⑤ 了解患者服药情况。高血压患者随访流程见图10-3-2。

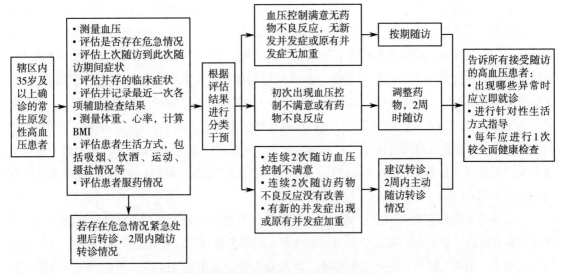

▲ 图10-3-2　高血压患者随访流程图

3. 高血压患者的分类干预　干预内容有：① 对血压控制满意（收缩压<140mmHg且舒张压<90mmHg）、无药物不良反应、无新发并发症或原有并发症无加重的患者，预约下一次随访时间；② 对第一次出现血压控制不满意（收缩压≥140mmHg和/或舒张压≥90mmHg），或出现药物不良反应的患者，结合其服药依从性，必要时增加现用药物剂量、更换或增加不同类型的抗高血压药，2周内随访；③ 对连续两次出现血压控制不满意或药物不良反应难以控制，以及出现新的并发症或原有并发症加重的患者，建议其转诊到上级医院，2周内主动随访转诊情况；④ 对所有的患者进行有针对性的健康教育，与患者一起制订生活方式改进目标，并在下一次随访时评估进展，指导患者出现异常时应立即就诊。

4. 高血压患者的健康体检　对原发性高血压患者，每年进行1次较全面的健康检查，可与随访相结合。内容包括体温、脉搏、呼吸、血压、身高、体重、腰围、皮肤、浅表淋巴结、心脏、肺部、腹部等常规体格检查，并对口腔、视力、听力和运动功能等进行粗测判断。

（六）居家护理

1. 生活方式指导　对正常人群、高危人群、处于血压正常高值及所有高血压患者，不论是否接受药物治疗，均需针对危险因素进行改变不良行为和生活方式的指导。高血压患者的食盐摄入量应低于健康人群，建议每日低于5g。超重者应注意限制热量和脂类的摄入，并增加体育锻炼。有饮酒习惯的高血压患者最好戒酒，尤其是超重的患者。此外，还应给予合理膳食、戒烟、平衡心理、预防便秘等指导，并持之以恒，以预防和控制高血压及其他心血管疾病。

2. 家庭用药指导　社区护士通过健康教育，强化患者和家属的遵医行为，提高患者对药物治疗的依从性，将血压控制在理想水平，防止血压发生大范围波动。社区护士应指导患者遵医嘱用药，不要随意增减剂量或更换药物，更不要随意停药。用药期间定期测量血压，观察药物的疗效和副作用。

3. 血压监测指导 主要包括监测频率、血压控制目标、血压测量方法和注意事项。患者在家中应该监测以下几种情况的血压：① 每日清晨睡醒时和下午4—8时。清晨睡醒时的血压水平可以反映服用的抗高血压药降压作用能否持续到次日清晨，下午4—8时的血压值为1日中最高值，测量该时段的血压可以了解血压的高峰。② 服药后药物的降压作用达到高峰时。短效制剂一般在服药后2小时测量，中效制剂一般在服药后2~4小时测量，长效制剂一般在服药后3~6小时测量。③ 血压不稳定或更换治疗方案时。此时应连续测量2~4周，掌握自身血压规律，判断新方案的疗效。高血压患者的降压目标为：① 普通患者血压降至＜140/90mmHg；② 年轻患者、糖尿病患者及肾病患者血压降至＜130/80mmHg；③ 老年人血压降至＜150/90mmHg，如能耐受可降至140/90mmHg以下。

4. 指导患者预防和处理直立性低血压 通过健康教育让患者了解直立性低血压的表现，告知其在联合用药、服首剂药物或加量时特别注意。指导患者预防直立性低血压的方法：① 避免长时间站立，尤其在服药后最初几个小时；② 改变姿势时动作宜缓慢；③ 服药时间可选在平静休息时，服药后继续休息一段时间再下床活动；④ 如在睡前服药，夜间起床排尿时应注意安全；⑤ 避免用过热的水洗澡，更不宜大量饮酒。指导患者在发生直立性低血压时，应立即采取头低足高位平卧，以利于增加静脉回心血量和脑部供血。

5. 家庭随访 对社区高血压患者建立健康档案，定期进行家庭随访，及时评价健康状况及护理后的效果，定期进行门诊复查，以便发现问题并及时处理。

二、2型糖尿病

糖尿病（diabetes mellitus，DM）是由遗传和环境因素相互作用引起的一组以慢性高血糖为特征的代谢异常综合征，是一种慢性、终生性疾病，包括1型糖尿病、2型糖尿病、妊娠糖尿病和其他特殊类型糖尿病4种类型。社区最常见的是2型糖尿病。久病可导致多系统损害，眼、肾、神经、心脏、血管等器官组织也可发生慢性进行性病变，从而引起功能缺陷及衰竭。重症或应激时可发生酮症酸中毒、高渗性昏迷等急性代谢紊乱。糖尿病可使患者生活质量降低、寿命缩短。因此，糖尿病的防治及其管理是社区卫生服务面临的重要任务。我国1995年制定了《1996—2000年国家糖尿病防治规划纲要》，以指导全国糖尿病防治工作。2009年首次发布《国家基本公共卫生服务规范（2009年版）》，此后进行了多次修订，进一步帮助基层医护人员提高社区糖尿病防治水平，指导和规范糖尿病的社区综合防治与管理。

（一）流行病学特点

糖尿病是一种常见病、多发病，已成为发达国家继心血管疾病和肿瘤之后的第三大慢性病。国际糖尿病联盟（International Diabetes Federation，IDF）2021年报告显示，全世界成人糖尿病患者达5.37亿。我国糖尿病发病率也在迅速增长，2021年20~79岁的糖尿病患者人数已达1.41亿人，居全球第一位。2型糖尿病以成年人多见，占糖尿病群体的90%以上。我国2型糖尿病（T_2DM）的发病正趋向低龄化，近年发现2型糖尿病在儿童中的发病率升高。糖尿病患病率正随着人民生活水平的提高、人口老龄化的加快和生活方式的改变而迅速增加，患病率以每年1‰的速度递增，死亡率也已上升至继肿瘤、心血管疾病之后的第三位。我国糖尿病患病有地区差异，城市发病率高于农村，患病率随年龄增长而升高，男性略多于女性。

（二）危险因素

不同类型糖尿病的病因不同，主要为遗传因素和环境因素两大类。2型糖尿病与下列危险因素有关。

1. 遗传　糖尿病属于多基因显性遗传病，常呈现出家族聚集性，有糖尿病家族史者的患病率比无糖尿病家族史者高，2型糖尿病的遗传倾向更明显。

2. 不良的生活方式

（1）不合理膳食：高脂肪、高胆固醇饮食破坏了胰岛素的生成，是糖尿病的重要危险因素之一。

（2）肥胖或超重：肥胖是2型糖尿病的独立危险因素。

（3）缺乏活动：久坐少动容易造成机体对胰岛素敏感性下降。

（4）吸烟：吸烟是2型糖尿病的重要危险因素。

3. 不合理用药　药物不合理使用可能引发2型糖尿病，如噻嗪类利尿药、类固醇类药物等。

4. 精神长期高度紧张　精神高度紧张造成肾上腺素分泌过多，从而引起血糖、血压持续增高，影响胰岛功能而增加糖尿病发病风险。

5. 高血压　是影响糖尿病发生的重要危险因素。

（三）临床表现

本病多数起病缓慢，逐渐进展。临床表现如下所示。

1. 代谢紊乱综合征　典型的"三多一少"症状（即多尿、多饮、多食、体重减轻）仅见于部分患者。2型糖尿病患者如出现典型的"三多一少"症状常提示已发病至少5~10年，可能已合并不同程度慢性并发症。

2. 并发症　分为慢性和急性两种并发症。慢性并发症主要包括：① 大血管病变可引起冠心病、脑血管疾病、肾动脉和肢体动脉硬化等；② 微血管病变可引起视网膜病变、糖尿病肾病、糖尿病心肌病；③ 还可引起糖尿病神经病变、糖尿病足等。急性并发症主要包括糖尿病酮症酸中毒、高渗性昏迷、感染等。

（四）治疗原则

由于糖尿病的病因和发病机制尚未充分明确，目前治疗强调遵循早期治疗、长期治疗、综合治疗、个性化治疗的原则。长期坚持规范治疗非常重要，包括控制饮食、适量运动、合理用药、血糖监测、健康教育。

（五）社区管理

社区卫生服务机构应对辖区内35岁及以上常住居民中的2型糖尿病患者进行规范管理，具体内容如下所示。

1. 糖尿病筛查　对工作中发现的2型糖尿病高危人群进行有针对性的健康教育，建议其每年至少测量1次空腹血糖，并且接受医护人员的健康指导。

2. 糖尿病患者的随访　对确诊的2型糖尿病患者，社区卫生服务机构每年应提供4次免费空腹血糖检测，至少进行4次面对面的随访，填写2型糖尿病患者随访服务记录表（见附录6）。随访内容包括：① 测量空腹血糖和血压，并评估是否存在危急情况，如出现血糖≥16.7mmol/L或血糖≤3.9mmol/L；收缩压≥180mmHg和/或舒张压≥110mmHg；有意识或行为改变、呼吸有烂苹果样气味、心悸、出汗、食欲减退、多饮、多尿、恶心、呕吐、腹痛、深大呼吸、皮肤潮红；持续性心动过速（心率超过100次/min）；体温超过39℃或伴有其他突发异常情况，如视力突然下降、妊娠期或哺乳期血糖高于正常等危险情况之一，或者存在不能处理的其他疾病时，须在处理后紧急转诊。对于紧急转诊者，应在2周内主动随访转诊情况。② 如果不需要紧急转诊，询问上次随访到此次随访期间的症状。③ 测量体重，计算体质指数（BMI）。④ 检查足背动脉搏动情况。⑤ 询问患者疾病情况和生活方式，如心脑血管疾病、吸烟、饮酒、运动、主食摄入等情况。⑥ 了解患者的服药情况。2型糖尿病患者的随访流程见图10-3-3。

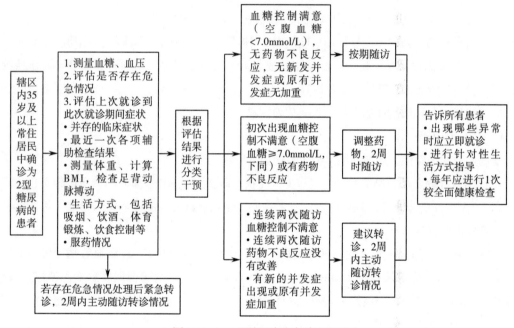

▲ 图10-3-3　2型糖尿病患者随访流程图

3. 糖尿病患者的分类干预　根据处在不同健康状况的糖尿病患者的具体情况，给予针对性的干预措施。具体分类干预方案为：① 对血糖控制满意（空腹血糖<7.0mmol/L）、无药物不良反应、无新发并发症或原有并发症无加重的患者，预约下一次随访时间；② 对第一次出现空腹血糖控制不满意（空腹血糖≥7.0mmol/L），或出现药物不良反应的患者，结合其服药依从性给予指导，必要时增加现有药物剂量、更换或增加不同类的降血糖药，2周时随访；③ 对连续两次出现空腹血糖控制不满意或药物不良反应难以控制，以及出现新的并发症或原有并发症加重的患者，建议其转诊到上级医院，2周内主动随访转诊情况；④ 对所有的患者进行有针对性的健康教育，与患者一起制订生活方式改进目标，并在下一次随访时评估进展，告诉患者出现哪些异常时应立即就诊。

4. 糖尿病患者的健康体检　对于确诊的2型糖尿病患者，每年进行1次较全面的健康检查，体检可与随访相结合。内容包括体温、脉搏、呼吸、血压、空腹血糖、身高、体重、腰围、皮肤、浅表淋巴结、心脏、肺部、腹部等常规体格检查，并对口腔、视力、听力和运动功能等进行粗测判断。

（六）居家护理

1. 饮食指导　合理饮食是糖尿病治疗的一项基础措施，不论糖尿病的类型、病情轻重，也不论是否采用药物治疗，都必须持之以恒地严格实施饮食控制。

（1）总热量的制订：先按患者性别、年龄、身高查表或用简易公式计算理想体重，即理想体重（kg）=身高（cm）-105。然后根据理想体重和工作性质，参照原来的生活习惯等因素，计算每日所需的总热量。一般成人每日需要热量的标准为，休息者104.6~125.5kJ/kg（25~30kcal/kg），轻体力劳动或脑力劳动者125.5~146.4kJ/kg（30~35kcal/kg），中度体力劳动者146.4~167.4kJ/kg（35~40kcal/kg），重度体力劳动者167.4kJ/kg（40kcal/kg）以上。妊娠期、哺乳期、营养不良、低体重者，总热量可适当增加10%左右。肥胖者除需增加运动外，还应酌情逐渐减少进食量，使患者体重下降至理想体重的±5%左右。

（2）碳水化合物、蛋白质、脂肪的分配：碳水化合物占饮食总热量的50%~60%，提倡食用粗米、面和一定量杂粮；成人蛋白质的摄入量一般以每日0.8~1.2g/kg计算，妊娠期、哺乳期、营养不良、低体重者及有消耗性疾病者可适当增加至1.5~2.0g/kg。

（3）三餐总热量的分配：根据患者的进食习惯，一般比例为1/5、2/5、2/5，或者为1/3、1/3、1/3等方法。

注意事项：① 控制总热量，当患者因控制饮食而出现易饥饿的感觉时，可增加蔬菜、豆制品等低热量食物，超重者忌吃油炸、油煎食物；② 严格限制各种甜食，包括各种食糖、糖果、甜点心、饼干及各种含糖饮料；③ 多食含纤维素高的食物，每日饮食中纤维素以40~60g为宜。

2. 运动指导　运动治疗是糖尿病治疗的另一项基础措施。鼓励患者运动，选择快走、慢跑等中低强度的运动方式，宜于餐后1小时进行，每日30分钟以上，同时指导患者注意运动安全，避免低血糖。有下列情况的患者不宜运动：① 血糖未得到较好控制（血糖>14mmol/L，尿酮体阳性）或血糖不稳定者；② 合并严重眼、足、心、肾并发症者，如近期有眼底出血、尿蛋白在（++）以上、足部有破溃、心功能不全等；③ 新近发生血栓者。

3. 药物治疗　糖尿病药物治疗包括口服降血糖药治疗和胰岛素治疗。

（1）口服降血糖药治疗：主要用于2型糖尿病患者，或1型糖尿病患者由于肥胖等存在胰岛素抵抗的情况。社区护士应指导患者遵医嘱服药，根据所服用药物的特点，掌握正确的服药方法，同时熟悉药物可能引起的不良反应，并做好应对。

（2）胰岛素治疗：在糖尿病患者接受胰岛素治疗后，应向患者讲解胰岛素注射的部位、方法和时间，尤其是应激状态及患者进食少或未进食时的用量；要教会患者选择适宜注射部位及注射胰岛素的方法，阐明胰岛素的不良反应及其预防措施、使用胰岛素的注意事项等知识。胰岛素采用皮下注射，注射部位常为皮下脂肪较多、皮肤松软的上臂外侧、腹部、大腿外侧、臀部，应经常更换注射部位以预防注射部位产生硬结。抽吸及注射药液时，要注意无菌操作，普通胰岛素和中、长效胰岛素同时注射时，先抽取普通胰岛素，再抽取中、长效胰岛素，然后混匀。普通胰岛素于饭前30分钟注射，精蛋白锌胰岛素饭前1小时注射。注射胰岛素后要注意观察，预防低血糖反应。

4. 自我监测与检查指导　糖尿病患者应进行病情的自我监测与定期复查，有助于及时了解血糖控制情况，为调整药物治疗和非药物治疗方案提供依据；也有助于早期发现糖尿病急、慢性并发症，及时治疗，减少并发症导致的严重后果。注意事项：① 监测时间在餐前、餐后2小时、临睡前；② 保持监测频率，血糖控制良好或稳定的患者应每周监测1日或2日，血糖控制差、不稳定的患者或患其他急性病者应每日监测直到血糖得到控制；③ 如果不能实行血糖监测，也可用尿糖监测替代，可起到一定的警示作用，但是，监测尿糖的控制目标是阴性，而肾糖阈的提高可出现"假阴性"，因此目前不主张用尿糖监测。

5. 皮肤护理指导

（1）保持清洁：加强个人清洁卫生，经常用中性肥皂和温水洗澡，避免用碱性肥皂。女患者阴部易瘙痒，指导排便后用温水清洗。每日更换清洁衣裤。清洗会阴的毛巾和盆应分开，单独放置，毛巾经常太阳照射消毒。

（2）保持干燥：出汗后及时用温水擦拭和更换内衣。会阴皮肤避免潮湿，应随时保持干燥。

（3）避免受伤和感染：避免接触坚硬物体，避免皮肤抓伤、刺伤和其他伤害。避免使用过烫物品。观察皮肤有无发红、肿胀、发热、疼痛等感染迹象，皮肤受伤或出现感染应立即就医治疗，皮肤破损处遵医嘱予以药膏外涂。

6. 足部护理指导　糖尿病患者常因疏于双足的治疗及护理，最终将下肢部分或整体截肢，甚至有生命危险。因此，社区护士对每位糖尿病患者均要进行糖尿病足的护理指导。

（1）糖尿病足的健康教育：社区护士要指导患者识别感觉缺失和循环不足的体征，增强患者预防糖尿病足的意识并督促实施，避免足部损伤，加强足部伤口护理。

（2）糖尿病足的预防措施

1）足部检查：① 检查内容，包括双足有无皮肤破损、裂口、水疱、小伤口、红肿、鸡眼、胼胝、足癣等。如果有鸡眼，不可自行处理，以免诱发感染。尤其要注意足趾之间有无红肿、皮肤温度是否过冷或过热、足趾间有无变形，触摸足部动脉搏动是否正常，如发现减弱或消失，立即就诊。② 检查方法，患者可自我检查，若无法仔细看到足底，可用镜子辅助，若视力欠佳，可由家人帮助。③ 检查时间，每日均需检查。

2）洗足：注意事项包括以下几点。① 养成每日洗足的良好习惯，水温不宜太冷或太热（水温<40℃）；② 洗前用手腕掌侧测试水温，若对温度不敏感，可由家人帮助；③ 洗净后，用柔软、吸水性强的干毛巾轻轻擦干足部，尤其是足趾间，切莫用力以免擦破皮肤，还可在趾间撒少量爽身粉等以保持趾间干燥。

3）鞋袜使用：注意事项包括以下几点。① 鞋面柔软透气、鞋底厚实且软；② 鞋的尺寸大小合适，特别是1日活动后、下午或黄昏时双足会比早上略大，故此时购鞋是最适合的时间，不致新鞋过紧；③ 穿新鞋时，要防止足部皮肤损伤，可以在家先穿新鞋走动，感到不舒服时换拖鞋，以逐渐适应新鞋；④ 穿前检查鞋的内面；⑤ 选柔软、透气的棉袜，避免穿尼龙袜；⑥ 选择大小合适的袜子，不宜穿着弹性过强的袜子，尤其袜头部分不可过紧，以免影响血液循环；⑦ 冬天选较厚的羊毛袜保暖；⑧ 袜子要每日更换，保持足部清洁；⑨ 不可穿破袜，因破口可能套住足趾或经缝补的袜子高低不平，既不舒服又影响血液循环。

4）足部运动：下肢运动可以促进下肢的血液循环，预防足部痉挛和疼痛。其方法如下：① 平卧，双腿上举与床面呈60°~90°，持续30~120秒，使足尖皮肤苍白或局部缺血；② 足垂至床沿下2~5分钟至足底发热后，踝部左右上下活动3分钟，使足部颜色红润；③ 平卧，用热水袋温暖足部5分钟。整个运动过程需要10分钟左右，每日反复约1小时，年老体弱者由他人协助完成。

（3）糖尿病足溃疡的护理：① 减轻或解除体重对足部的压力。这是促进溃疡愈合的第一步，也是最重要的一步。具体方法包括减轻体重、选择合适的鞋子、避免长时间行走。② 合理使用抗生素。对糖尿病足溃疡分泌物进行细菌培养和药敏试验，应用敏感药物行静脉和局部用药，以最短的时间控制感染，促进溃疡的愈合。

7. 急性并发症的护理

（1）低血糖的处理原则：低血糖是糖尿病治疗过程中常见的并发症。预防低血糖的措施有：① 药物治疗逐渐加量，谨慎进行调整；② 定时、定量进食；③ 在体力活动前监测血糖，必要时吃一些糖类食物；④ 不过量饮酒。如出现低血糖症状，意识清醒的患者应尽快口服含糖的饮料或吃一些糖果、点心等，对意识不清的患者应立即送医院治疗。

（2）糖尿病酮症酸中毒的处理原则：怀疑患者发生糖尿病酮症酸中毒时，应立即检测血糖、尿酮体，呼叫"120"，及时转送患者。

8. 心理护理　糖尿病是一种慢性、终生性疾病，在患病初期及长期的治疗过程中，患者可能发生各种心理问题。研究发现，糖尿病患者心理障碍的发生率高达30%~50%，焦虑、抑郁等消极情绪会影响血糖的控制。因此，加强糖尿病患者的心理护理，使其保持良好的心态，积极应对糖尿病，是社区糖尿病患者管理的重要内容。心理护理内容包括：① 提供糖尿病的相关知识，使患者正确认识疾病，并建立应对糖尿病的信心；② 认真倾听患者的叙述并观察心理活动，对其不遵医行为不进行评判，给予充分的理解与支持，及时肯定患者取得的进步；③ 鼓励患者家属积极参与糖尿病控制，使患者感受到家人的支持与关心；④ 教给患者心理调适的技巧，包括放松情绪、宣泄、音乐疗法等。

相关链接　　　　**全面深化慢性病社区健康管理服务**

　　2023年7月，国家卫生健康委员会、财政部、国家中医药管理局、国家疾病预防控制局发布《关于做好2023年基本公共卫生服务工作的通知》（以下简称《通知》），旨在全面深入贯彻落实党的二十大精神，推进健康中国建设，完善人民健康促进政策，持续提升基本公共服务水平。相关内容如下："提升高血压、2型糖尿病等慢性病患者健康管理服务质量。加强高血压、2型糖尿病患者健康管理，推动城市医疗集团牵头医院和二级医院或县域医共体牵头医院与基层医疗卫生机构建立上下联动、分层分级管理机制。对于血压、血糖控制稳定的，由基层医疗卫生机构按照《国家基本公共卫生服务规范（第三版）》《国家基层高血压防治管理指南》《国家基层糖尿病防治管理指南》等提供健康管理服务；对于控制不稳定或不适合在基层诊治的，经转诊到上级医疗机构明确诊断并通过系统治疗稳定后，上级医疗机构要及时将患者转诊至常住地辖区的基层医疗卫生机构接受后续的随访管理服务。对开展高血压、2型糖尿病患者健康管理的团队内的医生，支持按照服务数量和质量参与基本公共卫生服务经费分配。对同时患有高血压、2型糖尿病等多种慢性疾病的患者，要创新手段积极推进开展多病共管服务，提高健康管理协同服务、融合服务的质量和效率。"

三、严重精神障碍

精神障碍是一个全球性的社会卫生问题。随着经济社会的快速发展和转型，人们的心理面临着巨大的冲击和压力。精神障碍患者的护理不仅要关心与解决患者的躯体、心理、社会功能问题，而且要更加关注其如何真正从医院重返社会。因此，社区精神障碍患者的护理和对家属的支援显得尤为重要。

（一）相关概念

1. 精神障碍（mental disorder）　也称精神疾病，是指在各种因素（包括各种生物学、社会心理等因素）的作用下，大脑功能失调，出现感知、思维、情感、行为、意志及智力等精神运动方面的异常，需要用医学方法进行治疗的一类疾病。

2. 严重精神障碍（severe mental disorder）　是指临床表现有幻觉、妄想、严重思维障碍、行为紊乱等精神病性症状，且患者社会生活能力严重受损的一组精神障碍。

（二）治疗原则

对严重精神障碍患者的处理包括药物治疗、非药物治疗、对家属的心理支持等。严重精神障碍治疗中最常用、最重要的治疗方法是药物治疗。抗精神病药的使用原则如下所示。

1. 早期、足量、足疗程的"全病程治疗"　药物治疗应该系统、规范，一旦确诊，即开始药物治疗。药物应达到治疗剂量，急性期治疗为期2个月左右。

2. 小剂量开始　治疗从小剂量开始，逐渐加量，到达高剂量时应密切观察，及时发现不良反应。一般情况下不能突然停药。

3. 维持治疗　首次发作维持治疗1~2年，第二次或多次复发者维持治疗时间更长，甚至终身服药。

4. 单药应用　尽可能单一用药。

5. 个性化治疗　结合患者的性别、年龄、躯体情况、药物过敏史、既往用药情况等因素，综合考虑，制订出适合患者的药物治疗方案。

（三）社区管理

严重精神障碍主要包括精神分裂症、分裂情感障碍、偏执性精神障碍、双相情感障碍、癫痫性精神障碍、精神发育迟滞伴发精神障碍。严重精神障碍患者社区管理的目的是提高患者对治疗的依从性，减少病情复发，减少肇事肇祸，促进患者的社会功能康复，从而降低精神障碍造成的家庭和社会负担，促进社会和谐。

1. 患者信息管理 通过全面评估、家属访谈、转收原承担治疗任务的专业医疗卫生机构的疾病诊疗相关信息，为患者建立居民健康档案，填写严重精神障碍患者个人信息补充表（见附录7）。

2. 随访评估 每年至少随访4次，进行危险性评估；检查患者的精神状况，包括感觉、知觉、思维、情感和意志行为、自知力等；询问和评估患者的躯体疾病、社会功能情况、用药情况及各项实验室检查结果等。严重精神障碍患者的随访流程见图10-3-4。危险性评估分为以下6级。

（1）0级：不符合以下1~5级中的任何行为。

（2）1级：口头威胁，喊叫，但没有打砸行为。

（3）2级：打砸行为，局限在家里，针对财物，能被劝说制止。

（4）3级：明显打砸行为，不分场合，针对财物，不能接受劝说而停止。

（5）4级：持续的打砸行为，不分场合，针对财物或人，不能接受劝说而停止（包括自伤、自杀）。

（6）5级：持械针对人的任何暴力行为，或者纵火、爆炸等行为，无论在家里还是公共场合。

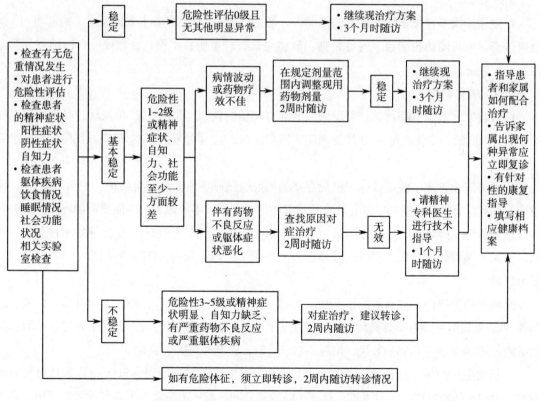

▲ 图10-3-4　严重精神障碍患者随访流程图

3. 分类干预 根据患者的危险性评估分级、社会功能状况、精神症状评估、自知力判断，以及患者是否存在药物不良反应或躯体疾病情况对患者进行分类干预。

（1）病情不稳定患者：若危险性为3~5级或精神症状明显、自知力缺乏、有严重药物不良反应或严重躯体疾病，对症处理后立即转诊到上级医院。必要时报告当地公安部门，2周内了解其治疗情况。对于未能住院或转诊的患者，联系精神专科医生进行相应处置，并在居委会人员、民警的共同协助下，2周内随访。

（2）病情基本稳定患者：若危险性为1~2级，或精神症状、自知力、社会功能状况至少有一方面较差，首先应判断是病情波动或药物疗效不佳，还是伴有药物不良反应或躯体症状恶化；然后分别采取在规定剂量范围内调整现用药物剂量和查找原因对症治疗的措施，2周时随访，若处理后病情趋于稳定者，可维持目前治疗方案，3个月时随访；未达到稳定者，应请精神专科医生进行技术指导，1个月时随访。

（3）病情稳定患者：若危险性为0级，且精神症状基本消失，自知力基本恢复，社会功能处于一般或良好，无严重药物不良反应，躯体疾病稳定，无其他异常，继续执行上级医院制订的治疗方案，3个月时随访。

（4）每次随访时，应根据患者病情控制情况，对患者及家属进行有针对性的健康教育和生活技能训练等方面的康复指导，对家属提供心理支持和帮助，填写严重精神障碍患者随访服务记录表（见附录8）。

4. 健康体检　在患者病情许可的情况下，征得监护人和/或患者本人同意后，每年进行1次健康检查，可与随访相结合。内容包括一般体格检查、血压、体重、血常规（含白细胞分类）、转氨酶、血糖、心电图。

（四）居家护理

1. 改善家庭的态度和行为　帮助家属增加对疾病的认知，包括：① 早发现、早治疗，抓住治疗的有效时机，尽快就医；② 接受现实，稳定情绪；③ 了解精神病的知识；④ 同精神病患者交流的方法。

2. 做好安全护理　注意家庭中可能存在的危险，做好各方面的安全防护，包括：① 居住环境中不能有危险物品，例如，将危险物品放置在患者不易取得的地方，房间里不能有刀、剪等利器以及皮带等危险物品，尽量使用短毛巾或方巾，每周进行安全检查；② 保管好精神药物，例如，由家属保管药物，每次服药后检查患者是否服下，防止藏药；③ 观察病情变化；④ 关心、爱护患者。

3. 协助患者服药，提高服药依从性　包括：① 做好药物的保管，防止药物变质、失效、过期等；② 家属按医嘱准备好药物，监督患者服药；③ 患者拒绝服药时，要了解原因，采取相应的措施；④ 密切观察药物的效果，出现不良反应时，应及时与医生联系。

4. 日常生活护理　与患者及家属共同制订个性化的生活护理计划，包括：① 在饮食与睡眠方面，做到生活有规律，定时进餐，保证足够的营养和热量；为患者创造良好的睡眠环境，合理安排休息时间；睡前禁饮浓茶、咖啡，禁食各种刺激性的食物，不要看恐怖的小说、电视等；每晚睡眠时间不少于8小时。② 在心理支持方面，正确认识精神障碍，去除病耻感；与患者交流时态度要和蔼，关心患者；病情稳定无攻击行为的患者最好与家人同住。③ 鼓励患者参与活动，如家务劳动、亲友往来、文体活动等。

5. 帮助患者恢复自知力　劝导家属主动与患者交谈，分析症状，帮助患者正确认识病情，促进其自知力的恢复。

6. 家庭康复训练　社区护士应指导家属对患者进行家庭生活技能训练，制订康复技能训练计划，引导患者适应环境，培养良好的生活习惯，保持衣饰床铺整洁，料理家务，使患者成为家里的主人，从而调动患者的主观能动性，解除患者的思想顾虑，为回归社会打好基础。

7. 预防复发　精神障碍容易复发，社区护士需要及时关注患者病情变化，指导患者及家属预防复发，如：① 坚持服药；② 识别复发早期的预警症状，及时予以处理；③ 正确处理社会心理应激因素；④ 有效地求助；⑤ 保持良好的社会角色；⑥ 避免使用非法药物。

8. 降低自杀风险　引起自杀行为的核心原因是缺乏自信和产生绝望感。对患者及家属进行相应指导，如：① 鼓励家属保持乐观的态度，以感染并鼓舞患者；② 鼓励患者在遇到应激情况时表达自己的需要；③ 鼓励患者用积极的态度应对继发的病态，如抑郁、焦虑、自责等。

9. 患者发生意外时的对策　指导家属在患者出现自伤、伤人、噎食等意外时，应拨打医疗急救电话或者立即请附近社区卫生服务中心的医护人员抢救，同时，应先行对紧急情况进行及时处置，如止血、催吐、抠食、劝说等。

（闫贵明）

学习小结

慢性病目前已成为我国居民的主要健康问题，以起病隐匿、病程长、病情迁延不愈、缺乏确切的传染性生物病因证据和病因复杂为特征，多与生活方式、遗传、医疗条件、社会和自然环境等因素有关，导致个人的健康状况受损和国家的疾病负担加重。因此，慢性病管理已上升为国家健康战略，社区慢性病患者的健康管理成为基层卫生服务的重点工作之一。

通过家庭医生团队开展社区慢性病管理，社区护士在其中发挥重要作用。选择合适的社区慢性病管理模式，以高血压、糖尿病等常见慢性病为重点，依据三级预防原则，因地制宜地开展慢性病的社区筛查、随访、分类干预和健康体检等社区管理和居家护理，预防和控制慢性病的发生和发展。对严重精神障碍患者进行社区管理与居家护理。

1. 选择题

（1）慢性病的特点主要包括

A. 发病隐匿

B. 病因明确

C. 病情发展迅速

D. 可以治愈

E. 潜伏期短

（2）患者，男，61岁，高血压病史12年、吸烟史39年、无运动习惯，喜咸食。睡眠质量较差，入睡困难，易醒。患者主诉头晕、头痛，自测血压175/100mmHg，到社区卫生服务中心就医。社区医生复测血压176/105mmHg，该患者血压分级为

A. 正常高值

B. 1级（轻度）高血压

C. 2级（中度）高血压

D. 3级（重度）高血压

E. 单纯收缩期高血压

（3）患者，男，55岁。体格检查发现血压170/110mmHg，既往有糖尿病病史，在治疗时患者的血压控制目标值一般为

A. ＜110/80mmHg

B. ＜120/80mmHg

C. ＜130/80mmHg

D. ＜140/90mmHg

E. ＜150/90mmHg

2. 某社区高血压的患病率为19.60%，高于同年全国高血压患病率的抽样调查结果（18.80%）。高血压是危害该社区人群健康的主要疾病，社区卫生服务中心高度重视高血压的社区管理。请问：如何对该社区高血压患者进行管理？

3. 张某，男，70岁，患糖尿病10余年，胰岛素治疗2年。自诉近1周自测餐后血糖在13mmol/L，用药剂量未改变，饮食控制尚好，特前来社区卫生服务站咨询。请问：社区护士如何指导患者正确使用胰岛素？

4. 王某，女，32岁，患精神分裂症10年，曾住院治疗。近年来不与家人交流，不换衣服，不洗澡，拒绝服药。家人在试图劝其服药时被攻击，药物须由其母偷偷兑入饮料中让她服用。请问：作为社区护士，应如何对该精神障碍患者进行社区管理与居家护理？

选择题答案

（1）A （2）C （3）C

第十一章 社区康复护理

学习目标

知识目标	1. 掌握　社区康复护理的概念、对象及内容；社区常用康复护理技术与方法。 2. 熟悉　康复、社区康复的概念；社区常见疾病患者的康复护理措施。 3. 了解　社区常见疾病患者的功能障碍、康复护理评估。
能力目标	1. 能根据社区康复护理原则，实施康复护理常用技术与方法。 2. 能根据康复护理评估的结果，为社区脑卒中及慢性阻塞性肺疾病患者制订康复护理计划。
素质目标	1. 形成尊重康复护理对象人格和隐私的法律意识。 2. 具备关爱生命、关心患者、平等待人的职业精神。

　　随着医学科学的进步和发展、生活条件和环境卫生的改善，康复医学已经深入医学的各个学科并贯穿于健康管理的全过程，尤其是在提高患者生活质量方面起到了积极的作用。社区康复是指在家庭和社区中通过多学科合作为病、伤、残者提供康复服务，以满足他们恢复健康、提高生活质量的需求。

第一节　概述

　　"康复"一词原意是指"恢复""复原"。社区康复是WHO在1976年提出的一种全新的、有效的、经济的康复服务模式，是康复的重要实施途径之一。社区康复护理是社区康复医学的重要组成部分，其实施质量直接影响患者的康复效果。

一、相关概念

　　1. 康复（rehabilitation）　WHO认为，康复是指综合协调地应用医学、教育、社会、职业等各种措施，减轻病、伤、残者的躯体、心理和社会等功能障碍，最大程度地恢复、代偿或重建功能，提高日常生活活动能力和生存质量，使其重返社会的一种综合服务。

　　2. 康复护理（rehabilitation nursing，RN）　是护理学与康复医学结合所产生的一门专科护理技术；是在康复计划的实施过程中，由护士配合康复医师和治疗师等专业人员，对康复对象实施基础护理和各种康复护理技术，帮助病、伤、残者提高自理能力，以达到最大限度地康复并使其重返社会的护理过程。

3. 社区康复（community-based rehabilitation，CBR） 是以社区为场所开展的康复工作。2004年，国际劳工组织、联合国教科文组织和WHO发布的《社区康复联合意见书》中对社区康复的界定是："社区康复是社区发展计划中的一项康复策略，其目的是使所有残疾人享有康复服务，实现机会均等、充分参与的目标。社区康复的实施要依靠残疾人、残疾人亲友、残疾人所在的社区，以及卫生、教育、劳动就业、社会保障等相关部门的共同努力。"

4. 社区康复护理（community-based rehabilitation nursing） 是将现代整体护理融入社区康复，在康复医师的指导下，在社区范围内，以家庭为单位，以健康为中心，社区护士依靠社区本身的人力资源，包括残疾者家属、志愿者和所在社区的卫生、教育、劳动就业和社会服务等部门，在社区伤残者的生命全过程中提供护理服务。

二、社区康复护理的原则

社区护士应充分利用社区资源，遵循以下原则为康复对象提供适宜、实用的康复护理技术。

1. **功能康复的原则** 功能训练是功能康复的基本方法。早期进行功能训练能够有效预防残疾的发生和发展，后期进行功能训练能最大限度地保存并恢复机体的功能。社区护士应坚持功能康复的原则，尽早开始对康复对象进行功能训练，最大限度促进其恢复功能。

2. **功能训练与日常生活相结合的原则** 康复护理训练应注重实用性，将训练内容与日常生活活动相结合。一方面，康复技术易懂、易学、易会，能保证康复训练有效进行；另一方面，能帮助康复对象最大程度恢复自理能力，提高生活质量。

3. **重视心理康复的原则** 康复对象由于自身缺陷，会出现自卑、悲观、失落、抑郁等消极情绪，影响康复的效果。在实施康复护理的过程中，应观察康复对象的情绪变化，引导其面对现实，通过积极的康复训练发挥其残存功能，使其最大限度地适应生活，更好地融入社会。

4. **主动参与的原则** 这是社区康复护理的核心要素。成功的康复强调康复对象及家属主动参与确定目标、制订计划、实施训练等全部康复护理活动。只有充分发挥主观能动性，才能真正做到"按需康复"。

5. **相互协作的原则** 良好的协作是帮助康复对象取得最大康复效果的关键，社区护士必须与康复小组的其他人员保持良好的沟通交流，合力解决康复中遇到的各种问题。

三、社区康复护理的对象

1. **病、伤、残者** "病"指各种原因导致功能障碍的患者，如各种慢性病、急性病、创伤或术后患者。"伤"指各类工伤、突发事件（如地震、交通事故或战争伤等）引起功能障碍的患者。"残"包括残损、残疾和残障者，如肢体残疾、听力残疾、言语残疾、智力残疾、精神残疾、多重残疾和其他残疾的患者。

2. 老年人 由于器官老化，老年人身体功能减退，日常生活活动能力和对周围环境适应能力减退，需要根据身体功能及健康状态对行为活动进行一定的调整。同时，老年人患病率高，且常多种疾病共存，导致身体各系统出现不同程度的功能障碍，需要长期康复护理指导。

四、社区康复护理的内容

社区康复护理应以全面康复为原则，根据社区康复对象的不同康复需求，纠正其不良行为，预防伤残、慢性病及继发性功能障碍的发生，加强病、伤、残者的日常生活活动能力和适应能力，促进其全面康复。社区康复护理的主要内容如下所示。

1. 社区康复护理现状调查 社区护士在社区范围内开展调查，对康复护理对象的数量、分布、需求及社区康复资源进行调查并做好分类统计，为残疾预防和康复护理计划提供依据。

2. 开展社区残疾预防 积极开展残疾的三级预防工作，协调和依靠社区各方面力量，进行健康教育，落实各项残疾预防措施，尽量避免或减少残疾的发生。

3. 实施康复训练与指导 这是社区康复护理的基本内容。社区护士根据整体康复计划，与其他专业人员配合，共同完成康复对象的康复工作，包括实施康复护理技术、训练患者日常生活活动能力、指导功能障碍者使用辅助器具及配合开展电疗法，以及针灸、按摩等中医传统疗法等。

4. 开展康复护理教育 康复护理对象由于其身体或功能障碍，常有其特殊、复杂的心理甚至出现精神及行为异常。社区护士应理解患者，对患者及家属进行必要的康复知识教育、心理支持，帮助他们树立信心，鼓励其参与康复训练，以适应生活，重返社会。

第二节 社区康复护理技术与方法

社区护士必须具有社区康复的相关知识和技能，才能执行专业的康复措施，满足病、伤、残者的康复需求，达到康复目标。

一、社区康复护理评估

社区康复护理评估是社区康复护理程序的第一步，可通过收集社区康复护理对象的相关资料，发现存在的主要健康问题并分析相关因素，为社区康复护理诊断和社区康复护理计划提供依据。

（一）评估内容

1. 社区评估 包括社区的社会环境和地理环境、社区病伤残者人口学特征、社区健康状况及康复环境等方面。社区的社会环境和地理环境涵盖社区的经济、文化状况及病伤残者生活居住环境等信息。社区病伤残者人口学特征涵盖人口数量、性别、年龄、教育程度、职业及婚姻状况等信息。社区健康状况及康复环境涵盖社区疾病及流行趋势、主要疾病类型、卫生服务状况、康复设施状况及社会支持系统等信息。

2. 家庭评估 包括社区病伤残者的家庭结构、功能、环境、资源等信息。

3. 个人评估 包括个人病史、体格检查、康复功能评定等。询问病史的重点是询问功能障碍发生的时间、原因、发展过程，对日常生活活动、工作、学习、社会活动的影响，以及治疗和适应情况。体格检查的重点是与残疾有关的肢体及器官系统的检查。康复功能评定主要评估病伤残者的功能状况及残存能力，如康复对象的转移能力、平衡能力、日常生活活动能力、心理状态、语言能力、职业能力和社会生活能力等。

（二）常用评估方法

1. 肌力评定 肌力（muscle strength）是指主动运动时肌肉或肌群产生的最大收缩力量，是运动功能评定的基本方法之一。通过肌力评定可判断有无肌力低下，明确肌力低下的范围和程度。肌力评定的方法可分为手法检查和器械检查两种，常用徒手肌力评定（manual muscle test，MMT），其评定标准采用Lovett分级法（表11-2-1）。

▼ 表11-2-1 Lovett分级法评定标准

分级	评级标准	相当于正常肌力的比例/%
0级	没有肌肉收缩	0
1级	肌肉有收缩，但无关节运动	10
2级	关节在减重力状态下全范围运动	25
3级	关节在抗重力状态下全范围运动	50
4级	关节抗部分阻力全范围运动	75
5级	关节抗充分阻力全范围运动	100

2. 肌张力评定 肌张力（muscle tone）是指肌肉组织在静息状态下的一种不随意、持续、微小的收缩，即在做被动运动时，所显示的肌肉紧张度。肌张力评定的方法主要是手法检查，先观察并触摸受检肌肉在放松、静止状态下的紧张度，然后通过被动运动来判断。根据被动活动肢体时所感觉到的肢体反应或阻力，将肌张力分为0~4级（表11-2-2）。

▼ 表11-2-2 肌张力临床分级

等级	肌张力	标准
0级	弛缓性瘫痪	被动活动肢体无反应
1级	低张力	被动活动肢体反应减弱
2级	正常	被动活动肢体反应正常
3级	轻、中度增高	被动活动肢体有阻力反应
4级	重度增高	被动活动肢体有持续性阻力反应

3. 关节活动范围评定 关节活动范围（range of motion，ROM）是指关节的运动弧度或关节远端向近端运动，远端骨所达到的最终位置与开始位置之间的夹角，即远端骨所移动的角度。ROM评定是指对远端骨移动角度进行测量，可分为主动ROM和被动ROM。主要关节ROM的测量方法见表11-2-3。

关节	运动	体位	量角器放置方法			正常值参考
			轴心	固定臂	移动臂	
肩关节	屈、伸	坐或立位，臂置于体侧，肘伸直	肩峰	与腋中线平行	与肱骨纵轴平行	屈0°~180° 伸0°~50°
	外展	坐或站位，臂置于体侧，肘伸直	肩峰	与身体中线平行	与肱骨纵轴平行	0°~180°
	内收	坐或站位，臂置于体侧，肘伸直	盂肱关节的前方或后方	通过肩峰与地面垂直的线（前或后面）	与肱骨纵轴平行	0°~45°
	内、外旋	仰卧位，肩外展90°，肘屈90°	鹰嘴	与腋中线平行	与前臂纵轴平行	各0°~90°
肘关节	屈、伸	仰卧或坐或立位，臂取解剖位	肱骨外上髁	与肱骨纵轴平行	与桡骨纵轴平行	0°~150°
腕关节	屈、伸	坐或站位，前臂完全旋前	尺骨茎突	与前臂纵轴平行	与第二掌骨纵轴平行	屈0°~90° 伸0°~70°
	尺偏、桡偏	坐位，屈肘，前臂旋前，腕中立位	腕背侧中点	前臂背侧中线	第三掌骨纵轴	桡偏0°~25° 尺偏0°~55°
髋关节	屈	仰卧或侧卧，对侧下肢伸直	股骨大转子	与身体纵轴平行	与股骨纵轴平行	0°~125°
	伸	侧卧，被测下肢在上	股骨大转子	与身体纵轴平行	与股骨纵轴平行	0°~15°
	内收、外展	仰卧	髂前上棘	左右髂前上棘连线的垂直线	髂前上棘至髌骨中心的连线	各0°~45°
	内旋、外旋	仰卧，两小腿于床沿外下垂	髌骨下端	与地面垂直	与胫骨纵轴平行	各0°~45°
膝关节	屈、伸	俯卧或侧卧或坐在椅子边缘	股骨外踝	与股骨纵轴平行	与胫骨纵轴平行	屈0°~150° 伸0°
踝关节	背屈、跖屈	仰卧，膝关节屈曲，踝处于中立位	腓骨纵轴线与足外缘交叉处	与腓骨纵轴平行	与第五跖骨纵轴平行	背屈0°~20° 跖屈0°~45°
	内翻、外翻	俯卧，足位于床沿外中点	踝后方，两踝中点	小腿后纵轴	轴心与足跟中点连线	内翻0°~35° 外翻0°~25°

4. 平衡功能评定　平衡是指身体处于某一种静态姿势或稳定性运动的状态，或是在运动或受到外力作用时自动调整并维持姿势稳定性的一种能力。平衡功能评定的方法如下所示。

（1）三级平衡评定：是临床上经常使用的方法。一级平衡为静态平衡，即被测试者在不需要帮助的情况下能维持所要求的体位。二级平衡为自动态平衡，即被测试者能维持所要求的体位，并能在一定范围内主动移动身体重心后仍维持原来的体位。三级平衡为他动态平衡，即被测试者在受到外力干扰而移动身体重心后仍能恢复并维持原来的体位。

（2）伯格平衡量表（Berg Balance Scale，BBS）评定：BBS是脑卒中康复临床与研究中最常用的量表，包括14项检测内容，分别是从坐位站起、独立站立、无靠背坐位、从站立位坐下、转移、无支持闭目站立、双足并拢无支持站立、上臂前伸、站立位从地面拾物、站立位转身向后看、转身360°、双足交替踏台阶、双足前后位无支撑站立、单腿站立。每项评分0~4分，总分为

56分，测试一般可在20分钟内完成。得分有0~20分、21~40分、41~56分三组，其代表的平衡能力分别对应坐轮椅、辅助步行和独立行走三种活动状态。总分低于40分预示存在跌倒风险。

（3）平衡仪测试评定：运用静态平衡测试仪或动态平衡测试仪对测试者进行平衡能力的评价。

5. 认知功能评定 认知（cognition）是指人脑接受外界信息，经过加工处理，转换成内在的心理活动，从而获取知识或应用知识的过程，即人脑对感觉输入信息的获取、编码、操作和使用的过程，是输入与输出之间发生的内部心理过程。简易精神状态检查（Mini-Mental State Examination，MMSE）量表作为认知障碍的筛查量表，应用范围广，可用于社区人群中痴呆的筛选（表11-2-4）。

▼ 表11-2-4　简易精神状态检查量表

项目	内容	得分/分
定向力	现在是什么日期？（年份）、（季节）、（月份）、（几号）、（星期几）	/5
	我们现在是在哪里？（省）（市）（区县或乡镇）、（什么医院）、（第几层楼）	/5
记忆力	现在我会说三样东西的名称，说完之后，请你重复一次，请记住它们，因为几分钟后，我会再问你。[苹果][报纸][火车]	/3
	现在请你把这三样东西说一遍。（每样东西一秒钟，一个一分，以第一次的表现进行打分；然后重复物件，直至三样东西全部都记住，至多重复6次）	
注意力和计算力	请你用100减7，然后减7，一路减下去，直至我说"停"。（喊五次后便停）（口头表达困难者可手写替代，但要求每写出一个答案，测试者须将其遮盖起来不能让受试者看到）（　）（　）（　）（　）（　）	/5
	现在我读几个字给你听，请你倒转讲出来。[祝出入平安]	/5
回忆力	我之前让你记住的三样东西是什么？	/3
命名	这个是什么东西？（分别出示铅笔、手表）	/2
复述	请你跟我讲这句话"非如果，还有，或但是"	/1
3级指令	我给你一张纸，请你按我说的去做，现在开始："用你的右手（若右手不能，可用左手替代）拿起这张纸，将它对折，并放在地上。"	/3
阅读	请你看看这句话，并且按上面的意思去做。"闭上你的眼睛"	/1
书写	请你给我写一个完整的句子	/1
临摹	这里有一幅图，请你照着它一模一样地画下来 	/1
总分		

6. 日常生活活动能力评定 日常生活活动（activities of daily living，ADL）能力是指人们为了维持生存及适应生存环境，如衣、食、住、行、清洁卫生、社会活动，必须每日反复进行的、最基本的、最具有共同性的活动。根据日常生活活动能力的层次及对能力的要求，可分为基础性日常生活活动（basic ADL，BADL）能力和工具性日常生活活动（instrumental ADL，IADL）能力，其中BADL又称为躯体日常生活活动（physical ADL，PADL）。巴塞尔（Barthel）指数是常用的BADL能力评定工具。其方法简单、可信度高，是目前临床应用最广、研究最多的一种日常生活

活动能力评定方法，不仅可以评定治疗前后的功能状况，而且可以预测治疗效果、住院时间及预后，见表11-2-5。

▼ 表11-2-5　Barthel指数评定内容及计分法

项目	评分标准
1. 进食	0分：完全依赖 5分：需要帮助（切割食物、抹黄油、夹菜、盛饭） 10分：独立完成（能进食各种食物，但不包括取饭、做饭）
2. 洗澡	0分：依赖 5分：独立完成（无指导能进出浴室并自理洗澡）
3. 修饰	0分：需要帮助 5分：独立完成（洗脸、梳头、刷牙、剃须）
4. 穿衣	0分：依赖 5分：需一半帮助 10分：独立完成（解、扣纽扣，脱衣，关、开拉锁，穿鞋）
5. 控制大便	0分：失禁或昏迷 5分：偶尔失禁（每周<1次） 10分：无失禁
6. 控制小便	0分：失禁或昏迷或需由他人导尿 5分：偶有失禁（每24h<1次） 10分：无失禁
7. 如厕	0分：依赖他人 5分：需要帮助 10分：独立完成（进出厕所、使用厕纸、穿脱裤子）
8. 转移（床和椅）	0分：完全依赖别人，无坐位平衡 5分：需大量帮助（1~2人，身体帮助），能坐 10分：需少量帮助（言语指导或身体帮助） 15分：独立完成
9. 平地行走	0分：不能步行 5分：需极大帮助或在轮椅上独立行动 10分：需1人帮助步行（言语指导或身体帮助） 15分：独立在平地上行走45m（可用辅助器具，但不包括带轮的辅助器具）
10. 上下楼梯	0分：不能 5分：需帮助（言语指导，身体、手杖帮助） 10分：独立上下楼梯
总分	

注：总分为100分。0~20分为极严重功能缺陷，生活完全依赖；25~40分为严重功能缺陷，生活明显依赖；45~60分为中度功能缺陷，生活需要帮助；65~95分为轻度功能缺陷，生活基本自理；100分为完全自理。

二、社区康复护理常用技术

社区康复护理是一种面向基层的康复服务方式，社区护士应根据康复护理评估的结果，运用适当的康复护理技术进行功能训练，以最大限度恢复功能。

（一）环境的管理

良好的康复环境有利于实现康复目标，无障碍设施是建设良好康复环境的最基本要求。由于残疾人行动不便，常需借助各种辅助器具，社区护士应了解康复环境和设施的基本要求，重视康复环境的建立和选择。

1. 社区环境 社区环境应有利于功能障碍患者活动，如设斜坡楼梯、平台等无障碍通道，以便轮椅通行；人行道应设置缘石坡道，宽度至少1.2m；公共卫生间应设有残疾人厕位，并安装坐式便器等。

2. 居室环境 房间需光线充足且通风良好，地面应平坦、防滑。床、椅的高度在60cm左右。各种开关、桌面、窗户和窗台的高度均应调整至合适高度。房门应采用推拉门或折叠门，不设门槛，门把手宜采用横执把手。在距地面1m高的墙壁上应安装扶手。厨房有足够空间供轮椅或助行器转向，厨具放置要便于取用。浴室安装长把水龙头开关、坐式便器、坐式淋浴，地面进行防滑处理。

（二）体位摆放及体位转换技术

体位摆放和转换技术可以预防因长期卧床而引起的坠积性肺炎、压力性损伤、肌肉萎缩、关节挛缩、深静脉血栓等并发症，社区护士应根据患者的病情、功能障碍情况选择适合的体位。

1. 体位摆放 应尽早开展体位摆放，协助或指导卧床患者将身体摆放成正确、舒适的体位。

（1）患侧卧位：患侧在下，健侧在上。患者头下给予适宜高度的软枕，躯干稍向后旋转，后背用枕头支撑。患侧上肢外展，与躯干的角度不小于90°，将患肩拉出以防受压和回缩，前臂外旋，肘与腕均伸直，手指伸展，掌心向上。患侧髋关节伸展，膝关节轻度屈曲，放置舒适位，踝关节应屈曲90°位，防止足下垂。健侧上肢放在身上，健侧下肢屈曲置于软枕上呈迈步位（图11-2-1）。

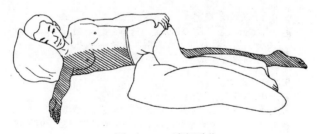

▲ 图11-2-1 患侧卧位

（2）健侧卧位：健侧在下，患侧在上。患者头下给予适宜高度的软枕。患侧上肢下垫枕，使患肩充分前伸，患侧肘、腕、指关节伸展放于枕上，掌心向下。患侧髋关节和膝关节前屈90°左右，置于另一软枕上，患足放于枕上，以防患侧踝关节内翻悬空，造成足内翻下垂。健侧上肢可置于舒适位置，下肢平放于床上（图11-2-2）。

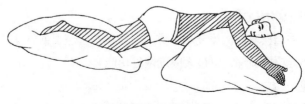

▲ 图11-2-2 健侧卧位

（3）仰卧位：患者面朝上仰卧，头部垫枕，患肩下垫一厚软垫，使肩部上抬前挺，患侧上臂外旋稍外展，肘、腕关节伸直，掌心朝上，手指自然伸展，整个患侧上肢置于软垫上。在患侧髋部、臀部、大腿外侧下放一枕头，以防下肢外旋畸形。膝关节稍垫起使微屈向内（图11-2-3）。

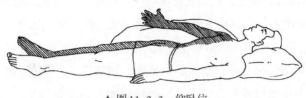

▲ 图11-2-3　仰卧位

（4）俯卧位：如患者心、肺功能及骨骼情况允许，可采用俯卧位，使髋关节充分伸展，缓解身体后部骨隆突处受压组织的压力。患者俯卧时，头偏向一侧，两臂屈曲置于头两侧，胸部、髋部、踝部下方各垫一软枕。

2. 体位转换

（1）床上移动：健足伸到患足下方，勾住患足向一侧移动，健足和肩支起臀部，将下半身移向该侧，再将臀部向该侧移动，最后头向该侧移动。患者完成困难时，护士可一手放于患者膝关节上方，一手抬起患者臀部，帮助其向一侧移动。

（2）床上翻身

1）主动翻身法：① 向健侧翻身。患者取仰卧位，双手十指交叉相握，患手拇指压在健手拇指上方；在健侧上肢的辅助下，双上肢伸肘，肩关节前屈90°，伸直肘关节，健腿插入患腿下方，头转向健侧；健侧上肢带动患侧上肢左右摆动，借助摆动的惯性，带动双上肢和躯干转向健侧。② 向患侧翻身。患者取仰卧位，双手十指交叉相握，患手拇指压在健手拇指上方；头转向患侧，健足踩在床面上，屈膝；健侧上肢带动患侧上肢左右摆动，同时健足蹬踏床面，利用摆动的惯性和蹬踏的反作用力翻向患侧。

2）被动翻身法：先旋转上半部躯干，再旋转下半部躯干。① 向健侧翻身。护士位于患侧，一手置于患者颈部下方，另一手置于患侧肩胛骨周围，将患者头部及上半部躯干转为健侧卧位；一手置于患侧骨盆将其转向前方，另一手置于患侧膝关节后方，将患侧下肢旋转并摆放于自然半屈位。② 向患侧翻身。护士协助患者将患侧上肢外展置于90°位，患者自行将身体转向患侧。若患者完成有困难，护士可采用向健侧翻身的方法，帮助患者完成动作。

（3）从仰卧位到坐位：患者仰卧，患侧上肢放于腹上，健足放于患足下呈交叉状。护士位于患者健侧，双手分别扶于患者双肩，缓慢帮助患者向健侧转身，并向上牵拉双肩。患者同时屈健肘支撑身体，随着患者躯体上部被上拉的同时，患者伸健肘，手撑床面。健足带动患足一并移向床沿，两足平放于地面，整理成功能位。

（4）从坐位到立位：当患者身体状况允许时，护士应鼓励患者进行坐立体位转换。患者坐稳后，开始时以健足进行，双足开立，腰向前倾，用健手抓住扶手，使上半身前倾，重心移至健足上，然后做抬臀站起动作，同时站起。护士可协助患者进行扶站和独立站立，也可给予单拐或双拐辅助。

（三）日常生活活动能力训练

日常生活活动能力训练的目的是帮助病伤残者维持、促进和恢复自理能力，使残疾者在家庭和社会中尽量不依赖或部分依赖他人而完成各项活动，提高生活质量，为回归社会创造必要条件。

进行日常生活活动能力训练时应先将日常生活活动动作分解成若干简单运动方式，由易到难，结合护理特点进行床旁训练，然后根据患者的残存功能情况选择适当的方法完成每个动作。训练时应注意：① 要以能完成实际生活活动为目标，如拿筷子、端碗；② 若患者肌力不足或协调能力缺乏，可先做一些如加强手指肌力、增强协调能力的准备训练；③ 在某些特定情况下，指导患者使用自助具做辅助。

1. 个人卫生活动训练 包括洗手、洗脸、刷牙、梳头、洗澡等。根据患者残疾情况，尽量训练其独立完成。洗漱用品应放在患者方便取用的位置。根据患者实际情况，可设计辅助器具，如加粗牙杯手柄直径和改良牙刷以方便抓握，用长柄弯头的海绵球帮助清洗背部等。

2. 更衣训练 患者能够保持坐位平衡后，可指导其进行穿脱衣裤、鞋袜等训练。训练时，应遵循先穿患侧、先脱健侧的原则。大部分患者可用单手完成穿脱衣服的动作。如患者关节活动范围受限，穿脱普通衣服困难，可设计特制衣服，如宽大的前开襟衣服。如患者手指协调性差，不能系、解衣带或纽扣时，可使用拉链、摁扣、搭扣等。

3. 进食训练 根据患者功能状态选择适当餐具，进行体位改变、餐具使用等进餐姿势的训练。

（1）体位选择：进餐时可选择半卧位。根据患者残疾程度不同，选择不同的方法，指导患者用健侧手和肘部的力量坐起，或由他人帮助和使用辅助设备等坐起，维持坐位平衡训练，做到坐好、坐稳。

（2）进食动作训练：食物及餐具放在患者便于使用的位置（图11-2-4A）。丧失抓握能力、协调性差或关节活动范围受限的患者常无法使用普通餐具，应将餐具加以改良，便于患者抓握和使用（图11-2-4B）。先训练患者手部动作，再训练进餐动作。有吞咽困难的患者在进餐前，应先做咀嚼和吞咽动作的训练，在确定无误咽危险并能顺利喝水时，可先用流质饮食，逐步从流质过渡到半流质再到普食，从少量饮食过渡到正常饮食。

4. 移动训练 目的是帮助患者学会移动时所需的各种动作，从而独立完成日常生活活动。当患者有足够的腿部负重能力，能平稳站立时，应进行移动训练，如达二级平衡，可进行室内步行，达三级平衡，可进行室外步行。步行训练前需在帮助下完成重心转移、患肢负重、交叉侧方迈步、前后迈步、膝髋控制等步行分解动作的练习。

（1）扶持行走训练：护士站在患者患侧，一手扶住患者患手，使其掌心向前，另一手从患侧腋下穿出置于胸前，手背靠在胸前处，与患者一起缓慢向前步行。

（2）拐杖行走训练：拐杖训练是使用假肢或瘫痪患者恢复行走能力的重要锻炼方法。拐杖长度应按患者的身高及上肢长度而定，拐杖末端着地与同侧足尖中位距离15cm左右，上臂外展与人体中轴线之间的角度为30°。进行拐杖训练前应先锻炼两上臂、肩部、腰背部及腹部肌力，并训练起坐和立位平衡，然后再进行拐杖行走训练。

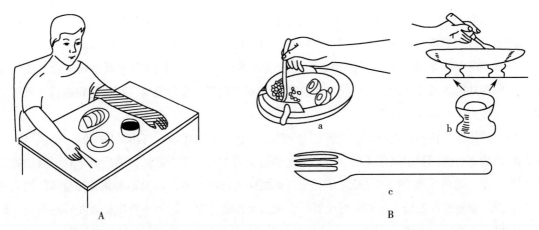

▲ 图11-2-4　进食训练

A. 患者进餐时，餐具摆放位置示意图；B. 改良的各类餐具（a. 配有碟挡的碟子；b. 带有吸盘的防滑盘；c. 叉形勺）。

1）单拐行走训练：健侧臂持拐杖行走时，重心先放在健腿上，拐杖与患侧下肢同时向前迈出，健侧下肢和另一臂摆动向前。或先将健侧臂前移，然后移患腿，再移健腿。

2）双拐行走训练：将两拐杖置于足趾前外侧15~20cm，屈肘20°~30°，双肩下沉，将上肢的肌力落在拐杖的横把上；将两拐杖置于两腿前方，向前行走时，提起双拐置于更前方，将身体重心置于双拐上，用腰部力量摆动身体向前。

（3）独立行走训练：患者可以先借助平衡杠练习健侧下肢与患侧下肢交换支持体重，矫正步态，改善行走姿势。行走时，一侧下肢先迈出，身体前倾，重心随之转移，两下肢交替迈出，整个身体前进。

（4）上下楼梯训练：能够熟练地在平地上行走后，可先尝试在坡道上行走，再进行上下楼梯训练。一般采用健足先上、患足先下的原则。

1）扶栏杆上下楼梯训练：上楼时，患者健手扶栏杆，健足先踏上一级，伸直健腿，把患腿抬到同一级台阶。下楼时，患者健手扶栏杆，患足先迈到下一级，然后健足向下迈到同一级台阶。训练时，护士可站于患侧进行辅助，见图11-2-5。

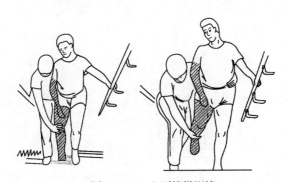

▲ 图11-2-5　上下楼梯训练

2）使用拐杖上下楼梯训练：上楼时，先将拐杖立在上一级台阶上，健肢蹬上，然后患肢跟上与健肢并行。下楼时，先将拐杖立于下一级台阶，患肢先下，然后健肢跟着移动。

5. 轮椅训练 轮椅是残疾者使用最广泛的辅助器具，轮椅的使用应根据不同患者残损的程度及保留的功能等具体情况而定。指导患者按处方要求配置和使用轮椅，帮助其积极投入社区活动，融入社会，提高生活质量。

（1）从床移到轮椅：将轮椅置于患者健侧床边，轮椅面向床尾，与床呈30°角，关好轮椅闸，竖起脚踏板。患者用健手抓住床挡，双足尽量靠近轮椅下方，躯干前倾，然后健手和下肢用力支撑身体，站立起来。健手扶住轮椅远侧扶手，健腿向前迈出一步，以健腿为轴旋转身体，然后弯腰缓慢而平稳地坐在轮椅上。调整好位置后，用健足抬起患足，用健手将患腿放在脚踏板上，松开轮椅闸，轮椅后退离床。

（2）从轮椅移到床上：移动轮椅至床旁，使患者健侧靠近床边，与床呈30°角，关好轮椅闸。患者用健手提起患足，将脚踏板移向一侧，身体前倾并向下撑使臀部向前移至轮椅前缘，双足踏在地上，使健足略后于患足。健手抓住轮椅扶手，身体前屈，用健侧上、下肢支撑身体站立起来，健手撑在床边，以健腿为轴转身缓慢坐在床上，见图11-2-6（A~E）。

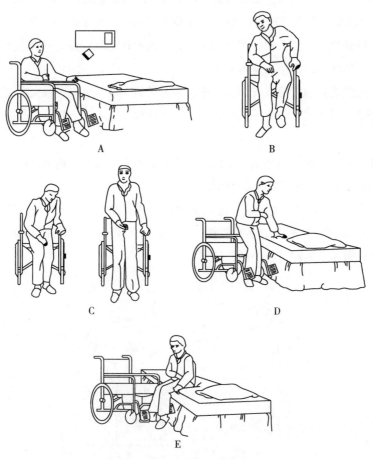

A　　　　　　　　B

C　　　　　　　　D

E

▲ 图11-2-6　从轮椅主动转移到床上

（3）乘轮椅如厕训练：坐式便器两侧须安装扶手。先将轮椅靠近便器，关好轮椅闸，双足离开脚踏板并将脚踏板旋开，解开裤子。用健手扶轮椅扶手站起，然后握住墙上扶手，转身坐于坐式便器上。如厕完毕后，用健手提起裤子站起整理，再坐到轮椅上返回。

第三节　社区常见疾病患者的康复护理

社区护士可以向有肢体残疾或功能障碍的慢性病患者提供医疗、康复、护理等服务，协助其得到社会的帮助和支持，促进他们适应社会生活。

一、脑卒中患者的康复护理

脑卒中（stroke）又称脑血管意外，是指各种原因引起急性脑血管循环障碍所致的持续性（>24小时）、局限性或弥漫性脑功能缺损的一组疾病的总称。

脑卒中是严重危害人类健康的主要疾病之一，具有发病率高、死亡率高和致残率高的特点。根据WHO统计，全世界每6个人中就有1人可能罹患脑卒中，每6秒钟就有1人死于脑卒中，同时有1人因脑卒中而永久致残。脑卒中已成为我国第一位死亡原因，也是中国成年人残疾的首要原因。大量循证和临床实践表明，早期积极介入科学合理的康复训练能改善患者的功能障碍程度，是降低脑卒中致残率的最有效方法。目前，我国专家总结出了适合大部分地区推广应用的"脑卒中三级康复治疗体系"，其中社区康复属于三级康复，即提供脑卒中恢复后期和后遗症的康复护理。

（一）常见功能障碍

脑血管意外患者由于病变性质、部位、大小等不同，可能单独发生一种或同时发生多种障碍，可导致日常生活活动能力下降并影响患者生活。此外，还可能出现各类并发症，如废用综合征、肢体挛缩、异位骨化、深静脉血栓等。

1. 运动功能障碍　是最常见的功能障碍，常表现为弛缓性瘫痪，是残疾的重要原因。其功能恢复一般经过弛缓性瘫痪期、痉挛期、相对恢复期和后遗症期。

2. 感觉功能障碍　约65%的脑卒中患者有不同程度的感觉功能障碍，主要有痛觉、温度觉、触觉、本体感觉和图形觉的减退或消失。

3. 共济障碍　又称共济失调，是四肢协调动作和行走时的身体平衡发生障碍。

4. 认知功能障碍　认知功能属于大脑皮质的高级活动范围，包括感觉、知觉、记忆、注意、识别、理解和智能等。约有35%的脑卒中患者会发生认知功能障碍，主要表现为注意力、定向力、计算力、处理问题能力等水平下降。认知功能障碍损害的程度不仅对脑卒中患者预后有明显的影响，而且还影响患者的康复训练过程。

5. 言语功能障碍　40%~50%的脑卒中患者会发生言语功能障碍，包括失语症、构音障碍和言语失用症。

6. 摄食和吞咽能力障碍 脑卒中患者由于运动功能障碍，口腔周围肌群协调能力、摄食和吞咽运动控制失调，表现为流口水、喝水呛咳，食物在口腔中难以下咽。

7. 日常生活活动能力障碍 脑卒中患者由于运动功能、感觉功能、认知功能等多种功能障碍并存，日常生活活动能力下降或丧失。

8. 心理障碍 脑卒中患者由于脑组织受损，常出现情绪障碍、行为障碍、躯体化不适主诉增多、社会适应不良等心理问题。

9. 其他 可因面神经功能障碍而出现额纹消失、口角歪斜及鼻唇沟变浅等表情肌运动障碍，可影响发音和饮食，还可出现大小便功能障碍和自主神经功能障碍。

（二）康复护理评估

在脑卒中患者康复护理的前、中、后期，应定期进行详细的康复护理评定，根据脑卒中患者的各种功能障碍及其程度制订康复护理方案。

1. 脑损伤严重程度评定 可采用格拉斯哥昏迷量表（Glasgow Coma Scale，GCS）进行评定。GCS是根据睁眼情况（1~4分）、肢体运动（1~6分）和言语表达（1~5分）来判定患者脑损伤的严重程度。GCS评分≤8分为重度脑损伤，呈昏迷状态；9~12分为中度脑损伤；13~15分为轻度脑损伤。

2. 运动功能评定 常用上田敏评定法、Fugl-Meyer运动功能评定等方法对患者的运动模式、肌张力、肌肉协调能力进行评定。

3. 偏瘫恢复功能评价 根据脑卒中恢复过程中的变化，将上肢、手及下肢运动功能分为六个阶段或等级，其中Brunnstrom六阶段功能评定法是评价脑卒中偏瘫肢体运动功能最常用的方法之一。

4. 吞咽功能评定

（1）饮水试验：被测者先喝下1~3汤匙水，如无问题，再像平时一样喝下30ml水，观察和记录饮水时间、有无呛咳、饮水状况等。饮水状况的观察包括啜饮、含饮、水从嘴角流出、呛咳、饮后声音改变及听诊情况等。吞咽障碍分级情况如下：①Ⅰ级，即可一口喝完，无呛咳；若5秒内喝完，为正常；超过5秒，可疑有吞咽障碍。②Ⅱ级，即分两次以上喝完，无呛咳；可疑有吞咽障碍。③Ⅲ级，即能一次喝完，但有呛咳。④Ⅳ级，即分两次以上喝完，且有呛咳。⑤Ⅴ级，即常常呛住，难以全部喝完。Ⅲ级、Ⅳ级、Ⅴ级为确定有吞咽障碍。

（2）才藤氏吞咽能力评估：根据误咽的程度及食物在口腔中的加工程度进行分级。该方法将症状和康复治疗的手段相结合，不需要复杂的检查手段，对临床指导价值较大，见表11-3-1。

5. 平衡功能评定 可采用简易评定和伯格平衡量表进行评定。

6. 日常生活活动能力评定 常用Barthel指数进行评定。

7. 生存质量评定 可采用访谈法、自我报告、观察法及量表评定法进行评定。生存质量的评定至少包括6个方面，即身体功能、心理状况、独立能力、社会关系、生存环境、宗教信仰与精神寄托。

分级	临床表现及康复措施
7级	正常范围。没有摄食、吞咽问题，不需要康复治疗
6级	轻度问题。摄食时有必要改变食物的形态，口腔残留少，不误咽。不一定要进行吞咽训练
5级	口腔问题。主要是吞咽口腔期的中度和重度障碍，需要改善咀嚼的形态，进食的时间延长，口腔内残留食物增多，摄食吞咽时需要他人的提示或监视，但没有误咽，应进行吞咽训练
4级	机会误咽。用一般的方法摄食有误咽，但通过一口量调整、姿势调整或咽下代偿后可以充分防止误咽，需要就医和进行吞咽训练
3级	水的误咽。有水的误咽，使用误咽防止方法也不能控制，但改变食物形态有一定的效果，故需选择食物。为保证水的摄入可采取经口、经管并用的方法，多数情况下需要静脉营养，必要时做胃造瘘，应接受康复训练
2级	食物误咽。有误咽，改变食物的形态没有效果，为保证水、营养摄入应做胃造瘘，同时积极康复训练
1级	唾液误咽。唾液可引起误咽，有必要进行持续的静脉营养，吞咽训练有困难

8. 其他功能障碍的评定　包括感觉功能评定、认知功能评定、失语症评定、构音障碍评定和心理评定等。

（三）康复护理措施

根据脑卒中患者疾病发展的不同时期提供相应的康复护理，以达到防止并发症、减少后遗症及继发残疾，以及功能恢复的目的，提高日常生活活动能力。

1. 弛缓性瘫痪期的康复护理　弛缓性瘫痪期是指发病1~3周内（脑出血2~3周，脑梗死1周左右），患者生命体征平稳，意识清楚或有轻度意识障碍，患肢肌力、肌张力低下，腱反射减弱或消失。在不影响临床抢救、不造成患者病情加重的前提下，应及时做好康复护理，预防并发症及继发性损害的发生。

2. 痉挛期的康复护理　在弛缓性瘫痪期2~3周，肢体开始出现痉挛并逐渐加重，常持续3个月左右。此期的康复护理目标是通过摆放抗痉挛姿势来控制异常的运动模式和预防痉挛模式，促进分离运动恢复，加强偏瘫侧肢体的主动活动并与日常生活活动相结合。

（1）抗痉挛训练：患者患侧上肢大多以屈肌痉挛占优势，下肢大多以伸肌痉挛占优势。① 上肢可采用卧位抗痉挛训练，采用Bobath式握手上举上肢，使患侧肩胛骨向前，患肘伸直；② 下肢可采用仰卧位双腿屈曲训练，采用Bobath式握手抱住双膝，将头抬起，前后摆动使下肢更屈曲。此外，桥式运动也有利于抵制下肢伸肌痉挛。

（2）患侧肢体功能训练：① 被动运动肩胛带和肩关节，患者仰卧，采用Bobath式握手以健手带动患手上举，伸直和加压患侧臂；② 下肢控制能力训练，可通过髋、膝屈曲训练，踝背屈训练及下肢内收和外展控制训练进行。

（3）坐位平衡训练：坐稳后，可左右、前后轻推，训练其平衡力。左右平衡训练时，护士在患者患侧，一手置于腋下，另一手置于健侧腰部，嘱患者身体重心先移向患侧再移向健侧，反复进行；前后平衡训练时，协助患者身体重心前后倾斜，然后慢慢恢复中立位，反复进行。

（4）立位平衡训练：双足分开一足宽，双腿垂直站立；双肩垂直于双髋，双髋于双踝前方；髋、膝伸展，躯干直立；双肩水平位，头中立位。站立式，不仅应练习平静站立，还应早期练习使身体向前后、左右摇动，上半身向左右转动。可依次协助患者进行扶站、平行杠内站立、独立站立及单足交替站立。

3. 相对恢复期的康复护理　相对恢复期一般在发病后的4~6个月。该期肢体肌肉痉挛已基本消失，分离运动平衡，协调性良好，但速度较慢。因此，该期的康复护理目标是指导患者进一步进行选择性主动运动，恢复运动速度，掌握日常生活活动技能，提高患者生活质量。

（1）康复训练：①上肢和手功能训练，进一步加大痉挛期各种训练的难度，抑制共同运动，提高运动速度，促进恢复手的精细动作；②下肢功能训练，抑制痉挛，促进患者下肢运动的协调性，进一步增加其下肢的负重能力，提高其步行效率；③日常生活活动训练，详见本章第二节相关内容。

（2）物理治疗：常用功能性电刺激、肌电生物反馈和低中频电刺激等方法，恢复早期重点针对偏瘫侧上肢的伸肌（如肱三头肌和前臂伸肌），改善伸肘、伸腕、伸指功能；偏瘫侧下肢的屈肌（如股二头肌、胫前肌和腓骨长短肌），改善屈膝和踝背屈功能。恢复中晚期可重点增强腰背、腹部和骨盆核心区域的肌群刺激，改善患者平衡能力。

（3）中医传统疗法：常用针刺、按摩等方法，部位宜选择偏瘫侧上肢伸肌和下肢屈肌，以改善其肢体功能。使用解痉方行患肢中药熏蒸，以减轻肌肉痉挛。

4. 后遗症期的康复护理　后遗症期一般在发病后1~2年，主要表现为偏瘫侧上肢运动控制能力差和手功能障碍、构音障碍、失语症、运动姿势异常等。此期康复护理目标为指导患者继续进行训练和利用残余功能，使用健侧肢体代偿部分患侧肢体的功能，同时指导家属尽可能改善患者的周围环境，实现患者最大程度的生活自理。包括帮助患者及家属进行家庭起居用品的设置和改造，保证患者活动无障碍；继续维持各项功能训练，防止患者异常肌张力和挛缩进一步加重；进行各种代偿性功能训练，包括矫形器、轮椅等的使用，以补偿患者的患肢功能。

5. 健康教育　指导患者保持卧室安静舒适，尽量避免引起血压及颅内压增高的诱因。戒烟戒酒，控制血糖和血脂在正常范围。积极治疗疾病，密切观察病情变化，如有异常变化应及时就诊，避免复发或加重病情。

相关链接 ｜　　　　　　　　**国际脑卒中资源网站**

脑卒中作为人类健康的"头号杀手"，引起了全球各个国家的高度重视。针对当前脑卒中防治的不足与亟待解决的问题，国内外神经领域专家积极探索脑卒中诊疗的热点、难点话题，推动脑卒中诊疗的发展，助力脑卒中后减残。以下国际脑卒中资源网站，汇集了脑卒中从临床治疗到社区康复，再到健康教育等最新指南、国际前沿动向等全面的专业信息。例如，加拿大脑卒中康复网、美国脑卒中康复网、澳大利亚脑卒中临床指南、脑卒中后上肢康复锻炼视频库等。

二、慢性阻塞性肺疾病患者的康复护理

慢性阻塞性肺疾病（chronic obstructive pulmonary disease，COPD）是一种可以预防和治疗的常见疾病，其特征是持续存在气流受限，呈进行性发展，伴有气道和肺对有害颗粒或气体所致慢性炎症反应的增加。COPD患者因肺功能进行性减退，其劳动力和生活质量将受到严重损害，已成为影响人类健康的重要公共卫生问题。

（一）常见功能障碍

1. 生理功能受损

（1）有效呼吸降低：肺气肿使肺组织弹性回缩力下降，呼气末期小气道容易发生闭合，气道阻力进一步增加，有效通气量降低，影响气体交换功能。此外，长期慢性炎症，黏膜充血和水肿，管壁增厚，管腔狭窄，同时分泌物分泌增加，引流不畅，加重换气功能障碍，常导致缺氧和二氧化碳潴留。

（2）病理性呼吸模式：由于肺气肿的病理变化，限制膈肌的活动范围，影响患者平静呼吸过程中膈肌的上下移动，减少了肺通气量。患者为了弥补呼吸量的不足，往往在安静状态以胸式呼吸为主，甚至动用辅助呼吸肌，即形成病理性呼吸模式，这种病理性呼吸模式不仅造成腹式呼吸模式无法建立，而且使气道更加狭窄，肺泡通气量进一步下降、解剖无效腔和呼吸耗能增加、肺通气与换气功能障碍加重和有效呼吸降低，进而加重缺氧和二氧化碳潴留，最终导致呼吸衰竭。

（3）呼吸肌无力：病理性呼吸模式下，肺通气下降、有效呼吸减少、呼吸困难导致活动量减少、运动能力降低，进而影响膈肌、肋间肌、腹肌等呼吸肌的运动功能，使呼吸肌的运动功能减退，产生呼吸肌无力，减少患者有效呼吸，加重患者缺氧状态。

2. 运动功能障碍　主要表现为肌力和肌肉耐力减退，肢体运动功能下降、运动减少，而运动减少又使心肺功能适应性下降，进一步加重运动障碍，形成恶性循环。

3. 日常生活活动能力下降　由于呼吸困难和体能下降，多数患者日常生活活动受到不同程度的限制。

4. 参与能力受限　由于患者运动功能受限和体能下降，COPD患者社会参与能力常有不同程度受限，如社会交往、社区活动及休闲活动。

5. 心理功能障碍　患者由于长期处于供氧不足状态，COPD患者常伴有精神紧张、烦躁不安，胸闷、气促等症状，患者的休息和睡眠受到不同程度影响，从而产生不同程度的心理压力和精神负担。

（二）康复护理评估

1. 一般评估　主要评估患者的一般情况，如有无吸烟史和慢性咳嗽、咳痰史；发病是否与寒冷气候变化、职业性质和工作环境中接触职业粉尘和化学物质有关；有无反复的感染史；有无大气污染、变态反应因素的慢性刺激。

2. 症状评估　COPD患者咳嗽、咳痰及呼吸困难等症状可对患者日常生活自理能力和生活质量产生影响。症状评估作为COPD综合评估的依据之一，是COPD监测、随访和效果评价的重要步骤。

（1）改良版英国医学研究委员会呼吸困难问卷（Modified British Medical Research Council Dyspnea Questionnaire，mMRC）：该问卷根据患者呼吸困难与活动的相关性判断呼吸困难严重程度，分为0~4级。该问卷的优点是条目较少，高效便捷。缺点是它只能评估呼吸困难这一症状对COPD患者步行、运动的影响，不能全面评估COPD患者的整体病情。

（2）圣·乔治呼吸问卷（Saint George Respiratory Questionnaire，SGRQ）：该问卷从COPD患者的症状、活动、对日常生活影响三个维度对患者进行评估。第一部分评估患者咳嗽、咳痰、气喘等方面症状，第二部分评估患者做家务、穿衣、爬坡等活动是否受到限制，第三部分评估患者社交、心理状态是否受到不良影响。三个部分的得分经过处理后得到0~100分的分值，分值越高则对日常生活影响越大。

（3）博格评分（Borg Scale）：该量表将呼吸困难和疲劳程度分为0~10级，0级正常，10级最重。博格评分容易掌握，适用于处于肺康复治疗、功能锻炼稳定期的COPD患者。在进行锻炼时，COPD患者自评博格评分等级，与心率监测联合使用，方便指导运动强度。

3. 肺功能评估 对COPD患者肺功能进行评估，以了解COPD患者肺功能损害的程度。

（1）慢性阻塞性肺疾病全球倡议（global initiative for chronic obstructive lung disease，GOLD）：GOLD是联合国为提高公众对COPD的认知，使公众重视COPD早期发现、管理及预防而发布的共识性文件。该共识建议，以第一秒用力呼气量（FEV_1）百分比预计值和一秒率（FEV_1/FVC）两个指标反映气道阻力和呼气流速的变化。COPD患者吸入支气管扩张剂后$FEV_1/FVC < 0.7$可确定患者有持续气流受限，再根据FEV_1下降程度进行气流受限的严重程度分级。$FEV_1 \geq 80\%$预计值表示肺功能Ⅰ级，气流轻度受限；$50\% \leq FEV_1 < 80\%$预计值表示肺功能Ⅱ级，气流中度受限；$30\% \leq FEV_1 < 50\%$预计值表示肺功能Ⅲ级，气流重度受限；$FEV_1 < 30\%$预计值表示肺功能Ⅳ级，气流极重度受限。

（2）6分钟步行试验（6 minute walking test，6MWT）：用于评估患者心肺功能。该试验要求患者在平直走廊里尽可能快地行走，测定6分钟的步行距离。患者步行>450m表示轻度心肺功能不全；150~450m表示中度心肺功能不全；<150m表示重度心肺功能不全。

4. 疾病严重程度评估

（1）COPD评估测试（COPD Assessment Test，CAT）：CAT是GOLD推荐、应用最多的测评量表。它可以通过对COPD患者的症状和生活质量进行评估，帮助医生更好地管理患者的病情，也适用于社区慢性病患者的随访。CAT设置了关于COPD症状和疾病对日常生活影响的8个方面的问题。分值越高，症状或影响越严重。CAT评分以8个条目分数之和计为总分。CAT评分可作为测评时疾病状态的判断依据。不高于10分为病情轻微，11~20分为中等，21~30分为严重，31~40分为非常严重。此外，依据CAT评分可指导COPD患者采取相应的防治措施。

（2）临床COPD问卷（Clinical COPD Questionnaire，CCQ）：CCQ用来评估COPD患者病情的严重程度。此问卷共包括患者症状、精神状态、功能受限情况三个维度10个条目，每个条目要求COPD患者选出最能反映过去7日情况的唯一答案，CCQ评分为10个条目得分的平均数。得分越高，病情程度越严重。

5. 其他功能障碍的评定 运动功能评估、日常生活活动能力评定、社会参与能力评估及心理社会评估等。

（三）康复护理措施

1. 自我护理指导 使患者明确自己在健康中所承担的责任，促进患者学习与疾病有关的健康知识，提高患者的自我护理能力，从而提高患者的生活质量。

（1）戒烟：戒烟已被明确证明可有效延缓肺功能的进行性下降，应教育并督导吸烟的COPD患者戒烟，并避免被动吸烟。劝导患者戒烟的方法包括：① 加强健康教育，树立戒烟的决心和信心；② 采取逐步戒烟的方法，如逐步减少每日吸烟数量，逐步延长吸烟间隔时间；③ 避免诱发吸烟的因素，如不与吸烟的人聚会，不随身带烟、打火机等；④ 家庭成员应随时提醒戒烟者，注意吸烟的危害；⑤ 采用替代疗法，如用戒烟糖或戒烟茶代替吸烟。

（2）避免诱因：嘱患者尽量避免或防止吸入粉尘、烟雾及有害气体。

（3）饮食：选择高热量、高蛋白、高维生素、易消化的食物，少量多餐，细嚼慢咽，避免过多摄入碳酸饮料、马铃薯、豆类等产气食物，鼓励多饮水以稀释痰液。

（4）预防感染：保持室内空气新鲜；避免接触呼吸道感染者，减少被感染的机会；根据气温变化适时增减衣物，避免感冒。

2. 长期家庭氧疗（long term home oxygen therapy，LTOT） 氧疗可提高COPD并发慢性呼吸衰竭者的生活质量和生存率。一般采用鼻导管持续低流量（1~2L/min）吸氧，每日持续15小时以上（包括睡眠时间）。LTOT的使用指征：① 动脉血氧分压（PaO_2）≤55mmHg或动脉血氧饱和度（SaO_2）≤88%，有或没有高碳酸血症均可使用；② PaO_2 55~60mmHg或SaO_2<89%，并有肺动脉高压、心力衰竭或红细胞增多症（红细胞压积>55%）。目的是使患者在海平面、静息状态下，达到PaO_2≥60mmHg和/或SaO_2升至90%。

家庭用氧注意事项：① 供氧装置应防震、防油、防火、防热，并远离烟火和易燃品，至少距离火炉5m，距暖气1m；② 控制氧气流量，一般为1~2L/min，且应调好流量再使用；③ 氧疗装置如鼻导管、鼻塞、湿化瓶等应定期消毒；④ 氧气的湿化，从压缩瓶内放出的氧气湿度大多低于4%，低流量给氧时湿化瓶内应加1/2的冷开水；⑤ 购买制氧机的患者应仔细阅读说明书后再按要求使用。

3. 呼吸功能锻炼 指导患者进行缩唇呼吸、膈式或腹式呼吸等呼吸训练，以加强胸、膈呼吸肌的肌力和耐力，改善呼吸功能。

（1）缩唇呼吸：通过缩唇形成的微弱阻力延长呼气时间，增加呼气时的气道阻力，延缓小气道的闭陷。方法为用鼻吸气，缩唇（吹口哨样）缓慢呼气，同时配合腹式呼吸。吸气与呼气时间比为1:2或1:3；缩唇大小程度以呼气时能使距口唇15~25cm处的蜡烛火焰倾斜但不熄灭为宜。

（2）腹式呼吸（膈式呼吸）：患者取立位、平卧位或半卧位，用手、小枕或书本置于上腹部以观察腹部运动，配合缩唇呼吸进行。用鼻吸气时使膈肌最大限度地下降，腹肌松弛，腹部鼓起；用口缓慢呼气时，腹肌收缩，膈肌松弛，因腹腔内压力增高而使膈肌上抬，促使气体排出，腹部下陷。缩唇呼吸和腹式呼吸每日训练3~4次，每次重复8~10遍。

4. 康复运动　推荐在空气清新的环境下进行散步、慢跑、太极拳、气功等有氧运动。餐后2小时内避免运动，运动强度以与人交谈时不发生明显气促为宜，活动时间可逐渐增加。

5. 心理疏导　鼓励COPD患者以积极的心态对待疾病，培养生活爱好以分散注意力，缓解紧张、焦虑情绪。

（庄嘉元）

学习小结

社区康复护理是将现代整体护理融入社区康复，在康复医师的指导下，在社区范围内，以家庭为单位，以健康为中心，社区护士依靠社区本身的人力资源，包括残疾者家属、志愿者和所在社区的卫生、教育、劳动就业和社会服务等部门，在社区伤残者的生命全过程中提供护理服务。社区护士应充分利用社区资源，遵循康复护理原则为病、伤、残者及老年人提供适宜、实用的康复护理技术，完成社区康复护理现状调查、社区残疾预防、康复训练与指导、康复护理教育等工作任务。

社区康复护理评估常常关注运动系统功能评估和认知系统功能评估。同时，围绕机体功能进行日常生活活动能力的评定。结合日常生活需要进行日常生活活动能力训练，以提高自理能力。

运用生活方式调整、功能锻炼、心理支持等康复护理常用技术开展社区慢性病患者的康复护理，以防止并发症、减少后遗症及继发残疾，促进伤残者生活质量的提升。

复习参考题

1. 选择题

（1）下列社区康复护理原则正确的是

A. 功能训练自恢复期开始

B. 重视心理康复

C. 应及时制订全程康复计划

D. 患者由康复人员通知后参与

E. 康复护士应独立负责

（2）患者，男，76岁。脑卒中出院后，右侧肢体仍有偏瘫，需在社区进行康复训练，社区护士小乐对王大爷的肌张力进行评定，根据评估结果制订合适的康复训练计划。经评估发现，王大爷的右侧肢体被动活动有阻力反应。王大爷肌张力的临床分级属于

A. 0级

B. 1级

C. 2级

D. 3级

E. 4级

（3）患者，女，42岁，车祸后无法独立行走，需借助轮椅。为学习使用轮椅，需提前练习肢体柔韧性和力量，这体现的日常

生活活动能力训练要求是

A. 将动作进行分解

B. 根据肢体残存功能选择恰当方法

C. 以能完成实际生活活动为目标

D. 进行准备工作

E. 使用自助具

2. 患者，男，60岁，高血压病史10余年。1个月前因脑卒中入院，住院期间接受了系统的治疗和护理，病情基本得到控制，由于经济困难，患者及家属要求出院回家进行休养。目前，患者在家卧床休息，神志清楚，有偏瘫及感觉功能减退等症状。请问：

（1）如何评估该患者目前的损伤程度？

（2）请根据评估结果为该患者制订可行的康复护理计划。

3. 李先生，62岁，吸烟25年，患慢性支气管炎15年。近6个月活动后气促明显，3日前由于天气突变，咳嗽加重，痰多，黏稠不易咳出，诊断"慢性阻塞性肺疾病，肺部感染"收入院。经吸氧、抗炎、祛痰、平喘等治疗后，病情好转，予以出院。出院时，血气分析示 PaO_2 50mmHg，$PaCO_2$ 35mmHg。

李先生平日以素食为主，尤其爱吃豆制品。患病前每日吸烟20支，现每日1~2支。脾气急躁、易怒，喜欢看电视、下象棋等室内娱乐活动，无宗教信仰。李先生与老伴同住，有一儿一女，均已结婚生子，儿子与其住在一起，家庭关系融洽。家庭经济状况和支持系统良好，但家人不知道应该怎样协助李先生改善呼吸困难的症状。请问：

（1）可采取哪些措施改善该患者呼吸困难的症状？

（2）该患者如何对疾病进行自我管理？

选择题答案

（1）B （2）D （3）D

第十二章　社区安宁疗护

社区安宁疗护

学习目标

知识目标	1. 掌握　安宁疗护的概念及理念；社区安宁疗护中常见症状的舒缓护理。 2. 熟悉　安宁疗护的对象、服务形式；临终患者及家属的心理护理和人文关怀；死亡教育的概念。 3. 了解　安宁疗护的发展史、意义及原则；死亡教育的意义、内容和方法。
能力目标	能运用综合照护的理念为社区临终患者提供安宁疗护服务。
素质目标	1. 学生提高职业认知，明确社区安宁疗护在实现健康中国战略中的重要作用，增加职业自信，明确使命担当。 2. 学生在安宁疗护工作中树立"敬佑生命、甘于奉献、大爱无疆"的医者精神，并将人文关怀贯穿安宁疗护全程。

　　《中华人民共和国2023年国民经济和社会发展统计公报》数据显示，截至2023年底，65岁及以上人口达21 676万人，占全国总人口的15.4%，我国已经进入老龄化社会快速发展时期。加之，慢性病患者的发病率和死亡率逐年上升，人们对于安宁疗护的需求日渐增加，使得安宁疗护在整个卫生保健体系中的地位日益凸显。2016年国家卫生健康委员会颁布的《全国护理事业发展规划（2016—2020年）》中指出，护理服务领域逐步从医疗机构向社区和家庭拓展，服务内容从疾病临床治疗向慢病管理、老年护理、长期照护、康复促进、安宁疗护等方面延伸，努力满足人民群众日益多样化、多层次的健康需求。2022年颁布的《全国护理事业发展规划（2021—2025年）》中指出，加快培养从事安宁疗护服务的专业人员，提高生命终末期患者的安宁疗护质量，加快安宁疗护的发展。社区卫生服务中心可以发挥基层医疗、卫生服务优势，为临终患者提供个性化、精准化的安宁疗护服务。

第一节　概述

　　安宁疗护的出现是人类社会文明发展到一定阶段的必然产物，是精神文明进步的显著标志。安宁疗护服务既注重满足患者身体、心理、情感、社会等多方面需求，减轻患者对死亡的焦虑与恐惧情绪，又兼顾对患者家属的关怀照顾服务。因此，社区护士只有掌握安宁疗护的相关知识，才能为社区临终患者提供更专业的服务。

一、安宁疗护的概念与意义

（一）安宁疗护的概念

1. 概念 2008年世界卫生组织（WHO）指出，安宁疗护是对治愈性治疗无反应的临终患者给予积极和全面的照顾，以控制疼痛及有关症状为重点，关注其心理、精神及社会需要，目标在于提高和改善患者及家属的生活质量。2017年我国《安宁疗护实践指南（试行）》中提出：安宁疗护实践以临终患者和家属为中心，以多学科协作模式进行，主要内容包括疼痛及其他症状控制，舒适照护，心理、精神及社会支持等。

2. 安宁疗护的理念 安宁疗护是一项为临终患者及家属提供全方位照护的服务，其通过提供疼痛控制、日常生活照料、精神慰藉等来提升患者生命末期的生活质量。安宁疗护的理念主要包括以下三个方面。

（1）人本主义观念：安宁疗护强调以患者为中心，帮助患者缓解疼痛及痛苦症状，倡导维护患者的知情权、隐私权，最终实现尊严离世。安宁疗护强调为患者及家属提供生理、心理、精神方面的多维照护及系统支持，最大限度地提高患者和家属的生活质量。

（2）科学生死观：安宁疗护尊重生命、维护生命，认同临终是人生的正常历程，主张给患者施以缓和、支持性的医疗照顾，帮助其直面死亡困境。

（3）"五全"理念：该理念的内涵包括以下几点。① 全人照护，安宁疗护以提高患者生命质量、减缓患者痛苦为首要目标，为临终患者提供"生理、心理、精神、社会"多维度的全人照顾。② 全家照护，安宁疗护的服务对象不仅是患者，家属亦属于关怀对象。③ 全程照护，为临终患者及家属提供自确认患者处于生命终末期至死亡、殡葬丧事及丧亲者的哀伤辅导等全程照护服务。④ 全队照护，安宁疗护作为一门医疗交叉学科，强调多专业团队合作。美国临床肿瘤学会（American Society of Clinical Oncology，ASCO）指出安宁疗护团队包括医生、护理人员、药师、营养师、社工、宗教人士、法律工作者、患者及家属和其他协作者。⑤ 全社区照护，安宁疗护不仅是医疗机构的责任，也是全社会的职责，社会化的安宁疗护体制，不仅使患者在医疗机构获得安宁疗护，还可在返回社区和家庭后也得到不间断地持续照护。此外，安宁疗护团队还可充分利用社区资源，协助家属对患者提供照护服务，以达到全社区照护。

（二）安宁疗护的发展史

安宁疗护伴随着临终关怀运动发展而来，起源于英文hospice，原意为朝圣途中的驿站，逐渐演变为济贫院、救济院等慈善服务机构，现在变成专门收治晚期患者的照顾机构。1967年，Cicely Sanders在英国伦敦创建St. Christopher安宁院，率先尝试以医疗团队为临终患者提供全面的专业服务，并提供辅导家属度过哀恸期的医疗照顾。该机构影响深远，成为现代安宁疗护的典范。

我国安宁疗护的开展最早见于中国台湾和中国香港地区。在中国台湾地区，1980年陈光辉主任提出安宁疗护理念，1990年马偕纪念医院淡水分院开设安宁疗护病房。在中国香港地区，1982年九龙圣母医院创建了安宁疗护小组，从此开展居家安宁疗护服务。

我国的安宁疗护虽然起步晚，但发展迅速。2016年，全国政协召开专题座谈会，倡导根据中国文化和国情，将"临终关怀"相关名词术语改为"安宁疗护"。其后，安宁疗护的理念和提法被正式确立下来。2017年，国家卫生和计划生育委员会印发《安宁疗护实践指南（试行）》，对安宁疗护的症状控制、舒适照护、心理精神和社会支持等服务予以规范。同年，全国第一批安宁疗护试点工作在北京市海淀区、吉林省长春市、上海市普陀区、河南省洛阳市、四川省德阳市启动。

2020年6月1日施行的《中华人民共和国基本医疗卫生与健康促进法》中首次以法律的形式对医疗卫生机构肩负安宁疗护职责作出明确要求，在法律层面规定医疗卫生机构要做好安宁疗护工作，关注全生命周期照护，推动了安宁疗护的发展。2022年，九部门联合印发的《关于开展社区医养结合能力提升行动的通知》提出，社区卫生服务机构、乡镇卫生院要加强老年人健康教育、健康管理、慢性病防控、安宁疗护等服务。国务院印发的《"十四五"国家老龄事业发展和养老服务体系规划》要求，到"十四五"期末，在国家安宁疗护试点市（区），每个县（市、区、旗）至少设立1个安宁疗护病区，有条件的社区卫生服务中心和乡镇卫生院设立安宁疗护病床。

（三）安宁疗护的意义

安宁疗护是我国卫生保健体系自我完善的必然趋势与要求，是社会进步和卫生保健发展的重要体现，特别是随着我国进入深度老龄化社会，对安宁疗护的需求更为迫切，更具有实际意义。

1. 符合人类追求高生命质量的客观要求 安宁疗护强调活得有尊严，符合人类对高生命质量追求的客观要求。

2. 医学人道主义精神的具体体现 安宁疗护强调维护患者的基本尊严，减少无意义的过度治疗，致力于用人文关怀服务和精湛的医疗、护理手段，最大限度地减轻患者的痛苦，是医学人道主义精神的具体体现。

3. 社会文明与进步的标志 安宁疗护以公益性与福利性为主要特征，侧重为患者和家属提供多样化、多层次的健康服务，是社会文明与进步的标志，是社会发展的必然。

二、安宁疗护的原则

安宁疗护的核心是尊重生命、关怀生命。它遵循以照护为主的原则、全方位照护的原则及人道主义的原则，帮助临终患者安静又有尊严地实现"优逝"。

1. 以照护为主的原则 安宁疗护以患者为中心，以需求为导向，把治愈目标转向控制症状、舒适照护、心理支持和人文关怀等综合照护，协助患者建立正常、健康的人际关系和社会支持系统；不主张实施可能给患者增添痛苦或无意义的治疗或过度治疗，强调让患者平静、安宁、有尊严地善终。

2. 全方位照护的原则 安宁疗护秉持"五全"照护理念，为临终患者及家属提供贯穿疾病全程的生理、心理、社会、精神等全面照护服务，包括照护临终患者、提升生存质量，帮助家属应对哀痛、提供居丧服务、寻求社会支持等。

3. 人道主义的原则 对临终患者表示同情与理解，表达更多的爱心和关心，主动提供支持和帮助，尊重他们的权利与尊严，满足他们合理的需求。

三、安宁疗护的对象

《安宁疗护实践指南（试行）》中明确指出，安宁疗护实践以临终患者和家属为中心。安宁疗护的服务对象应具有知晓病情、出现症状、具有安宁疗护意愿三个特点。

（一）处于生命终末期的患者

安宁疗护的服务对象包括晚期癌症患者、失能失智患者、多种器官衰竭的高龄老人及其他重症疾病患者等处于生命终末期的患者。目前，关于生命终末期的界定没有统一标准，现有的医学手段无法准确预测生存期，所以，我国尚无统一的安宁疗护准入标准。

（二）临终患者的家属及其亲属好友

安宁疗护的服务对象还包括临终患者的家属及照顾者。在许多情况下，患者家属比患者本人更难接受死亡的事实，过度悲伤可能给家属带来健康损害。因此，社区医护人员、社会工作者和志愿者应为他们提供心理辅导和精神支持，帮助他们在患者死亡时和死亡后的一段时间内，能够加强自我调理，承受丧失亲人的痛苦，尽快适应新的生活。

四、安宁疗护的形式

安宁疗护服务是由安宁疗护团队在各类医疗机构门诊、病房及患者家庭为临终患者及家属提供服务。

（一）以医疗机构为依托的安宁疗护服务

《国家卫生健康委办公厅关于开展第三批安宁疗护试点工作的通知》要求，根据医疗卫生机构的功能和定位，推动相应医疗卫生机构开设安宁疗护科、安宁疗护病区或床位，有条件的可设置独立的安宁疗护中心。医疗机构附设的安宁疗护科室、独立的安宁疗护中心可以提供安宁疗护服务。

1. 附设的安宁疗护科室　在二级及以下医疗机构依据具体情况开设安宁疗护科、安宁疗护病区或病房。在综合医院、中医（中西医结合）医院、专科医院设置安宁疗护科，在肿瘤科、疼痛科、老年医学科等相关科室设立安宁疗护病房。截至2023年底，我国设立安宁疗护科的医疗卫生机构超过4 000家。《老年安宁疗护病区设置标准》中规定，病区床位数不少于20张，医师应不少于0.2名/张床位，护士不应少于0.4名/张床位。病区宜按照医疗护理员与护士1∶3的比例配备医疗护理员。病区可配1名社会工作者。

2. 独立的安宁疗护中心　《安宁疗护中心基本标准（试行）》中规定，独立的安宁疗护中心床位总数应在50张以上，至少有1名具有副主任医师以上专业技术职务任职资格的医生、1名具有主管护师以上专业技术职务任职资格的注册护士。根据收治对象的疾病情况，可以聘请相关专科的兼职医生进行定期巡诊，处理各专科医疗问题。可以根据实际需要配备适宜的药师、技师、临床营养师、心理咨询（治疗）师、康复治疗师、中医药、行政管理、后勤、医务社会工作者及志愿服务等人员。

（二）以社区卫生服务中心为依托的安宁疗护服务

社区安宁疗护是以社区卫生服务中心为平台，整合社区范围内的各种医疗资源，为有需求的患者提供疼痛控制、舒适照护、精神慰藉、社会支持等服务，帮助其提高生命终末期生存质量。

1. 社区型安宁疗护服务　社区型安宁疗护服务是指以符合社区卫生服务中心收治要求的患者为对象，遵循患者本人知情且自愿的原则，由社区卫生服务中心的安宁疗护团队对患者预计生存期、身体指标等进行评估，并依据评估结果为患者提供身体疼痛控制、舒适照护服务和人文关怀等安宁疗护服务。基于社区的安宁疗护服务符合老龄化时代的需求，有利于满足患者的多样需求。但同时也面临着社区安宁疗护床位使用率不高、患者满意度偏低等问题和挑战。

2. 居家安宁疗护服务　又称家庭型安宁疗护服务。居家安宁疗护服务是指医护人员以生活在该社区的居民为服务对象，由社区安宁疗护团队依据患者病情定期进行家庭访视，为没有治愈希望的患者提供安宁疗护服务，并对照护者进行专业培训指导，便于家属对患者直接进行照料服务，从而使患者在熟悉的环境下度过人生的最后旅程，也帮助家属获得心理抚慰。居家安宁疗护服务形式满足了部分临终患者希望和家属在一起的愿望，能够缓解紧张的医疗资源，提高患者及家属的生活质量，但容易受居住地的地理位置、医护人员及医疗设备缺乏等因素的限制。

第二节　社区安宁疗护措施

安宁疗护的宗旨是最大限度地提高临终患者舒适度、维护患者尊严，在实施照护服务时社区护士应了解临终患者和家属的生理和心理需求，为患者及家属提供优质的舒缓护理，帮助他们提高生活质量。

一、常见症状的舒缓护理

临终患者常发生器官功能衰竭，表现出疼痛、恶心、呕吐、呼吸困难、谵妄等症状，社区护士应及时评估，制订相关的护理措施，有针对性地进行舒缓护理。

（一）疼痛

疼痛是临终患者常见的临床症状，严重影响患者的生活质量。因此，在安宁疗护过程中社区护士应观察疼痛的性质、部位、程度及持续时间，及时采取有效措施控制或减轻疼痛，提高其生活质量。

1. 评估　疼痛是患者的一种主观感受，评估时要重视患者的主诉，不能主观臆断，同时要动态评估与疼痛有关的指标，观察疼痛的变化。常用的评估方法如下所示。

（1）文字描述评分法（verbal descriptors scale，VDS）：该方法采用形容词来描述疼痛的强度。具体做法是把一条直线分成5等份，0代表无痛，1代表微痛，2代表中度疼痛，3代表重度疼痛，4代表剧痛，患者按照自身的疼痛程度选择合适的描述（图12-2-1）。

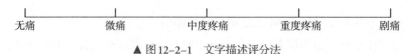

▲ 图12-2-1　文字描述评分法

VDS. 疼痛评分法。其评定有4级评分法、5级评分法、6级评分法、12级评分法。

（2）数字分级评分法（numerical rating scale，NRS）：目前临床常用数字疼痛评估量表来评估患者疼痛强度。量表是由"0~10"数字等份标出的线性标尺，"0"表示无痛，"10"表示最痛。患者根据自己所感受到的疼痛程度在直线上选择某一点画上"×"代表当时疼痛的程度（图12-2-2）。

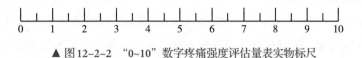

▲ 图12-2-2 "0~10"数字疼痛强度评估量表实物标尺

（3）视觉模拟评分法（visual analogue scale，VAS）：是目前临床上最常用的疼痛程度定量评估方法。在纸上画一条10cm的长线，不进行任何划分，"0"表示无痛，"10"表示难以忍受的剧烈疼痛（即最痛）。请患者根据自己感受到的疼痛程度在直线上作出标记，然后使用直尺测量从"0"端到患者确定点的直线距离，用测量到的数字表达疼痛强度（图12-2-3）。

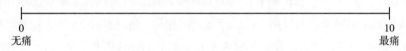

▲ 图12-2-3 视觉模拟评分法

（4）Wong-Baker面部表情疼痛评分法（Wong-Baker faces pain rating scale）：目前临床常用于老年人、儿童及智力受损的成年人。"0"表示非常愉快，无疼痛；"1"表示有一点疼痛；"2"表示轻微疼痛；"3"表示疼痛较明显；"4"表示疼痛较严重；"5"表示剧烈疼痛，但不一定哭泣。患者根据自己当前感受，选择相应的面部表情来表达疼痛程度（图12-2-4）。

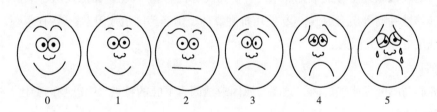

▲ 图12-2-4 Wong-Baker面部表情疼痛评分法

2. 治疗 控制疼痛的方法包括药物镇痛和非药物镇痛。

（1）药物镇痛：WHO癌痛治疗专家委员会于1986年提出了癌痛药物治疗遵循的癌症三阶梯镇痛疗法。其基本原则是口服给药、按时给药、按阶梯给药、个体化给药、注意细节。根据患者疼痛程度选用镇痛药，轻度疼痛可给予非阿片类镇痛药（如阿司匹林），必要时加用辅助药；中度疼痛可给予弱阿片类镇痛药（如可卡因），必要时加用非阿片类镇痛药和辅助药；重度疼痛用强阿片类镇痛药（如吗啡），必要时加用非阿片类镇痛药和辅助药。

（2）非药物镇痛：根据引起或加重患者疼痛的原因和程度，在使用药物镇痛的同时配合非药物镇痛方法，帮助患者减轻疼痛和缓解躯体不适，这些方法包括介入治疗、音乐疗法、针刺疗法、经皮神经电刺激疗法、芳香治疗等。

3. 护理

（1）用药护理：密切观察药物的疗效和副作用，指导患者遵医嘱用药。阿片类镇痛药可引起恶心、呕吐、便秘和尿潴留等副作用。用药期间应密切监测患者意识状态及呼吸情况，及时发现异常并遵照医嘱对症处理。

（2）舒适照护：① 清洁管理，保持口腔、皮肤的清洁，预防并发症的发生；② 环境管理，保持环境安静，光线充足，通风良好，温湿度适宜，以减轻外界因素对患者的不良刺激，使患者感到轻松、舒适；③ 体位管理，根据疼痛的部位协助患者采取舒适的体位，如腹痛的患者采取弯腰侧卧屈膝位。

（3）心理护理：鼓励患者说出痛苦的感受，向患者表达同情和理解，给予安慰。指导患者采用深呼吸、肌肉放松、听舒缓音乐等行为疗法。调动患者积极的心理因素，减轻或解除焦虑、抑郁等不良情绪。

（4）健康教育：① 指导和帮助患者正确表述疼痛程度，教会患者及家属使用疼痛评估工具；② 指导患者及家属了解镇痛药的使用方法、疗效及副作用；③ 指导患者学会记录疼痛日记。

（5）随访：通过随访加强对出院及居家安宁疗护患者的疼痛管理。由经过专业培训、具有疼痛管理经验的医护工作者，根据患者的疼痛情况、服药情况及药物不良反应情况进行定期随访。例如，对初次用药和疼痛控制不稳定的患者于出院后3日内进行第1次随访，平稳后可每1~2周随访1次。随访的内容包括当前疼痛及缓解、服用镇痛药的依从性、药物不良反应等情况。对随访情况进行规范记录。

（二）恶心、呕吐

恶心、呕吐是临终患者的常见症状之一。常见原因包括：① 胃肠道梗阻、中枢神经系统的原发性或转移性肿瘤等疾病因素；② 使用抗肿瘤药、镇痛药等治疗因素；③ 有恶心、呕吐、焦虑或抑郁既往史等个人因素。

1. 评估

（1）恶心与呕吐发生的时间、频率、原因或诱因，呕吐的特点，呕吐物的颜色、性质、量、气味及伴随症状等。

（2）生命体征、神志、营养状况，有无口渴、皮肤黏膜干燥、眼眶凹陷、尿量减少等脱水症状。

（3）呕吐物或细菌培养等检查结果，注意有无水、电解质代谢紊乱和酸碱平衡失调。

2. 治疗　治疗原则是以预防为主，对症处理，减轻不舒适感。根据不同原因采取相应的对症治疗措施，遵照医嘱选用镇吐药治疗或联合用药治疗。

3. 护理

（1）用药护理：密切观察药物的疗效和副作用，指导患者遵医嘱用药。常用的镇吐药有昂丹司琼、格拉司琼、甲氧氯普胺等。对呕吐严重者可根据病情使用镇静剂如地西泮和H_2受体拮抗剂、地塞米松等。甲氧氯普胺使用后可发生锥体外系症状和直立性低血压，用药前应向患者做好解释，用药后应加强观察和巡视。

（2）舒适照护：① 清洁管理，呕吐后帮助患者漱口，及时清理呕吐物；② 环境管理，为患者营造轻松、舒适的治疗环境，减少污物、药物、异常气味等不良刺激，避免不良的条件反射诱发恶心、呕吐；③ 体位管理，出现前驱症状时协助患者取坐位或侧卧位，预防误吸。

（3）心理护理：有针对性地进行心理疏导，加强交流和沟通，帮助患者正确应对不适，给予安慰，减轻烦躁、焦虑、紧张等不良情绪。

（4）健康教育：内容包括以下几点。① 给予清淡易消化、适合患者口味的食物，少食多餐；② 可在呕吐的间歇期进食，避免餐后立即平卧；③ 避免进食有强烈刺激气味的食物，如臭豆腐、麻辣食品等；④ 保持口腔清洁卫生，增进患者的舒适感和食欲；⑤ 呕吐时采取侧卧位，防止误吸。

（5）随访：建立出院、门诊、居家安宁疗护患者的随访制度，定期对患者进行随访。可在出院2日内进行第1次随访，如恶心、呕吐缓解，则1~2周随访1次。

（三）呼吸困难

临终患者因呼吸功能下降或不能自主清理呼吸道分泌物而出现呼吸困难，表现为气促和呼吸费力，使患者及家属产生恐惧感。因此，应采取积极的治疗措施和耐心的心理疏导，让其主动配合治疗。

1. 评估

（1）呼吸困难发生的原因及诱因。

（2）伴随症状及体征，包括患者的意识、面部及口唇与甲床的颜色、呼吸频率及深浅度、体位、肺部体征等。

（3）生理生化指标，包括血氧饱和度、动脉血气分析、肺功能等。

（4）患者及家属的心理反应。

2. 治疗　治疗原则是保持呼吸道通畅，改善或减轻呼吸困难。遵照医嘱用药、氧疗，必要时吸痰。

3. 护理

（1）用药护理：针对呼吸困难常使用的药物包括支气管扩张剂、糖皮质激素、阿片类药物等。在使用药物治疗时，需密切观察药物疗效和副作用。教会患者特殊给药方法，如沙丁胺醇、特布他林等定量雾化吸入的方法。

（2）舒适照护：① 清洁管理，做好口腔护理、皮肤护理；② 环境管理，保持环境安静、舒适、洁净、温湿度适宜、空气流通；③ 体位管理，在患者病情允许时可适当取半卧位或坐位，以促进舒适。

（3）氧疗：选择适当的给氧方式进行氧疗，以提高患者的血氧饱和度，减轻呼吸困难。

（4）健康教育：内容包括以下几点。① 向患者及家属讲解呼吸困难的病因、特点、治疗及护理要点等；② 指导患者进行正确、有效的呼吸肌功能训练；③ 指导患者进食高营养、高蛋白、清淡易消化的饮食，少食多餐，避免便秘；④ 患者排痰困难时，可帮助其翻身拍背，给予雾化吸入，指导有效咳嗽，必要时用负压吸引器及时吸出痰液和口腔内分泌物；⑤ 指导患者家属合理安排休息，在病情允许下，协助患者在床边进行适量活动。

（四）谵妄

谵妄是一种急性可逆性意识混乱状态，以波动性意识障碍、注意力不集中、思维紊乱或意识水平变化为特征的一种急性脑功能障碍的临床综合征。患者去世的前几日和即将去世前的几小时多见，症状随时间变化而波动，具有昼轻夜重的特点，不仅干扰治疗和护理，还影响患者和家属的生活质量。

1. 评估

（1）生命体征、意识水平、注意力、思维、认知、记忆、精神行为、情感和觉醒规律的改变。

（2）评估导致患者谵妄发生的药物及环境因素。

2. 治疗　针对病因进行治疗，提供支持、监测，处理尿潴留、便秘、跌倒外伤等并发症。当患者出现激越、幻觉或危险行为时，应考虑药物治疗。常用的抗谵妄药物有抗精神病药和苯二氮䓬类药物。

3. 护理

（1）用药护理：遵医嘱给药，注意药物使用剂量、次数及方法，观察药物效果和不良反应。

（2）舒适照护：① 环境管理，保持环境安静，避免刺激，尽可能提供单独的房间，降低说话的声音，降低照明，应用夜灯；② 安全管理，使用熟悉的物品，减少改变房间摆设，以免引起不必要的注意力转移。

（3）心理护理：正确运用治疗性沟通技巧，有针对性地进行心理护理，对患者的诉说及时作出反应，帮助患者适应环境，消除抑郁、焦虑和恐惧等负性情绪。

（4）健康教育：内容包括以下几点。① 对患者及家属进行疾病知识的健康教育，告知谵妄发作的反复性和持续性，争取理解、配合，保护患者避免外伤；② 对患者及家属进行药物相关知识教育，如药物的剂量、服药方法、不良反应、服药注意事项等。

二、心理护理和人文关怀

安宁疗护中护理人员应秉持人道主义精神，尊重和理解患者的生命与健康、权利与需求、人格与尊严，帮助患者提升生存质量、安然离世，帮助家属消减悲伤，接受患者逝去的现实。

（一）临终患者心理护理和人文关怀

1. 帮助临终患者应对情绪反应　美国医学博士 Elisabeth Kübler-Ross 把临终患者的心理反应过程归纳为否认期、愤怒期、协议期、抑郁期和接受期五个发展阶段。社区护士作为临终患者的直接照顾者，应帮助患者接受疾病现实，正确应对情绪反应，坦然面对死亡。

（1）否认期：社区护士和家属真诚对待患者，耐心倾听，理解患者的感受，减少其怀疑和逃避的心理。多陪伴患者，帮助患者寻求社会支持，防止意外事件的发生。可采用放松疗法、音乐疗法等，分散患者对疾病的注意力。

（2）愤怒期：愤怒是一种适应性反应。社区护士和家属要谅解与宽容患者，允许患者适当发泄内心的愤怒，但要注意制止和防卫患者的破坏性行为，预防意外事件的发生，必要时遵照医嘱辅以镇静药稳定其情绪。

（3）协议期：社区护士和家属尽可能满足患者的合理要求，与患者沟通交流，积极引导，使患者配合治疗。

（4）抑郁期：社区护士和家属应给予患者更多关爱和生活照顾，增加其对生活的希望。鼓励亲友多来探望和陪伴，同时，辅以音乐疗法、芳香疗法和阅读疗法等，调节情绪，减轻患者心理和精神上的痛苦。

（5）接受期：为患者提供安静、舒适的环境和氛围，减少外界干扰；鼓励家属多陪伴和照顾患者，让患者表达临终心愿，尊重患者的宗教信仰，尽量满足其合理需求，让患者平静、有尊严地离开人世。

2. 人文关怀 对患者的人文关怀贯穿于安宁疗护的每个环节。在初次见面时，社区护士在患者面前树立专业、健康、温和的职业形象，耐心、细心地做好入院宣教，使患者获得安全感；采用心理痛苦评分筛查表和精神需求评估表获取患者文化认知、宗教信仰、生命价值观等心理人文需求。在安宁疗护过程中，尊重患者的知情同意权，社区护士用亲切、通俗易懂的语言为患者提供医疗护理相关信息，包括治疗护理计划，鼓励患者及家属参与医疗护理决策、医疗护理过程。尊重患者的隐私权，做到不在公共场所讨论患者病情，不随意向他人透露患者的疾病信息。尊重患者的自主权，社区护士在工作中采用同理心和移情技巧，帮助患者认清面临的问题，作出最适宜的选择。当患者的选择确定后，社区护士不得干涉，更不能强势要求患者修改。

3. 社会支持 临终患者基本脱离社会，人际关系网络发生改变，易导致患者产生缺乏社会支持的感受。社区护士应给予医疗护理相关信息的支持，减轻患者因对疾病的未知而产生焦虑和恐惧；鼓励家属多陪伴并参与照护，及时表达对患者的关心，让患者及家属感受到外界的支持，使他们在精神上得到宽慰和安抚；如条件允许，为患者提供医务社工服务、志愿者服务，弥补安宁疗护人员的不足。

（二）临终患者家属心理护理和人文关怀

1. 帮助家属应对情绪反应 临终患者家属承担着亲人即将离世的痛苦，同时还需克制悲伤情绪，夜以继日地照顾患者并给予精神支持。这些使得临终患者家属常表现出震惊和否认、悲痛欲绝、愤怒怨恨、委曲求全、害怕和恐惧、忧虑和烦恼、渴望和幻想等情绪反应。社区护士应帮助家属应对各种情绪反应，消除不良情绪，在更好地照顾患者的同时，保持个人身体健康。

（1）满足家属照顾患者的需要：安排家属与患者的主管医生和护士沟通交流，使家属及时了解患者的病情进展及预后；与家属讨论患者身心状况的变化，让他们参与制订护理计划；为家属提供与患者单独相处的时间和环境，使其希望照顾患者的心理得到满足。

（2）鼓励家属表达情感：主动与家属沟通，换位思考，给予家属关心、同情、安慰、支持和理解；解释患者生理、心理变化的原因，减少家属的疑虑；与家属会谈时，提供安静、私密的环境，耐心倾听，鼓励家属打破自我封闭的情感，发泄内心的痛苦；通过语言与非语言性的交流，稳定家属的情绪，帮助家属接受即将失去亲人的事实。

（3）指导家属对患者的生活照顾：指导家属掌握照顾患者的技能，如翻身、按摩、喂食及日常生活护理等，使其在照顾亲人的过程中获得心理上的慰藉，降低失去亲人的悲痛。

（4）对家属的生活关怀：对家属多关心、体贴，帮助其安排好陪伴患者期间的生活。

（5）协助维持家庭的完整性：协助家属安排日常家庭活动，以增进患者的心理调适，保持家庭完整性，如共进晚餐、下棋等活动。

2. 人文关怀 临终患者家属牺牲个人时间照顾患者，社交活动严重受限，面临事业发展中断的危机。因此，临终患者家属也需要社区护士给予多方面的人文关怀，以缓解负性情绪、舒缓压力；尊重家属的文化及宗教信仰，给予灵性关怀，帮助家属寻求精神寄托；指导其余亲属给予家属关怀与问候，消除其孤独感；指导患者家属照护技巧，减轻其照顾压力。

3. 社会支持 在安宁疗护照护体系中，家属和终末期患者一样，也面临着不同程度的心理困扰和决策困难。因此，社区护士应向患者家属提供疾病进展、症状管理等医护信息支持，帮助家属更好、更轻松地照顾患者；向患者家属提供安宁疗护机构、救助机构、政策福利等社会资源信息支持，缓解家属的照护压力及经济压力；向患者家属提供陪伴支持，关爱家属，减缓其焦虑、抑郁等负性情绪；向患者家属提供心理疏导，维护家属的心理健康。

相关链接 | **家庭会议**

随着全球老龄化进程的不断加速，患有恶性肿瘤、阿尔茨海默病等不可治愈疾病的老年人日益增多，民众对安宁疗护服务的需求也逐年增加。同时，患者家属也面临着不同程度的心理困扰和决策困难。因此，促进照护团队与终末期患者及家属之间的有效沟通尤为重要。中华护理学会安宁疗护专业委员会牵头，依据循证医学证据，编写了《安宁疗护家庭会议专家共识》，为规范安宁疗护家庭会议的实施，提升终末期患者的社会支持水平，推动安宁疗护工作的有效开展提供参考。

家庭会议是安宁疗护团队与患者及家属之间的有效沟通途径，目的是传递患者疾病相关信息、评估患者及家属的需求、给予情感支持、讨论照护目标和照护策略并达成共识。

家庭会议实施的基本要求：① 安宁疗护团队主要包括安宁疗护护士、主管医生，也可根据需求增加药师、营养师、物理治疗师、心理咨询师、志愿者、社会工作者等。② 安宁疗护护士为家庭会议主持人，应具有良好的沟通、咨询、团队协作能力，负责沟通协调、收集资料，推动家庭会议的全过程。③ 开展家庭会议应以患者及家属为中心，对于有自主决策能力的患者，可征得患者本人同意；对于无自主决策能力的患者，可征得具有医疗决策权的患者家属或近亲属同意。④ 应控制参与人数，保持多学科团队与患方人数均衡。

4. 哀伤辅导 作为丧亲者，家属的悲伤开始于患者的生命终末期，在患者离世时达到高峰。如果家属的悲伤得不到缓解，将严重影响其身心健康。因此，社区护士应协助丧亲者在合理时间内引发悲伤，鼓励其表达情感，从而顺利走出悲伤，适应并继续正常生活。对丧亲者的悲伤辅导主要包括以下几个方面。

（1）指导家属临终道别：为家属提供安静、隐私的环境，让家属与患者单独相处，陪伴患者，并教会家属向患者道别的方法。在尸体料理过程中，尊重逝者和家属的习俗，允许家属参与，满足家属的需求。

（2）鼓励家属释放情绪：耐心陪伴、认真倾听丧亲者的诉说，鼓励他们充分表达、尽情宣泄悲伤情绪。

（3）协助家属完成葬礼：协助丧亲者选择适合的悼念仪式，帮助其接受亲人逝去的现实，与逝者真正告别。

（4）促进家属适应新生活：鼓励丧亲者参与社会活动，顺利度过悲伤期，开始新的生活。

（5）随访支持：社区护士可采用电话、信件、网络等形式进行随访，表达对丧亲者的慰问和关怀。还可充分发挥志愿者或社会支持系统的作用，帮助丧亲者克服困难，处理各种生活问题，建立新的生活方式。

第三节 死亡教育

我国自古有"乐生忌死"的文化传统，对死亡的话题避而不谈，阻碍安宁疗护工作的开展与普及。在适当的时机进行死亡教育，可使人们正视死亡、接受死亡，为安宁疗护工作顺利开展奠定基础。

一、死亡教育的概念与意义

（一）死亡教育的概念

在《医学伦理学辞典》中对死亡教育（death education）有明确的定义：死亡教育是针对如何认识和对待死亡而开展的教育，其主旨在于使人们正确地认识和对待死亡。死亡教育是"全人教育""生命教育"，其实质是帮助人们认清生命的本质，接受生命的自然规律，消除和缓解对死亡的恐惧。

（二）死亡教育的意义

1. 有利于树立正确的人生观和价值观　死亡教育通过对生死相关问题的研究，使人们正确认识生命现象的本质。通过对死亡本质做深层次的思考，进而探讨人生的价值，阐述生命的意义。

2. 有利于正确理解死亡　通过死亡教育，使人们认识到死亡是生命中不可避免的阶段，帮助人们树立正确的生死观。通过死亡教育，能缓解临终患者心理和精神上的压力、痛苦，减轻、消除其失落感或对死亡的恐惧，提高心理适应能力，能自然、平静地接受死亡，走完人生的最后旅程。另外，通过死亡教育，还可帮助患者家属接受亲人逝去的现实，缩短悲伤过程，维护身心健康。

3. 有利于开展和普及安宁疗护工作　通过死亡教育，可以改变传统死亡观念，吸引更多的优秀医护工作者加入安宁疗护团队，提升安宁疗护的质量，形成良性循环。

二、死亡教育的内容

死亡教育涉及内容广泛，涵盖医学、护理学、生物学、哲学、社会学、心理学、伦理学及法学等学科内容。具体包括：① 死亡基本知识教育，如死亡的概念、定义和死亡标准的判断，死亡的原因与过程，死亡的社会价值与意义等；② 死亡心理教育，如对死亡态度的教育、临终死亡心理的分析与教育、对"死后世界"的教育等；③ 死亡权利教育，如死亡权利的概念、死亡权利的行使、死亡决策等内容的教育；④ 居丧教育，如介绍处理遗体的方式、葬礼仪式、对亲友吊唁方式的安排等。

三、死亡教育的方法

死亡教育的对象包括各类医护人员、临终患者及家属、社区居民及学生。死亡教育的途径包括课程教育、机构教育、舆论教育及体验教育等。针对不同的教育对象，可采取讲授法、阅读指导法、欣赏讨论法、仿真模拟法及体验式教学法等方法开展死亡教育。

1. **讲授法** 讲授法是死亡教育的一种常用方法。通过讲授法，在生命价值、生死观、死亡相关知识、相关技能等方面进行直接、专业的宣传和培训。死亡教育的讲授人可以是学校的老师、医务工作者、受过教育培训的社会工作者。开展死亡教育的地点可选择学校课堂、社会各类公共场所、医院、社区卫生服务机构，以及网络等。

2. **阅读指导法** 阅读有关死亡的图书、故事、诗歌等教材，然后进行讨论，分享心得。

3. **欣赏讨论法** 通过各种视听媒体，如幻灯片、App、报刊等，对影片、音乐、文学等艺术作品进行欣赏和讨论。其方式有团体讨论和小组讨论，前者是由死亡教育讲授者以问答方式进行，后者是社区居民间探讨相关主题。

4. **仿真模拟法** 基于人体模拟、标准化病人，或基于计算机程序、虚拟模拟、混合模拟等进行死亡教育，同时结合任务汇报，增强临终患者及家属和其他团队成员的沟通。

5. **体验式教学法** 通过参观与生老病死相关的场所（如医院育婴室、肿瘤医院、安宁疗护中心、殡仪馆等）、照顾临终患者等方式获取直接经验。

（杨娟）

学习小结

安宁疗护的宗旨是最大限度地提高临终患者舒适度、维护患者尊严。安宁疗护实践是以临终患者及家属为中心，以多学科协作模式进行，主要内容包括疼痛及其他症状控制、舒适照护、心理护理、精神及社会支持等。安宁疗护的对象是临终患者及家属。

临终患者常发生器官功能衰竭，表现为疼痛、恶心、呕吐、呼吸困难、谵妄等症状。社区护士对各类常见症状的准确评估和科学、有效的护理干预可以帮助患者提高生存质量。临终患者除躯体不适外，还经历否认期、愤怒期、协议期、抑郁期和接受期等心理反应过程，患者家属也可出现异常情绪，因此，社区护士需为临终患者及家属提供心理护理、人文关怀和社会支持。

死亡教育可使人们正视死亡、接受死亡，为安宁疗护工作顺利开展奠定基础。死亡教育的方法包括讲授法、阅读指导法、欣赏讨论法、仿真模拟法及体验式教学法等。

复习参考题

1. 选择题

（1）下列关于安宁疗护的"五全"理念描述不准确的是

A. 为服务对象提供"生理、心理、精神、社会"多维的安宁疗护

B. 医生、护士、药师、营养师、社工等组建团队为服务对象提供安宁疗护

C. 为服务对象提供生命终末期至死亡前后殡葬丧事及丧亲者的哀伤辅导等全程服务

D. 充分利用社区所有资源为服务对象提供居家安宁疗护服务

E. 仅为临终患者提供照护和服务

（2）李某被确诊为肺癌晚期，但他不相信自己患病，四处求医。李某目前处于

A. 否认期

B. 愤怒期

C. 协议期

D. 抑郁期

E. 接受期

（3）社区护士小李对该社区居民开展死亡教育讲座。讲授完毕，小李带领社区居民参观社区安宁疗护病房，并指导社区居民进行简单的基础护理服务，这属于

A. 讲授法

B. 阅读指导法

C. 欣赏讨论法

D. 仿真模拟法

E. 体验式教学法

2. 方阿姨，65岁，晚期肝癌。肝区疼痛剧烈，腹腔大量积液，呼吸困难。她感到痛苦、悲哀，认为上天对自己不公平，希望是误诊，不愿意与人沟通，不愿配合治疗及护理。请问：

（1）方阿姨的心理反应处于哪个阶段？

（2）在这个阶段应采取哪些针对性的护理措施？

3. 黄先生，50岁，肺癌晚期。因全身多处转移，无法手术，给予对症支持治疗。现病情恶化，出现神志不清，呼吸困难。家属震惊、不相信，寻找"祖传秘方"，延长其生命。请问：

（1）黄先生家属会出现哪些心理变化？

（2）如何给黄先生家属提供有效的护理措施？

选择题答案

（1）E（2）A（3）E

社区突发公共卫生事件的管理

　　自2003年我国暴发严重急性呼吸综合征（severe acute respiratory syndrome，SARS）后，人们认识到突发公共卫生事件对社会造成的严重危害，更加重视预防和应急处置工作。国务院依据《中华人民共和国传染病防治法》《中华人民共和国食品卫生法》《中华人民共和国职业病防治法》《中华人民共和国国境卫生检疫法》等法律法规，制定了《突发公共卫生事件应急条例》和《国家突发公共卫生事件应急预案》，为及时有效地控制突发公共卫生事件提供了指导原则。本章在对突发公共卫生事件进行一般性概述的基础上，重点介绍了突发公共卫生事件的应急管理及社区常见传染病的预防和管理。

第一节　概述

　　突发公共卫生事件已经成为严重威胁公众健康的社会问题。社区护士必须掌握预防与应对突发公共卫生事件的知识、技能，才能在突发公共卫生事件救援中发挥重要的作用。

一、相关概念

（一）突发公共事件

1. 概念 根据2006年国务院发布的《国家突发公共事件总体应急预案》，突发公共事件（public emergency）是指突然发生，造成或者可能造成重大人员伤亡、财产损失、生态环境破坏和严重社会危害，危及公共安全的紧急事件。

2. 突发公共事件的分类 按照突发公共事件的发生过程、性质和机理，主要分为以下几类。

（1）自然灾害：主要包括水旱灾害、气象灾害、地震灾害、地质灾害、海洋灾害、生物灾害和森林草原火灾等。

（2）事故灾难：主要包括工矿商贸等企业的各类安全事故、交通运输事故、公共设施和设备事故、环境污染和生态破坏事件等。

（3）公共卫生事件：主要包括传染病疫情、群体性不明原因疾病、食品安全和职业危害、动物疫情，以及其他严重影响公众健康和生命安全的事件。

（4）社会安全事件：主要包括恐怖袭击事件、经济安全事件和涉外突发事件等。

3. 突发公共事件的分级 各类突发公共事件按照其性质、严重程度、可控性和影响范围等因素，一般分为四级：Ⅰ级（特别重大）、Ⅱ级（重大）、Ⅲ级（较大）和Ⅳ级（一般）。

（二）灾害

1. 概念 WHO将灾害（disaster）定义为：任何能引起设施破坏、经济严重受损、人员伤亡、健康状况恶化的事件，其规模、严重程度已超出区域承受能力并向外部扩散和发展，需要寻求援助。灾害是能够给人类社会造成破坏性影响的事物总称。当突发公共事件的规模和严重程度超出发生区域的承受能力，且不断扩散和发展时，可演变成灾害事件。

2. 灾害特征 灾害具备两个方面的特征：① 具有突发性和破坏性；② 灾害的规模和强度超出区域的自救或承受能力。

灾害是突发公共事件中最严重的事件，包括自然灾害（如地质灾害、气象灾害）和人为灾害（如事故、人为恐怖事件）。

（三）突发公共卫生事件

1. 概念 突发公共卫生事件（public health emergency）是指突然发生，造成或者可能造成社会公众健康严重损害的重大传染病疫情、群体性不明原因疾病、重大食物和职业中毒及其他严重影响公众健康的事件。根据事件的成因和性质，突发公共卫生事件还包括新发传染性疾病、群体性预防接种反应和群体性药物反应，重大环境污染事故、核事故和放射事故，生物、化学、核辐射恐怖事件，自然灾害（如水灾、旱灾、地震、火灾、泥石流）导致的人员伤亡和疾病流行，以及其他影响公众健康的事件。

2. 特征 突发公共卫生事件具有以下特征。

（1）危害性：突发公共卫生事件关系到国民生命和健康安全、人类的生存和发展，处理不当便会直接危及人们的生命健康，并由此波及和影响社会稳定、破坏经济建设、扰乱正常的生活和工作秩序。如欧洲中世纪肆虐的黑死病、20世纪初西班牙流行性感冒大流行都曾导致千万人死亡，其危害远超过其他天灾人祸，甚至会对人类文明进程产生不同程度的影响。

（2）突发性和不确定性：突发公共卫生事件突如其来，不易预测，其发生、发展过程和结局往往充满不确定性。受多重因素影响，突发公共卫生事件的不确定性表现如下：① 流行态势不确定。由于致病微生物的传染性大小、致死率高低、暴露人群的多少及传播途径易实现程度的高低等不同，疫情呈现不同的流行态势。② 演变轨迹不确定。由于管理者的决策能力、应急组织能力等不同，突发公共卫生事件的转归呈现不同的演变轨迹。③ 应急决策的不确定。事件发生突然、情势演变快速，导致难以获得关键决策信息而影响应急决策。

（3）群体性和公共性：突发公共卫生事件所危及的对象不是特定的人，而是不特定的社会群体，可能伤害事件影响范围内的所有人。无论是传染病疫情还是食品安全事件的发生，都会给公众的生命和健康带来威胁，并引发一系列连锁反应，导致媒体和公众聚焦，推进政府议程，使之成为整个社会关注的重大公共问题。突发公共卫生事件影响和危害的广泛性，使得事件发展、处置过程具有明显的群体性和公共性特征。

（4）复杂性与技术局限性：复杂性表现为成因复杂、演变过程复杂和结果复杂。技术局限性表现为对很多未知疾病及新发传染病至今仍缺乏有效的诊断、治疗和免疫手段，人类尚不能完全依靠已有的医学技术手段有效防控这些疾病，因而需要动用综合管理策略和手段来弥补现有技术的缺陷。

（5）快速传播和全球性：突发公共卫生事件造成的公共危机在现代高度信息化社会中能够极快地播散。信息化时代的媒体可借助网络、人工智能等现代科学技术以多种形式快速传播事件信息。同时，现代化的海陆空立体交通网络为传染病流行提供了条件，使疫情在较短时间内向全球传播。

二、突发公共卫生事件的分级

突发公共卫生事件是突发公共事件的特殊形式，可按照事件性质、危害程度、涉及范围及病例数量等不同情形，划分为Ⅰ级（特别重大，用红色表示）、Ⅱ级（重大，用橙色表示）、Ⅲ级（较大，用黄色表示）和Ⅳ级（一般，用蓝色表示）四级事件。

1. 特别重大事件

（1）一次事件出现特别重大人员伤亡，且危重人员多，或者核事故和突发放射事件、化学品泄漏事故导致大量人员伤亡，事件发生地省级人民政府或有关部门请求国家在医疗卫生救援工作上给予支持的突发公共卫生事件。

（2）跨省（区、市）的有特别严重人员伤亡的突发公共卫生事件。

（3）国务院及其有关部门确定的其他需要开展医疗卫生救援工作的特别重大突发公共卫生事件。

2. 重大事件

（1）一次事件出现重大人员伤亡，其中，死亡和危重病例超过5例的突发公共卫生事件。

（2）跨市（地）的有严重人员伤亡的突发公共卫生事件。

（3）省级人民政府及其有关部门确定的其他需要开展医疗卫生救援工作的重大突发公共卫生事件。

3. 较大事件

（1）一次事件出现较多人员伤亡，其中，死亡和危重病例超过3例的突发公共卫生事件。

（2）市（地）级人民政府及其有关部门确定的其他需要开展医疗卫生救援工作的较大突发公共卫生事件。

4. 一般事件

（1）一次事件出现一定数量人员伤亡，其中，死亡和危重病例超过1例的突发公共卫生事件。

（2）县级人民政府及其有关部门确定的其他需要开展医疗救援工作的一般突发公共卫生事件。

三、突发公共卫生事件应急管理的组织体系与模式

突发公共卫生事件的应急管理体系是由一系列相互关联的组织体系组成，通过有效的管理模式预防、应对突发公共卫生事件的发生。

（一）应急管理组织体系

1. 组织架构 是由应急指挥管理组织、疾病预防控制机构、卫生监督机构、医疗救援组织、非政府组织等相关部门和组织机构组成，形成多主体、多部门、多角色参与的复杂应对系统。

2. 组织管理 突发公共卫生事件发生后，依据突发事件的严重程度，分级成立相应的突发事件应急管理中心，统一指挥和协调预防、应急处置工作，负责对突发事件进行综合评估，向上级管理部门提出启动预警机制和紧急应对措施的报告，组织、协调成员部门，配合开展预防和控制工作。

3. 保障体系 建立应急管理专业队伍及保障体系。专业队伍是由高素质的专业人员组成，涵盖流行病学、临床医学、护理、检验检疫、卫生监督、环境消毒等领域。成立预备队，进行应急演练，提升各项能力。加强物资管理与调配预案演练，确保发生突发公共卫生事件时物资充足、应急救援及交流网络通畅。

（二）应急管理模式

各国按照应急管理的实际情况形成了各具特色的应急管理模式，以充分利用资源进行有效应对。

美国以"国家–州–地方"三级公共卫生部门为基本构架，结合联邦疾病控制与预防系统、卫生资源和服务部、地方城市医疗应急系统三个子系统，构成传统的公共卫生体系，在此基础上，逐步完善网络化管理模式，形成多层次、综合性的突发公共卫生事件应对机制。但公共卫生部门须与执法等其他相关部门横向联动，才能取得良好的应对效果。

英国目前实行从中央到地方的两层垂直管理体系。第一是中央层面（战略层），由卫生行政部门及其管理的突发事件战略规划协调机构组成，主要负责卫生政策的制定与终结、疫情的研究与判断、信息系统的构建与传达、应急协调与协作；第二是地方层面（执行层），由公民健康服务系统及其授权机构组成，主要负责应对具体事件，提供医疗服务与卫生保健职能。

日本的突发公共卫生事件应急管理体系覆盖面很广，充分发挥政府、市场、第三方各主体的作用，如由厚生劳动省、派驻地区分局、检验所、国立大学医学院和附属医院、国立医院、国立研究所等构成的国家管理体系；由都道府县卫生健康局、保健所、县立医院、市町村保健中心组成的地方管理体系。通过纵向行业系统管理和分地区管理的衔接，形成全国的突发公共卫生事件应急管理网络。

我国突发公共卫生事件应急管理体系的核心框架是"一案三制"管理模式，即应急预案、应急体制、应急机制、应急法制。其核心内容是，体制强调主体的结构和功能；机制强调实施的程序；法制强调实施的规则；预案是行动计划，即在突发公共卫生事件发生之前，针对应急反应的主体、程序和规则，制订明确方案和计划。该管理模式展示了我国在突发公共卫生事件管理方面的防范机制和预警功能，体现了指挥协调、联动处置、资源支持与技术保障、社会支持与公众动员等应急管理功能。目前，我国的突发公共卫生事件应急管理体系还在不断完善和发展。

第二节　突发公共卫生事件的应急管理

根据我国《突发公共卫生事件应急条例》，为了预防和减少突发事件的发生，控制、减轻和消除突发事件引起的严重社会危害，突发事件的应急管理包括预警管理、应急处理等。

一、突发公共卫生事件的预警管理

我国已建立完整的突发公共卫生事件监测、报告与预警网络体系。通过此系统进行监测与预警，可以及时发现隐患，并报告突发事件，确保了信息通畅。

（一）监测

监测是基层卫生机构预防与应对突发公共卫生事件的重要工作。

1. 国务院是突发公共卫生事件应急管理工作的最高行政领导机构，应急管理部及国家相关部委（如卫生行政部门）共同组成应急组织管理体系，加强对突发公共卫生事件的监测、管理与统一指挥。

2. 省级人民政府卫生行政部门要按照国家统一的规定和要求，结合实际，组织开展重点传染病和突发公共卫生事件的主动监测。

3. 各级人民政府卫生行政部门根据医疗机构、疾病预防控制机构、卫生监督机构提供的监测信息，按照公共卫生事件的发生、发展规律和特点，及时分析其对公众身心健康的危害程度、可能的发展趋势，及时作出预警。

4. 各级医疗卫生机构、疾病预防控制机构、卫生监督机构和出入境检疫机构负责开展突发公共卫生事件的日常监测工作。

5. 社区应急管理部门对社区脆弱人群状况、社区易损环境、社区救护能力进行评估和识别，并做好应对准备和应急预案。

（二）报告

任何单位和个人都有权向国家卫生行政部门和地方各级人民政府及其有关部门报告突发公共卫生事件及其隐患。

1. 报告时限 2006年卫生部修改后的《突发公共卫生事件与传染病疫情监测信息报告管理办法》规定，责任报告单位和责任疫情报告人发现甲类传染病和乙类传染病中的肺炭疽、严重急性呼吸综合征、脊髓灰质炎、人感染高致病性禽流感患者或疑似患者时，或发现其他传染病和不明原因疾病暴发时，应于2小时内报告；对其他乙、丙类传染病患者、疑似患者和规定报告的传染病病原携带者在诊断后，应于24小时内进行报告。

对于其他突发公共卫生事件相关信息的责任报告单位和责任报告人，也应当在2小时内向属地卫生行政部门指定的专业机构报告。

2. 报告方式 各级各类医疗卫生机构、监测机构及卫生行政部门为责任报告单位，医护人员和检疫人员、疾病预防控制人员、个体开业医生等为责任报告人。具备网络直报条件的机构，在规定时间内进行传染病和/或突发公共卫生事件相关信息的网络直报；不具备网络直报条件的机构，通过电话、传真等方式进行报告，同时向辖区疾病预防控制机构报送《突发公共卫生事件相关信息报告卡》（表13-2-1）。

3. 报告内容 报告的主要内容包括事件性质和类别、发生时间和地点、发病人数、死亡人数、临床症状、可能原因、处理措施等。

（三）预警

预警（early warning）是指在缺乏确定的因果关系和充分的剂量反应关系证据的情况下，促进调整预防行为或者在环境威胁发生之前采取措施的方案。建立高效可行的预警管理机制和危机预防措施，可有效避免突发事件的发生。突发公共卫生事件的预警是运用各种医药卫生知识和其他科学技术手段，通过分析突发公共卫生事件的国内外历史资料及监测结果等数据，预测突发公共卫生事件的发生、发展与变化的趋势和可能的危害程度。早期预警是为了及时采取相应的防范措施，将危害降至最低。

1. 预警的分类

（1）直接预警：发生快速广泛传播的传染病、原因不明疾病、重大食物中毒等事件应直接向相应部门预警报告。

（2）定性预警：采用综合预测法、控制图法、Bayes概率法等统计分析方法，对疾病的发展趋势和强度进行定性评估并预警。

（3）定量预警：采用直线预测模型和指数曲线预测模型，建立预报方程、时间序列、季节周期回归模型，对疾病的发展趋势和强度进行定量评估并预警。

（4）长期预警：采用专家咨询法对疾病的长期流行趋势进行预警。

2. 预警级别与响应 依据《突发公共卫生事件应急条例》及时收集资料，通过对事件进行现状评估、发展趋势预测、疫情传播速度与波及范围等分析，及时准确地发布预警信息。

（1）预警分级：根据预测分析结果，预警分为四级。

□初步报告　□进程报告（　次）　□结案报告

填报单位（盖章）：＿＿＿＿＿＿＿＿＿＿　填报日期：＿＿＿＿＿年＿＿＿月＿＿＿日

报告人：＿＿＿＿＿＿＿＿＿　联系电话：＿＿＿＿＿＿＿＿＿

事件名称：＿＿＿＿＿＿＿＿＿＿＿＿＿

信息类别：1. 传染病；2. 食物中毒；3. 职业中毒；4. 其他中毒事件；5. 环境卫生；6. 免疫接种；7. 群体性不明原因疾病；8. 医疗机构内感染；9. 放射性卫生；10. 其他

公共卫生突发事件等级：1. 特别重大；2. 重大；3. 较大；4. 一般；5. 未分级；6. 非突发事件

初步诊断：＿＿＿＿＿＿＿＿＿　初步诊断时间：＿＿＿＿＿年＿＿＿月＿＿＿日

订正诊断：＿＿＿＿＿＿＿＿＿　订正诊断时间：＿＿＿＿＿年＿＿＿月＿＿＿日

确认分级时间：＿＿＿＿＿年＿＿＿月＿＿＿日　订正分级时间：＿＿＿＿＿年＿＿＿月＿＿＿日

报告地区：＿＿＿省＿＿＿市＿＿＿县（区）发生地区：＿＿＿省＿＿＿市＿＿＿县（区）＿＿＿乡（镇）

详细地点：＿＿＿＿＿＿＿＿＿＿＿＿＿＿＿＿＿

事件发生场所：1. 学校；2. 医疗卫生机构；3. 家庭；4. 宾馆饭店写字楼；5. 餐饮服务单位；6. 交通运输工具；7. 菜场、商场或超市；8. 车站、码头或机场；9. 党政机关办公场所；10. 企事业单位办公场所；11. 大型厂矿企业生产场所；12. 中小型厂矿企业生产场所；13. 城市住宅小区；14. 城市其他公共场所；15. 农村村庄；16. 农村农田野外；17. 其他重要公共场所；18. 如是医疗卫生机构，则：（1）类别：① 公办医疗机构；② 疾病预防控制机构；③ 采供血机构；④ 检验检疫机构；⑤ 其他及私立机构。（2）感染部门：① 病房；② 手术室；③ 门诊；④ 化验室；⑤ 药房；⑥ 办公室；⑦ 治疗室；⑧ 特殊检查室；⑨ 其他场所。19. 如是学校，则类别：① 托幼机构；② 小学；③ 中学；④ 大、中专院校；⑤ 综合类学校；⑥ 其他

事件信息来源：1. 属地医疗机构；2. 外地医疗机构；3. 报纸；4. 电视；5. 特服号电话95120；6. 互联网；7. 市民电话报告；8. 上门直接报告；9. 本系统自动预警产生；10. 广播；11. 填报单位人员目睹；12. 其他

事件信息来源详细：＿＿＿＿＿＿＿＿＿＿＿＿＿＿＿＿＿

事件波及的地域范围：＿＿＿＿＿＿＿＿＿＿＿＿＿

新报告病例数：＿＿＿＿＿＿　新报告死亡数：＿＿＿＿＿＿　排除病例数：＿＿＿＿＿＿

累计报告病例数：＿＿＿＿＿＿　累计报告死亡数：＿＿＿＿＿＿

事件发生时间：＿＿＿＿＿年＿＿＿月＿＿＿日＿＿＿时＿＿＿分
接到报告时间：＿＿＿＿＿年＿＿＿月＿＿＿日＿＿＿时＿＿＿分

首例患者发病时间：＿＿＿＿＿年＿＿＿月＿＿＿日＿＿＿时＿＿＿分

末例患者发病时间：＿＿＿＿＿年＿＿＿月＿＿＿日＿＿＿时＿＿＿分

主要症状：1. 呼吸道症状；2. 胃肠道症状；3. 神经系统症状；4. 皮肤黏膜症状；5. 精神症状；6. 其他

主要体征：＿＿＿＿＿＿＿＿＿＿＿＿＿＿＿＿＿

主要措施与效果：＿＿＿＿＿＿＿＿＿＿＿＿＿＿＿＿＿

1）Ⅰ级预警：证实突发事件具备人传人的能力，出现暴发流行。使用红色标记启动响应措施。

2）Ⅱ级预警：一定范围内发生3例以上确诊病例，或发生1例或1例以上确诊病例死亡。使用橙色标记启动响应措施。

3）Ⅲ级预警：一定范围内发生1例确诊病例。使用黄色标记启动响应措施。

4）Ⅳ级预警：一定范围内发生某种疾病疫情。使用蓝色标记启动响应措施。

（2）预警响应：根据预警等级响应分为四级。

1）Ⅰ级预警响应：由省级疾病预防控制中心进行指挥，开展现场处置。

2）Ⅱ级预警响应：由省级疾病预防控制中心给予现场技术指导，疫情发生地负责现场处置。

3）Ⅲ级预警响应：由县级疾病预防控制中心给予现场技术指导，疫情发生地负责现场处置。

4）Ⅳ级预警响应：由疫情发生地的疾病预防控制中心负责接触者的医学观察和现场处置。

3. 预警信息发布 在第一时间发布最新信息，准确、及时地公开相关事实，保证信息的可信度和权威性，能够将损失降到最低，并减少民众的恐慌。根据突发公共卫生事件的发生、发展趋势和危害程度，发布相应的预警信息，其主要内容包括突发公共卫生事件的名称、类别、预警级别、起始时间、可能影响范围、警示事项、应对措施和发布机关等。目前我国已经建立了"国家突发事件预警信息发布网"，将全国每日发生的突发公共事件进行信息发布。

相关链接 | **国家突发事件预警信息发布网**

国家预警信息发布中心成立于2015年，挂靠中国气象局公共气象服务中心，是国务院应急管理部门面向政府应急责任人和社会公众提供综合预警信息的权威发布机构，是国家应急管理体系的重要组成部分。主要承担国家突发事件预警信息发布系统（简称"国家预警发布系统"）的建设及运行维护管理，为相关部门发布预警信息提供综合发布渠道，研究拟定相关政策和技术标准，开展预警信息科普与宣传等工作。

国家预警信息发布中心以习近平总书记"两个坚持、三个转变"防灾减灾新理念为根本遵循，依托气象业务体系建成"一纵四横、一通四达"预警发布体系，即前端横向连通16个政府部门，纵向连通国家、省、市、县，后端建立一条直通各级应急责任人的专用通道，以及专线接入电视台、应急广播、移动运营商和ABT互联网平台，形成了上下相互衔接、规范统一、多部门应用的综合自然灾害、事故灾难、公共卫生事件、社会安全事件四大类突发事件的预警信息发布业务体系，实现我国76类预警信息的统一发布，为国家和公众提供精准的预警信息服务。

（四）应急预案

突发公共卫生事件应急预案是指面对突发事件如自然灾害、重特大事故、环境公害及人为破坏的应急管理、指挥、救援计划等方案。建立应急预案的目的是降低突发公共卫生事件的损害及后果的严重性，预先制定预测、预警及抢救救援等应急管理方案和应对突发事件的行动指南。应急预案的内容如下所示。

1. 总则 说明编制预案的目的、工作原则、编制依据、适用范围。

2. 组织指挥体系和职责 明确各组织机构的职责、权利和义务。明确事件发生、报警、响应、结束、善后处置等环节的主管部门与协作部门。明确应急准备及保障机构与各参与部门的职责。

3. 预警与预防机制 包括信息监测与报告、预警预防行动和支持系统、预警级别及发布。

4. 应急响应 包括分级响应程序、信息共享和处理、通信、指挥和协调、紧急处置、应急人员和群众的安全防护、社会力量动员与参与、突发公共卫生事件调查分析、检测与后果评估、新闻报道、应急结束等要素。

5. 后期处置　包括善后处置、社会救助、保险、突发公共卫生事件调查报告和经验教训总结及改进建议。

6. 保障措施　包括通信与信息保障、应急支援与装备保障、技术储备与保障、宣传、培训和演习、监督检查等。

7. 附则　包括有关术语、定义、预案管理与更新、国际沟通与协作、奖励与责任、制定和解释部门、预案实施或生效时间等。

8. 附录　包括相关的应急预案、总体目录、分预案目录、各种规范化格式文本、相关机构和通讯录等。

要按照应急预案定期进行演练，有助于不断完善和修订更新，保证应急预案得到有效运行和应用。

二、突发公共卫生事件应急处理

（一）医疗救治

突发公共卫生事件发生后，应急处理指挥部门及当地医疗机构应立即对事件受害者提供现场救援与医疗救护。应及时转诊或现场救治伤病员、传染病患者（需隔离）及中毒患者，或进行医学观察等。

1. 医疗救治原则

（1）分级救治：在突发公共卫生事件中，大批伤病员急需医疗救护，因此必须合理开展分级救治，也就是救援机构分阶段、分层次救治伤病员。

（2）时效救治：在最佳救治时机采取最适宜的救治措施，以达到最佳救治效果。不同突发事件的黄金救治时间是不同的，一旦错过最佳时机，往往会降低抢救成功率。

2. 分级救治措施　在突发公共卫生事件紧急医疗救援时，按照分级救治原则，及时、迅速对大量伤病员进行妥善救治。

（1）现场抢救：由军队或地方医疗队派出的医务人员与战士、预备役人员、消防救援人员、担架员等共同组成抢救小组，在突发事件现场对伤病员进行预检分诊。通过快速、准确的评估，填写伤员卡或必要的医疗文书。合理分流伤员，将伤员搬运出危险区，就近分点集中，及时开展早期救治。在对群体性不明原因疾病的处置中，鉴于传染病对人群和社会危害较大，在所感染疾病尚未明确是否具有传染性之前，应按照传染病进行救治。对于疑似食物中毒患者，停止食用可疑中毒食品，用药前采集患者标本并送检，清除体内毒物，进行对症治疗和特殊治疗。对于疑似职业中毒患者，迅速脱离现场，脱去污染衣物，反复清洗皮肤、毛发等，防止毒物继续吸收，进行对症治疗。

（2）早期治疗：由当地原有的医疗机构或外援的军队或地方医疗机构承担，负责对伤病员实施动态预检分诊、消毒包扎、固定、清创、抗休克及紧急手术等早期处理，随后迅速转运到附近或较远的指定医院。

（3）专科治疗：由设置在安全地带的医院进行专科治疗，直到治愈。

（二）流行病学调查

发生突发公共卫生事件后，地方卫生行政主管部门应立即组织应急处理机构如卫生监督机构、疾病预防控制中心等到现场进行监测、评估、提交报告、制订响应措施。对突发公共卫生事件的发病情况、分布特征等开展流行病学调查，以便提出有针对性的预防控制措施。一般采用现场访问、采样检验等方式进行流行病学调查，同时对传染病患者、疑似患者及其密切接触者进行跟踪调查，尽快查明事件发生的原因，确定事件的性质。针对群体性不明原因疾病，尤其在新发传染病暴发时，如果难以在短时间内查明病原微生物，应尽快查明传播途径及主要危险因素，立即采取相应措施控制疫情蔓延。

（三）疫点疫区处理

发生突发公共卫生事件的单位及调查人员有责任保护和控制现场。如果发生不明原因的疑似传染性疾病，应采取以下处理措施。

1. 实施保护性预防措施　现场处置人员进入疫区时，应采取保护性预防措施。

2. 隔离传染源　按照呼吸道传染病、肠道传染病、虫媒传染病隔离病房要求，对患者进行隔离治疗。重症患者立即就地治疗，症状好转后转送至隔离医院。对接触者进行检疫、留验，对相关人员进行疏散。

3. 封锁现场　可能出现暴发或扩散时，如果符合封锁标准，要向当地政府提出封锁建议。

4. 严格实施消毒　按照《中华人民共和国传染病防治法》要求处理人、畜尸体，必要时按照国务院卫生行政部门规定开展尸检并采集相关样本。对可能被污染的物品、场所、环境、动植物等进行消毒、杀虫、灭鼠等卫生学处理。疫区内家禽、家畜应实行圈养。对染疫的野生动物、家禽和家畜进行控制或扑杀。

5. 终末消毒　疫区现场处理结束时，要进行终末消毒，妥善处理医疗废物和临时隔离点的物品。

（四）安全防护

在处置突发公共卫生事件的早期，需要根据疾病的临床特点、流行病学特征及实验室检测结果，鉴别有无传染性、确定危害程度和范围等，对可能的原因进行判断，以便采取安全防护措施。对于原因尚难判断的情况，由现场的疾控专家根据其可能的危害水平确定防护等级。如危害因素不明或其浓度、存在方式不明，应按照类似事件最严重性质的要求进行防护。随着调查的深入，不断修正、补充和完善控制策略与措施，遵循边控制、边调查、边完善的原则，力求最大限度降低不明原因疾病的危害。

现场处置时，防护服应为衣裤连体，具有高效的液体阻隔（防化学物）性能、过滤效率高、防静电性能好等。其防护性能分为四级：A级防护适用于环境中同时存在最高等级的呼吸危害和皮肤危害时，以及未知有毒物质成分及浓度的危险环境中；B级防护适用于环境中同时存在最高等级的呼吸危害和较低等级的皮肤危害时，以及对皮肤无影响或不能渗透，仅对呼吸系统造成威胁时；C级防护适用于环境中同时存在较低等级的呼吸危害和皮肤危害时，以及对皮肤无影响，并已知有毒物质成分及浓度时；D级防护适用于一般工作环境中接触粉尘、少量低浓度化学液体喷溅时。一旦明确病原学，应按相应的防护级别进行防护。对疑似化学物泄漏和中毒导致疾病进行应急处置时，在对生命及健康可能有即刻危险的环境及发生化学事故的中心地带参加救援的人员均需要按A级（窒息性或刺激性气态毒物等）或B级（非挥发性有毒固体或液体）防护要求进行防护。对于疑似传染病疫情现场和患者救治中，要配备符合《医用一次性防护服技术要求》（GB 19082—2009）的防护服，配备N-95型口罩，戴防护眼镜和双层橡胶手套及防护鞋靴。

（五）社会动员

突发公共卫生事件具有发生的不确定性、防控的艰难性、对社会影响的复杂性等特征，仅依靠有限的行政部门和行政手段很难进行高效的应急处置，必须进行全社会动员，调动和集中全社会资源，如动员各类专业人员和志愿者、调配应急设施和设备、救治药品和医疗器械等应急资源向灾区合理增援。除进行全方位动员以投入更多资源外，还要加强各类配套保障，保证公众生活有序进行。

突发公共卫生事件发生后，在以下几个方面进行社会动员：① 卫生行政部门和有关单位要积极主动配合新闻宣传主管部门和新闻媒体，加强正面宣传和舆论引导，提升群众应对突发公共卫生事件的信心，避免恐慌；② 及时宣传各级地方政府和有关部门妥善处置突发公共事件的工作；③ 开展有关科普知识教育，引导群众正确认识和科学应对突发公共卫生事件，提高公众自我保护意识和能力，引导公众进行应急接种和预防服药等，保护公众健康。

（六）心理干预

由于不同个体承受心理创伤的程度不同、获得社会支持的状况不同，突发公共卫生事件对不同个体造成不同的心理伤害。常见的心理问题包括心理应激反应、急性应激障碍和创伤后应激障碍。

心理应激反应是人的身体对各种紧张刺激产生的适应性反应，表现为情绪变化（如悲痛、恐惧、愤怒、焦虑不安等），生理反应（如疲乏、头痛、头晕、噩梦、失眠、心慌、气喘等），认知障碍（如精神不集中、记忆力下降、对工作和生活失去兴趣等）和异常行为（如坐立不安、强迫、回避、暴饮暴食或绝食、酗酒、自伤和自杀等）。急性应激障碍（acute stress disorder，ASD）是指在急剧、严重的精神创伤性事件后几分钟至几小时内发生的一系列生理、心理反应的临床综合征，主要包括恐惧、警觉性增高、回避和易激惹等症状，持续至少2日，一般不超过4周。超过4周应考虑为创伤后应激障碍。创伤后应激障碍（post-traumatic stress disorder，PTSD）是指对创伤等严重应激因素的一种异常精神反应，又称延迟性心因反应，常发生于突发事件发生后数月或数年，患者由于经历紧急的、威胁生命的或对身心健康有危险的事件，产生延迟出现和持续存在的精神障碍。

突发公共卫生事件发生后，不同人群心理应激反应程度不同，心理干预侧重点也有所不同，需要及时进行有效干预，避免造成PTSD这类长期甚至永久的心理创伤。心理干预的重点对象是幸存者、罹难者家属、救援人员。

1. 幸存者的心理应激反应与心理干预

（1）心理应激反应：分为三个阶段，如下所示。① 不相信眼前发生的一切是真的，认为只是一场噩梦；② 意识到残酷的现实之后，经历一段消沉期，对周围的一切变得麻木不仁；③ 认识到这些悲剧是真实的，产生严重的心理问题，甚至逐步蔓延成PTSD。

（2）心理干预：具体措施包括以下几项。① 营造一个有安全感的环境；② 建立沟通关系，倾听他们的故事，鼓励他们宣泄心中的痛苦，给予积极的暗示；③ 帮助他们客观地分析和判断事件的性质和后果，纠正不合理的认知，引导他们采取积极的应对策略和技巧；④ 帮助他们解决实际问题，逐步树立重新面对生活的勇气和信心。

2. 罹难者家属的心理应激反应与心理干预

（1）心理应激反应：罹难者家属常陷入无比悲痛、绝望之中，把责任归咎于自身，产生内疚、自责心理，甚至出现精神崩溃、自伤、自杀的倾向。

（2）心理干预：具体措施包括以下几项。① 在生活上给予罹难者家属精心的照顾；② 在倾听中引导罹难者家属将抑郁、焦虑等负性情绪宣泄出来，帮助他们认识、面对、接受失去朋友、亲人的事实；③ 建立与罹难者家属之间的联系并保持信息通畅，相互给予心理支持；④ 保持充足的营养摄入，避免因身体不适加重悲伤。

3. 救援人员的心理应激反应与心理干预

（1）心理应激反应：救援人员、医务人员第一时间见证了悲剧的场面，直接面对惨重的伤亡情况，立刻投入抢救工作，会产生一系列的心理应激反应，如恐惧、焦虑、无助、悲观、挫败感。

（2）心理干预：具体措施分为三个阶段，如下所示。① 执行任务前，制订应对计划，通过演习明确任务，减轻预期焦虑，建立团队自信心；② 执行任务中，合理安排工作岗位与工作时间（最长不超过12小时），保证他们之间及其与家人之间的交流，适时采取减压、分享报告、危机干预等方法减轻心理压力；③ 任务结束后，安排休息放松，使他们尽快从紧张的工作状态中复原。

第三节　社区突发传染病的应急管理

社区常见的突发公共卫生事件涉及各类急性传染病，如新型冠状病毒感染，波及范围广，对居民健康影响大，其管理的重点是快速处置，防止危害扩大。因此，突发公共卫生事件的社区管理成为应急处置的重要环节。

一、传染病的分类管理

随着我国工业化、城市化进程加速，传染病的发病情况有了新的变化，如已控制的传染病死灰复燃、出现新的传染病病种、突发重大传染病等。社区是传染病防治管理工作的最基层单位，在预防及控制传染病的工作中发挥着重要作用，通过动员群众，有计划地采取因地制宜的措施，能减少并控制传染病的发生和流行，促进社区健康。

（一）传染病的概念、分类与管理

1. 传染病的概念　　传染病（communicable diseases）是指由各种致病的病原体感染人体后引起

的具有传染性的疾病。流行性是传染病在人群中连续发生，引起不同程度蔓延的特性，疾病流行强度可分为散发、流行、大流行和暴发。

2. 传染病的分类与管理 根据《中华人民共和国传染病防治法》，传染病分为甲、乙、丙三类。甲类传染病包括鼠疫、霍乱。乙类传染病包括严重急性呼吸综合征、艾滋病、病毒性肝炎、脊髓灰质炎、人感染高致病性禽流感、麻疹、流行性出血热、狂犬病、流行性乙型脑炎、登革热、炭疽、细菌性痢疾和阿米巴痢疾、肺结核、伤寒和副伤寒、流行性脑脊髓膜炎、百日咳、白喉、新生儿破伤风、猩红热、布鲁氏菌病、淋病、梅毒、钩端螺旋体病、血吸虫病、疟疾。丙类传染病包括流行性感冒、流行性腮腺炎、风疹、急性出血性结膜炎、麻风病、流行性和地方性斑疹伤寒、黑热病、棘球蚴病、丝虫病，除霍乱、细菌性痢疾和阿米巴痢疾、伤寒和副伤寒外的感染性腹泻病。

在乙类传染病中，对严重急性呼吸综合征、炭疽中的肺炭疽和人感染高致病性禽流感采取甲类传染病的预防、控制措施。其他乙类传染病和突发原因不明的传染病需要采取甲类传染病的预防、控制措施的，由国务院卫生行政部门及时报经国务院批准后予以公布、实施。需要解除甲类传染病预防、控制措施的，由国务院卫生行政部门报经国务院批准后予以公布。省、自治区、直辖市人民政府对本行政区域内常见、多发的地方性传染病，可以根据传染病流行强度、危害程度等情况，决定按照乙类或者丙类传染病管理并予以公布，报国务院卫生行政部门备案。

（二）传染病的社区防治与管理

1. 传染病的社区防治原则 传染病暴发流行的三个环节是传染源、传播途径、易感人群。传染病的社区防治从这三个环节入手，其防治原则如下所示。

（1）管理传染源：包括对患者、病原携带者和动物传染源的管理。对于患者要做到早发现、早诊断、早报告、早治疗，及时有效地控制传染病的蔓延。对病原携带者应做好登记管理，定期随访，经2~3次病原学检查阴性时，可予解除隔离。对人类危害较大的病畜或野生动物应予捕杀，然后焚烧或深埋，如患狂犬病的狗、患炭疽病的家畜；危害大且无经济价值的动物应予彻底消灭，如老鼠；此外，要做好家畜的预防接种和检疫工作。

（2）切断传播途径：作为社区护士，应根据传染病的不同传播途径采取不同的措施。对呼吸道传染病，如麻疹、水痘等，应以切断空气传播途径为主；对肠道传染病，如细菌性痢疾、伤寒、霍乱等，应以切断食物、水源或接触传播途径为主。

（3）保护易感人群：应提高机体的抗病能力。加强卫生知识宣传，普及人们的防病知识。开展预防接种，适当进行药物预防。

2. 传染病的社区管理特点

（1）预防为主：传染病的社区管理侧重于积极、主动地预防疾病的发生，控制传染病的传播。

（2）以健康教育为手段：社区卫生工作人员利用多种形式，如海报、宣传手册、健康知识讲座等，对社区居民开展传染病防治的相关知识宣教，提高自我防范及管理能力。

（3）多团队合作：社区医务人员和社会工作者团结协作，共同对患者进行评估、制订干预计划、实施社区卫生服务。

（4）突出专科特性：社区医务人员必须熟悉国际、国内及当地常见传染病的类别、病原体、传染途径、预防措施，协助调查传染病的病源，及时发现感染者、隐性感染者及接触者，做好家庭访视及健康教育，预防传染病的传播及流行。

（5）注重患者心理干预：传染病患者在隔离治疗期间易产生孤独、被歧视、被抛弃的感觉，影响康复效果。社区医务人员须运用心理学知识与技术，综合分析患者心理特点，及时疏导患者的不良情绪，维护并促进传染病患者身心健康。

3. 社区护士在传染病防治中的角色功能

（1）健康教育：社区护士以宣传海报、知识讲座、技能训练、志愿活动等形式，开展卫生防疫、免疫接种等相关知识的健康教育。针对不同病种有计划地开展传染病的症状及防治方法的宣教，根据教育对象的特点选取教育方式。

（2）监测及控制传染病疫情：社区护士配合卫生防疫工作人员开展相关工作，如流行病学调查，掌握社区传染病动态，及时发现疫情并进行监控；在有疫情的社区和家庭使用消毒隔离技术以阻断传染病的播散；参与制订社区传染病管理方案；及时上报传染病案例，尽早采取隔离、治疗措施。

（3）预防接种：社区护士依据国家免疫接种计划、社区疫情特点及季节变化，确定接种对象、通知接种时间、按规程实施接种操作，将社区人群的易感性降低到最低水平。

（4）家庭访视：发现疫情后，社区护士应于24小时内进行首次家庭访视，调查传染病的发生时间、地点、传播原因、蔓延的现状和趋势。重点对患者及其家庭成员进行传染病知识的健康教育，确保其掌握有效的、适合家庭的传染病防治措施。做好传染病访视的记录，填写传染病调查表。依据传染病的潜伏期、患者病情安排复访时间，第1次复访在发病后3~10日，第2次复访在发病后40日左右。复访的主要内容包括：① 了解患者病情发展或痊愈情况、防疫措施的落实情况；② 观察患者周围接触者的健康状况及继发情况；③ 一旦发现疫情的大规模蔓延，需立案管理，及时记录并上报主管部门；④ 对痊愈或死亡患者，应做好详尽的记录。

（5）严格执行疫情报告制度：一旦发现传染病患者或突发公共卫生事件，社区护士配合卫生防疫工作人员在规定时间内进行传染病或突发公共卫生事件相关信息的报告，同时向辖区疾病预防控制机构报送《传染病报告卡》或《突发公共卫生事件相关信息报告卡》。

二、常见传染病的预防与管理

（一）新型冠状病毒感染

新型冠状病毒感染（novel coronavirus infection），是由严重急性呼吸综合征冠状病毒2（severe acute respiratory syndrome coronavirus 2，SARS-CoV-2）引起的急性呼吸道传染病。本病属于乙类传染病。

1. 流行病学特点

（1）传染源：新型冠状病毒感染者在潜伏期即有传染性，发病后3日内传染性最强。

（2）传播途径：主要的传播途径是飞沫传播、接触传播。吸入经感染者咳嗽、喷嚏、说话时喷出的飞沫或者飞沫形成的气溶胶可造成感染；接触沉积在物品表面（如桌子或门把手）的飞沫，之后再触摸口、鼻或眼睛也可造成感染。

（3）人群易感性：人群普遍易感。感染后或接种新型冠状病毒疫苗后可获得一定的免疫力。老年人及伴有严重基础疾病患者感染后重症率、病死率高于一般人群，接种疫苗后可降低重症及死亡风险。

2. 临床表现　潜伏期多为2~4日。主要表现为咽干、咽痛、咳嗽、发热等，发热多为中低热，部分病例亦可表现为高热，热程一般不超过3日；部分患者可伴有肌肉酸痛、嗅觉和味觉减退或丧失、鼻塞、流涕、腹泻、结膜炎等。少数患者病情继续发展，发热持续，并出现肺炎相关表现。重症患者多在发病5~7日后出现呼吸困难和/或低氧血症。严重者可快速进展为急性呼吸窘迫综合征、脓毒症休克、难以纠正的代谢性酸中毒、凝血功能障碍及多器官功能衰竭等。极少数患者还有中枢神经系统受累等表现。大多数患者预后良好，病情危重者多见于老年人、有慢性疾病者、围产期女性、肥胖人群等。

儿童感染后临床表现与成人相似，高热相对多见。部分儿童病例的症状不典型，表现为呕吐、腹泻等消化道症状或仅表现为反应差、呼吸急促。少数可出现声音嘶哑等急性喉炎或喉气管炎表现，或喘息、肺部哮鸣音，以及热性惊厥。极少数可出现严重呼吸窘迫综合征，或脑炎、脑膜炎等危及生命的神经系统并发症。

3. 控制策略　2023年，国务院联防联控机制综合组发布的《新型冠状病毒感染防控方案（第十版）》指出，主要的控制策略包括：① 疫苗接种，鼓励3岁以上适龄无接种禁忌人群"应接尽接"；② 个人防护与宣传教育，强调"每个人都是自己健康的第一责任人"，倡导公众遵守防疫基本行为准则，坚持勤洗手、戴口罩、常通风、用公筷，保持社交距离，遵守咳嗽礼仪等；③ 监测预警，对病毒变异、个案报告、哨点医院、不明原因肺炎、城市污水等进行常态监测，在疫情流行期开展核酸和抗原检测，进行医疗机构发热门诊（诊室）、重点机构、学生、社区人群哨点等的应急监测；④ 检测策略，社区居民根据需要"愿检尽检"进行核酸检测，对社区65岁及以上老年人、长期血液透析患者、严重糖尿病患者等重症高风险的社区居民、3岁及以下婴幼儿，出现发热等症状后及时指导开展抗原检测；⑤ 传染源管理，未合并严重基础疾病的无症状感染者、轻型病例可采取居家自我照护，其他病例应及时到医疗机构就诊；⑥ 重点环节防控，对重点人群、重点机构和行业、大型场所、重点地区开展针对性的防控。

4. 治疗　新型冠状病毒感染的一般治疗方法包括呼吸道隔离，卧床休息，加强支持治疗，保证充分的能量摄入；维持水、电解质和酸碱平衡，密切监测生命体征，以及检查血尿常规、生化指标、凝血功能、动脉血气分析、胸部影像等；给予及时有效的氧疗，避免盲目使用抗生素。除此之外，还有抗病毒治疗、免疫治疗、抗凝治疗、俯卧位治疗、心理干预、重型和危重型支持治疗及中医药治疗。

5. 社区护理

（1）鼓励无疫苗接种禁忌证的社区居民接种疫苗。

（2）日常生活指导：感染者居家期间，减少与同住人员近距离接触。感染者非必要不外出，避免前往人群密集的公共场所，不参加聚集性活动，如需外出，应全程佩戴 N-95 型或 KN-95 型口罩。感染者要做好居室共用区域的清洁和消毒，自觉收集、消毒、包装、封存和投放生活垃圾。社区应针对感染者产生的生活垃圾，进行科学的收运管理。

（3）预防措施：保持良好的个人及环境卫生，均衡营养、适量运动、充足休息，避免过度疲劳。改善室内空气流通情况。定期清洁和消毒频繁接触的表面。避免触摸眼睛、鼻或口。避免与生病或出现症状者密切接触。避开人群，并避免进入空气流通不畅的室内场所，在室内公共场所与他人保持距离。如果所在地区有大量感染住院病例和新发感染病例，无论是否已接种疫苗，均应在室内公共场所佩戴口罩。

（二）肺结核

肺结核是结核分枝杆菌在肺部感染所引起的慢性传染病，是全球关注的严重公共卫生问题之一。本病经呼吸道传播，对人类健康危害大，属于乙类传染病。

1. 流行病学特点

（1）传染源：痰中带菌的患者是主要传染源。

（2）传染途径：主要经呼吸道飞沫传播。健康人吸入经患者咳嗽、打喷嚏或高声说笑时喷出的带菌飞沫，可引起肺部结核分枝杆菌感染。次要的感染途径是经消化道感染，如饮用消毒不彻底的牛奶，导致牛分枝杆菌感染。

（3）人群易感性：人体感染结核分枝杆菌后不一定立即发病，可于免疫力低时发病。

2. 临床表现　全身症状主要有午后低热、乏力、食欲减退、盗汗、体重减轻，呼吸道症状有咳嗽、咳痰、咯血、胸痛及呼吸困难等。

3. 控制策略　WHO 提出了现代结核病控制策略。该策略包括五个要素：① 政府的承诺，明确控制结核病是各级政府的责任，政府的人力与经费投入应满足现代结核病控制工作的需要；② 利用痰涂片检查发现更多的传染性肺结核患者；③ 医务人员要监督传染性肺结核患者服药，并记录，以保证患者的正规治疗；④ 建立持续不间断的免费抗结核药供应系统，并对抗结核药的生产、供应实行有效管理；⑤ 建立结核病的登记、报告、评价监控系统，及时地掌握全国结核病流行信息。

4. 治疗

（1）化学治疗：常用抗结核药有异烟肼、利福平、链霉素、吡嗪酰胺、乙胺丁醇、对氨基水杨酸钠等。治疗原则如下：① 早期，一旦发现和确诊后立即给予化学治疗；② 联合，根据患者情况及药物特点，联合使用2种或2种以上抗结核药，以防止或减少耐药性；③ 适量，用药剂量适当，既达到最佳治疗效果，又使副作用发生率降到最低；④ 规律，严格按照化学治疗方案，定期、定时、定量服药；⑤ 全程，必须按治疗方案，坚持完成规定疗程。

（2）对症治疗：高热或大量胸腔积液者可使用糖皮质激素。咯血患者注意卧床休息，予以镇咳、镇静治疗，必要时用药物止血。

（3）手术治疗：经合理化学治疗后无效、多重耐药的厚壁空洞、大块干酪灶、大咯血保守治疗无效等情况下，酌情手术治疗。

5. 社区护理

（1）日常生活指导：发热患者应加强休息，多饮水，出现高热时给予物理降温。盗汗者应及时擦身，勤换衣裤，注意保暖。保证充足的热量与营养，进食高热量、高蛋白、高维生素的食物，增强机体抵抗力及修复能力。外出时应戴口罩，咳嗽、打喷嚏时用双层纸巾掩住口鼻。严禁随地吐痰，痰液应吐在纸上直接焚烧。对痰菌阳性患者的日用品及所接触的物品进行消毒处理。

（2）隔离措施：尽早发现患者并登记管理。痰涂片阳性者须呼吸道隔离，室内保持通风，每日紫外线消毒，有条件者独居一室。痰涂片阴性或经化学治疗4周以上的患者，没有传染性或只有极低传染性，鼓励进行正常的家庭和社会生活。

（3）预防措施：预防肺结核的有效措施是在儿童时期接种卡介苗，获得对结核病的特异性免疫力。当抗体水平下降时，进行复种，以增强免疫力。加强营养，保证睡眠，适当进行体育锻炼，以增强体质，提高对结核病的非特异性免疫力。养成良好的生活卫生习惯，房间经常通风换气，注意个人卫生。

（三）艾滋病

艾滋病即获得性免疫缺陷综合征（acquired immunodeficiency syndrome，AIDS），其病原体为人类免疫缺陷病毒（human immunodeficiency virus，HIV），亦称艾滋病病毒。AIDS是影响公众健康的重要公共卫生问题之一。

1. 流行病学特点

（1）传染源：传染源为HIV感染者和AIDS患者。HIV主要存在于传染源的血液、精液、阴道分泌物、胸腔积液、腹水、脑脊液、羊水和乳汁等体液中。

（2）传播途径：经性接触（包括不安全的同性、异性和双性性接触）、经血液及血液制品（包括共用针具静脉注射毒品，不安全、不规范的介入性医疗操作，文身等）、经垂直传播（包括宫内感染、分娩时和哺乳时传播）。

（3）易感人群：高风险人群主要有男男性行为者、静脉注射毒品者、与HIV感染者/AIDS患者有性接触者、多性伴者、性传播感染者。

2. 临床表现　感染HIV后，最开始的数年至10余年可无任何临床表现。一旦发展为艾滋病，患者就会出现各种临床表现。一般初期的症状如同普通感冒、流行性感冒样，可有全身疲劳无力、食欲减退、发热等。随着病情的加重，症状逐渐增多，如皮肤、黏膜出现白念珠菌感染，出现单纯疱疹、带状疱疹、紫斑、血疱、瘀斑等；以后渐渐侵犯内脏器官，出现原因不明的持续性发热，可长达3~4个月；还可出现咳嗽、气促、呼吸困难、持续性腹泻、便血、肝脾肿大、并发恶性肿瘤等。临床症状复杂多变，但每个患者并非上述所有症状全都出现。侵犯肺部时常出现呼吸困难、胸痛、咳嗽等，侵犯胃肠可引起持续性腹泻、腹痛、消瘦、无力等，还可侵犯神经系统和心血管系统。

3. 控制策略　遏制艾滋病传播的总体目标为增强艾滋病防治意识，避免和减少不安全性行为，最大限度发现和治疗艾滋病感染者，遏制艾滋病性传播上升势头，推进消除垂直传播进程，将艾滋病疫情持续控制在低流行水平。国家卫生健康委员会等10部门联合制定的《遏制艾滋病传播实施方案（2019—2022年）》中，主要的控制策略有：① 开展预防艾滋病宣传教育工程；② 开展健康教育、安全套推广、动员检测、艾滋病性病诊疗、戒毒药物维持治疗和转介等艾滋病综合干预工程；③ 开展艾滋病扩大检测和治疗工程；④ 开展预防艾滋病社会综合治理工程；⑤ 开展消除艾滋病垂直传播工程；⑥ 开展学生预防艾滋病教育工程。

4. 治疗 治疗方案包括支持疗法、常见机会性感染治疗、免疫调节剂治疗和抗病毒治疗。抗病毒治疗的目标为最大限度地抑制病毒复制，使病毒载量降低至检测下限并减少病毒变异，控制病毒传播。目前，抗反转录病毒药物共有6大类30多种药物。根据人群分类，如成人及青少年初治患者、儿童、孕妇、哺乳期妇女等，抗病毒治疗方案各有不同。通过病毒学指标、免疫学指标和临床症状评估抗病毒治疗有效性，其中病毒学的改变是最重要的指标。

5. 社区护理

（1）日常生活指导：患者确诊HIV感染要及早治疗，预防机会性感染。抗病毒治疗期间要定时、定量规律服药，遵医嘱定期随访。维持健康心态，保证充分休息和正常作息，合理营养和膳食，有规律地参加体育活动，以提高免疫力和保持体力。鼓励患者戒烟、戒酒。坚持在夫妻生活中使用安全套，使双方得到最大限度的保护。

（2）隔离措施：及时销毁或消毒处理患者的体液（如阴道分泌物、羊水等）、血液、含有体液或血液的医疗器械和生活用品、含有HIV的实验室样本物品。

（3）预防措施：从2017年起，国家已将免费提供避孕药具纳入基本公共卫生服务项目。个体要增强艾滋病防治意识，避免和减少不安全性行为。暴露后要及时采取预防措施，联系疾病预防控制中心，72小时内服用药物进行预防。

（倪翠萍）

学习小结

突发公共卫生事件是指突然发生，造成或者可能造成社会公众健康严重损害的重大传染病疫情、群体性不明原因疾病、重大食物和职业中毒及其他严重影响公众健康的事件。突发公共卫生事件是突发公共事件的特殊形式，可划分为Ⅰ级（特别重大，用红色表示）、Ⅱ级（重大，用橙色表示）、Ⅲ级（较大，用黄色表示）和Ⅳ级（一般，用蓝色表示）。

突发公共卫生事件应急管理的组织体系包括组织架构、组织管理和保障体系。"一案三制"是我国突发公共卫生事件应急管理最重要的模式，即应急预案、应急体制、应急机制、应急法制，体现了应急管理反应体系的核心内容。

我国已建立完整的突发公共卫生事件的监测、报告与预警网络体系，并制定了不同突发公共卫生事件的应急预案。

突发公共卫生事件的应急处理步骤包括医疗救治、流行病学调查、疫点疫区处理、安全防护、社会动员及心理干预。应急处理医疗救治遵循分级救治和时效救治的原则。心理干预重点对象包括幸存者、罹难者家属、救援人员。

传染病分为甲、乙、丙三类。传染病社区防治的原则为管理传染源、切断传播途径、保护易感人群。

复习参考题

1. 选择题

（1）下列被称为阻断HIV感染"最后一道防线"的是

A. 开展学生预防艾滋病教育

B. 暴露后预防

C. 消除艾滋病垂直传播

D. 开展扩大艾滋病检测和治疗活动

E. 开展艾滋病综合干预工程

（2）李某，男，37岁，经历汶川地震半年来，经常做噩梦，梦到地震遇难的妈妈要来接自己，跑上去妈妈就不见了，眼前一片空白，惊醒后一身冷汗。或者梦中反复出现地震遇难者的悲惨场面，醒后情绪焦虑、痛苦。患者出现的心理问题是

A. 心理应激反应

B. 急性应激障碍

C. 创伤后应激障碍

D. 抑郁症

E. 焦虑

（3）某地门诊接诊5例确诊病例，患者主诉发热、咳嗽，体温39℃，曾参与同一地点的人群聚集活动。目前地方卫生行政主管部门首先应采取的措施是

A. 到现场进行监测、评估，以提交报告、制订响应措施

B. 对患者进行治疗

C. 嘱患者回家休息

D. 对患者进行抗原检测

E. 进行社会动员

2. 随着手机的高度普及、网络社交媒体的发展，手机摇一摇，社交软件聊一聊，一次轻率而"方便"的性行为，暗藏感染艾滋病的巨大风险。国家监测数据显示，每年有3 000多例的大学生感染。男性同性性行为者每100人中约有8人感染人类免疫缺陷病毒，具有很高的感染风险。请思考：

（1）该案例中艾滋病的传染源、传播途径和易感人群分别是什么？

（2）如何执行社区防控措施减少大学生感染状况？

3. 严重急性呼吸综合征（severe acute respiratory syndrome，SARS）于2002年11月开始流行，迅速波及我国各地并扩散至东南亚乃至全球。2003年4月16日，WHO宣布，一种新型冠状病毒是SARS的病原，并将其命名为SARS冠状病毒。该病毒很可能来源于动物，由于外界环境的改变和病毒的适应性增强而跨越种系屏障传染给人类，并引发人与人传播。2002年11月至2003年8月，全球累计报告临床诊断病例8 422例，死亡916例。请思考：

（1）SARS事件属于哪一级的突发公共卫生事件？

（2）SARS事件带给我们哪些启示？

选择题答案

（1）B （2）C （3）A

第十四章　社区中医药健康管理

学习目标

知识目标	1. 掌握　社区中医药健康管理的内容；社区常用中医适宜技术。 2. 熟悉　社区中医药健康管理的概念；九种中医体质的表现、判断标准；儿童的体质分类及各型体质的表现；老年人不同体质类型的中医调护。 3. 了解　社区开展中医药健康管理的目的和优势。
能力目标	能运用所学的中医体质辨识知识及中医适宜技术，对社区儿童、成人亚健康人群及老年人进行中医药健康管理指导。
素质目标	树立对中医药学习"守正创新"的思想，增强文化自信。

中医药是我国重要的卫生、经济、科技、文化和生态资源，传承、创新、发展中医药是新时代中国特色社会主义事业的重要内容，是中华民族伟大复兴的大事。2023年国务院办公厅发布的《中医药振兴发展重大工程实施方案》明确提出，加快发展覆盖全生命周期的中医药健康服务，提升基层中医药服务水平，满足人民群众日益增长的中医药需求。社区护士是基层社区卫生服务的主力军，必须加强中医护理知识和中医适宜技术的学习，提高社区中医药健康管理服务能力，更好地为社区居民提供具有中医特色的社区护理服务。

第一节　概述

一、社区中医药健康管理的目的

中医药健康管理是指综合运用中医药理论知识，以及中医康复、中医养生等服务项目，对社区居民全生命周期的健康进行管理，以保障他们的健康。社区中医药健康管理的目的是以中医"治未病"思想为核心，在社区开展基本公共卫生服务项目。中医"治未病"思想包括三个阶段：第一是"未病先防"，防病于先，防止疾病的发生；第二是"既病防变"，防止疾病的发展蔓延；第三是"预后防复"，防止疾病的复发。

二、社区中医药健康管理的优势

随着社区老年人口增多、疾病谱改变，在社区开展中医药健康管理的需求愈来愈大。在我国政府积极推动下，社区中医药服务的发展优势愈发显著。2016年《"健康中国2030"规划纲要》、2019年《健康中国行动（2019—2030年）》均要求推进中医药健康管理服务的发展，保障人民健康。2022年《基层中医药服务能力提升工程"十四五"行动计划》明确提出，到2025年，提供覆盖全民和全生命周期的中医药服务，中医药服务能力有较大提升，较好地满足城乡居民对中医药服务的需求。社区开展中医药健康管理主要有以下优势。

1. 基础深厚 中医学发展历史悠久，广大人民群众对其有深厚的感情，信赖度高，为中医药事业发展奠定了坚实的社会基础。随着养生保健受到越来越多的关注，自然疗法逐步被人们所接受，促使中医药广泛进入社区和家庭，渗透到预防、医疗、保健、康复、健康教育等各项工作中，在社区卫生服务中发挥出应有的作用。

2. 易于实施 中医适宜技术具有简、便、验、廉等特点，毒副作用小、操作简便实用、使用范围广，适合在社区运用。如针灸、拔罐、推拿、刮痧、敷药、中药熏洗、耳穴埋籽、中药离子透入等中医适宜技术在社区卫生服务中心及慢性病患者家中应用广泛。中医适宜技术费用较低廉，易被居民接受。

三、社区中医药健康管理的内容

2017年出台的《国家基本公共卫生服务规范（第三版）》明确规定了现阶段社区中医药健康管理的内容，包括老年人中医药健康管理服务和0~36月龄儿童中医药健康管理服务。

1. 老年人中医药健康管理服务 每年为65岁及以上老年人提供1次中医药健康管理服务，内容包括中医体质辨识和中医药保健指导。

（1）中医体质辨识：按照老年人中医药健康管理服务记录表要求采集信息，依据体质判定标准进行体质辨识，并告知辨识结果。

（2）中医药保健指导：根据不同体质特点，要求从情志调摄、饮食调养、起居调适、运动保健、穴位保健等方面进行相应的中医药保健指导。

2. 0~36月龄儿童中医药健康管理服务 在儿童6、12、18、24、30、36月龄时，对儿童家长进行儿童中医药健康指导。

（1）具体内容：① 向家长提供儿童中医饮食调养、起居活动指导；② 在儿童6、12月龄时给家长传授摩腹和捏脊方法，在18、24月龄时传授按揉迎香穴、足三里穴的方法，在30、36月龄时传授按揉四神聪穴的方法。

（2）推拿方法

1）摩腹：操作部位在腹部。操作者用手掌掌面或示指、中指、环指的指面附着于儿童腹部，以腕关节连同前臂反复进行环形、有节律移动，每次1~3分钟。摩腹具有改变脾胃功能，促进消化吸收的作用。

2）捏脊：操作部位在背脊正中、督脉两侧，自尾骨末端处至大椎穴。操作者用双手的中指、环指和示指握成空拳状，手指半屈，拇指伸直并对准示指的前半段；施术从长强穴开始，操作者用双手示指与拇指合作，在示指向前轻推患儿皮肤的基础上，与拇指一起将长强穴的皮肤捏拿起来，然后沿督脉两侧，自下而上，至大椎穴。捏脊具有疏通经络、调整阴阳、促进气血运行、改善脏腑功能及增强机体抗病能力等作用。

3）按揉迎香穴：迎香穴是人体腧穴之一，属于手阳明大肠经。此穴在鼻翼外缘中点旁，鼻唇沟中。按揉迎香穴具有疏散风热、通利鼻窍的作用。

4）按揉足三里穴：足三里穴位于小腿外侧，外膝眼下3寸，胫骨前脊旁开一横指。按揉足三里穴具有补益中气、止泻、安神、促进食欲的功效。

5）按揉四神聪穴：四神聪穴为经外奇穴。位于头顶部，在百会穴前后左右各1寸，共四穴。按揉四神聪穴具有镇静安神、清头明目、醒脑开窍的功效。

第二节　社区常用中医适宜技术

一、拔罐疗法

拔罐疗法（cupping therapy）是以罐为工具，利用罐内燃烧或热蒸、抽吸等方法排出罐内空气，形成负压，使之吸附于施治部位的体表或腧穴而产生刺激，使局部皮肤充血的一种治疗方法。常用竹罐、玻璃罐、塑料罐、负压吸引罐等。

（一）使用范围

拔罐疗法有温经通络、行气活血、逐寒祛湿、止痛消肿、促进机体新陈代谢、改善人体微循环、提高人体免疫功能的功效，可用于治疗风寒湿痹、外感风寒、咳嗽、喘逆、跌打损伤、胃肠功能失调及神经、血液、妇科等疾病。

（二）评估

评估患者有无自发性出血、高热，有无皮肤过敏、溃疡、水肿等，是否为孕妇。

（三）用物准备

玻璃罐（家庭可用玻璃杯、药瓶、竹筒代替，各种罐的口缘须光滑无损）或气压罐、95%酒精棉球、止血钳或镊子、酒精灯、火柴或打火机、凡士林或液状石蜡、棉签、弯盘等。

（四）操作步骤

1.拔火罐步骤

（1）部位选择：根据病情选好腧穴或部位，取适当体位，暴露患者局部皮肤，注意保暖。

（2）拔罐：用镊子或止血钳夹住95%的酒精棉球，点燃后，将棉球在罐内绕1~2圈后立即退出，并迅速将罐扣在相应部位。

（3）留罐或走罐：留罐指拔罐后将罐留置10~15分钟，以局部皮肤充血、出现皮下瘀血为度。走罐又称推罐，先在所拔部位的皮肤或罐口上涂少许凡士林或液状石蜡，将罐扣住后，手握罐上下或左右往返推移，以皮肤潮红为度。

（4）起罐：起罐时一手握罐，另一手按压罐口周围皮肤，使空气进入罐内，即可将罐取下。

2.拔气罐步骤　拔气罐是指利用机械抽气原理使罐体内形成负压，罐体吸附在选定的部位，使皮下及浅层肌肉充血，刺激人体皮部、经筋、经络腧穴的一种方法。

（1）用物准备：气罐、75%酒精、棉签。

（2）清洁消毒：用棉签蘸75%酒精清洁气罐内部。

（3）部位选择：同拔火罐。

（4）拔罐：对应相应的穴位放好气罐，将拔罐手柄置于罐上并拉动手柄产生负压，罐体吸附后即可取下拔罐手柄。

（5）起罐：10~15分钟后拔起出气阀门，使空气经缝隙进入罐内，罐体自然与皮肤脱离，即可取下气罐。

（五）注意事项

1. 拔罐要选择适当体位和肌肉较丰满的部位，骨骼凹凸不平和毛发较多处均不宜拔罐。

2. 选择大小适宜的罐，罐口应平滑、无裂纹。

3. 用火罐时应注意勿烫伤患者。若烫伤或留罐后出现水疱时，小水疱无须处理，用无菌纱布或凡士林纱布覆盖，防止擦破。水疱较大时，用注射器将水疱内液体抽出，再用无菌纱布或凡士林纱布外敷，勿损伤水疱皮肤，以防感染。

二、艾灸法

艾灸法（moxibustion therapy）是通过点燃艾炷或艾条的温热刺激经络腧穴达到温经散寒、活血行气、消肿散结、回阳救逆及预防保健作用的一种方法。

（一）使用范围

主要适用于虚证、寒证。如中焦虚寒性呕吐、腹痛、腹泻，脾肾阳虚、阳气暴脱所致久泄、脱肛、阳痿、月经不调等，中气下陷所致的脏器下垂，风寒湿痹而致的腰腿痛。常灸足三里穴、气海穴、关元穴、大椎穴等穴位。

（二）评估

评估患者主要症状、既往史、体质、艾灸处皮肤情况、对疼痛的耐受情况、心理状况。

（三）用物准备

艾条或艾炷、艾盒、75%酒精棉球、无菌毫针、无菌镊子、火柴、凡士林、弯盘、纱布、生姜或食盐。

（四）操作步骤

1. 部位选择　根据要求选择适当的体位，暴露患者局部皮肤。

2. 根据病情需要选择不同的艾灸方法。

（1）艾炷灸：分为直接灸和间接灸。直接灸是指将绒线捏成圆锥状的小艾柱，直接放在穴位上点燃，灸后不留疤痕的叫无瘢痕灸，灸后化脓甚至结痂的称瘢痕灸。间接灸又可分为隔姜灸、隔盐灸、隔蒜灸或隔附子饼灸。间接灸的操作方法是将鲜生姜或蒜、食盐、附子饼切成0.2~0.3cm厚的薄片，中间以针刺数孔，置于腧穴或患部以火点燃艾炷施灸，至皮肤红润为度。

（2）艾条灸：分为温和灸及雀啄灸。温和灸是将艾条燃着一端，与施灸部位皮肤相距

2~3cm，使患者感到温热而无灼痛，一般每穴灸5~15分钟，至皮肤红润为度。雀啄灸是将艾条点燃一端，与皮肤保持距离但不固定，上下移动施灸。

（3）温针灸：先进行针刺，得气后将3~5cm的艾条插在针柄上，或用艾绒捏在针柄上点燃，直到燃尽。

3. 结束　除去艾炷燃尽后的灰烬和间隔物，或拿起燃烧的艾条，或起针。

（五）注意事项

1. 施灸顺序一般为先上后下，先背后腹，先头身后四肢，先阳经后阴经。

2. 艾炷或艾条燃尽后应立即除去灰烬，防止烫伤皮肤，熄灭后的艾条应装入小口玻璃瓶或铁罐内，可加少量水以防复燃。

3. 施灸后局部皮肤出现微红、灼热属于正常现象，无须特殊处理。如灸后局部出现水疱，小水疱可自行吸收，较大水疱可用注射器抽出液体，用消毒纱布或凡士林纱布覆盖，勿损伤水疱皮肤，以防止感染。

4. 实热证、阴虚发热者，一般不适宜采用灸法。孕妇的腹部和腰骶部不宜施灸。

三、刮痧疗法

刮痧疗法（scrapping therapy）是用边缘钝滑的刮痧板或铜钱、硬币、小汤匙等器具蘸油或清水在人体体表反复刮动，使皮下出现细小的出血点，状如沙粒，促使全身气血流畅，邪气外透于表，达到治疗目的的一种方法。

（一）使用范围

主要适用于中暑、腹痛、腹泻、痧证，以及外感病邪所致的发热、头痛、恶心、呕吐、肩周炎等。

（二）评估

评估患者有无局部皮肤溃烂、损伤、炎症等；有无出血倾向，如白血病、再生障碍性贫血等；有无严重心脑血管疾病、肝肾功能障碍、消瘦及精神疾病；有无急性扭伤及骨折。

（三）用物准备

刮痧板、小药杯、液状石蜡或植物油、纱布、弯盘。

（四）操作步骤

1. 部位选择　采用适当体位，暴露刮痧部位。刮痧部位主要选在背部，亦可在头部、颈部、前胸、四肢。急性扭伤及骨折部位禁止刮痧。

2. 刮痧方法　操作者用右手持刮痧板蘸取植物油，在选定的体表部位从上至下、由内向外，单方向反复刮动10~20次，逐渐加重用力，直至皮下呈现紫红色斑点。一般要求先刮颈项部，再刮脊椎两侧，然后刮胸部及四肢部位。

（五）注意事项

1. 掌握刮痧手法的轻重，用力应均匀，力度适中，及时调整，不可强求出痧，禁用暴力。由上而下顺刮，并时常蘸取植物油或清水保持肌肤润滑，不能干刮，以免刮伤皮肤。

2. 刮痧过程中应注意观察患者面色、局部皮肤颜色的变化。

3. 嘱患者刮痧后保持情绪稳定，禁食生冷、油腻食物。

4. 使用过的刮具应清洁、消毒后备用。

四、推拿

推拿（massage）是指依靠术者的手法作用于人体的局部或穴位上，刺激和调动机体的抗病能力，达到祛除病邪、舒筋活络、活血祛瘀、调整气血及内脏功能的一种操作技术。

（一）使用范围

推拿适用范围相当广泛，可应用于临床各科疾病。

1. 骨外科疾病 颈椎病、落枕、腰椎间盘突出症、肩周炎、软组织损伤等。

2. 普外科疾病 术后肠粘连、慢性前列腺炎、慢性阑尾炎、下肢静脉曲张、乳痈等。

3. 内科疾病 胃痛、失眠、头痛、感冒、久泻、中风后遗症、尿潴留等。

4. 妇科疾病 月经失调、痛经、闭经、慢性盆腔炎等。

5. 儿科疾病 小儿发热、腹泻、疳积、惊风、便秘、脱肛、肠套叠、哮喘、遗尿、夜啼、小儿麻痹后遗症等。

6. 五官科疾病 鼻炎、耳聋、耳鸣、斜视、近视等。

（二）评估

评估患者躯体活动、肌力、精神、言语、社会功能等情况。

（三）用物准备

备暂空床（软床）、高低不等的凳子、靠背椅、各种规格的软垫或大小不等的枕头、大毛巾等，按实际情况准备推拿介质（如滑石粉、生姜水、冬青膏、冷水、麻油、鸡蛋清等）。

（四）常用推拿手法

1. 㨰法 用手背近小指侧部分或小指、环指、中指的掌指关节部分，附着于一定部位，以肘部为支点，前臂做主动摆动，带动腕部做屈伸和前臂旋转运动。频率为120~160次/min。

2. 一指禅推法 用拇指指端螺纹面或偏峰着力于一定的部位或穴位，腕部放松，沉肩、垂肘、悬腕，肘关节略低于腕，以肘部为交点，前臂做主动摆动，带动腕部摆动和拇指关节做屈伸运动。频率为120~160次/min。

3. 摩法 以手掌掌面或示指、中指、环指指面附着于施术部位，以腕关节为中心，连同前臂做节律性的环转运动。摩法分为掌摩法、指摩法，频率为120次/min左右。

4. 擦法 大鱼际部、掌根或小鱼际部附着于一定部位，手指自然伸开，整个指掌贴在患者体表的治疗部位，以肩关节为支点，上臂主动带动手掌做前后或上下往返直线摩擦运动。频率为100~120次/min。

5. 推法 用指、掌或肘部着力于一定的部位进行单方向的直线运动。推法可分为指推、掌推和肘推法。

6. 按法 用拇指端或指腹按压体表称为指按法。用单掌或双掌，也可用双掌重叠按压体表称为掌按法。

7. 揉法 用手掌大鱼际、掌根部分或手指螺纹面，作用于一定的部位或穴位，以肘部为支点，前臂做主动摆动，带动腕部及掌指做轻缓柔和的环形运动。揉法可分为掌揉法和指揉法，频率为120~160次/min。

8. 拿法 用拇指和示指、中指或用拇指与其余的四指对称用力，在相应的部位或穴位做节律性一紧一松的拿捏。

9. 拍法 手指自然并拢，掌指关节微屈，用虚掌平稳而有节奏地拍打患部。

10. 搓法 用双手掌面夹住一定部位，相对用力做快速搓揉，同时上下往返的一种手法。取马步，沉肩、垂肘，操作时双手用力要对称，搓动要快，移动要慢。手法频率为120次/min以上，适用于腰背、胁肋及四肢部位，以上肢最常用，一般用于推拿结束时。

11. 捏法 用拇指与示指、中指或拇指与其余四指将患处皮肤、肌肉、肌腱捏起，相对用力挤压。操作时要循序而下，均匀而有节律。此法适用于头部、颈项部、肩部及四肢。

（五）注意事项

1. 根据病情选择推拿的经络与穴位。操作者双手保持清洁和温暖，勿戴戒指，指甲要经常修剪。

2. 在选定的部位选择数种推拿手法施术，要求手法持久、有力、均匀、柔和，从而达到组织深部。根据具体情况随时调整手法与力度，禁用暴力。一般每次15~20分钟。

3. 在腰腹部施术前，应先嘱患者排尿。治疗中注意保暖，防止受凉。

4. 为减少阻力或提高疗效，操作者手上可蘸水、滑石粉、液状石蜡、姜汁、酒等。

五、敷药法

敷药法（application method）又称穴位贴敷法（acupoint sticking therapy），是以中医基础理论为指导，将药物制成一定的剂型，敷贴于所需的穴位来治疗疾病的一种外治方法，通过药物和穴位的共同作用发挥疗效。其中某些带有刺激性的药物贴敷穴位可以引起局部发疱化脓，又称为"天灸"或"自灸"疗法，现代也称为"发疱疗法"。若将药物贴敷于神阙穴，通过脐部吸收或刺激脐部以治疗疾病时，又称为"敷脐疗法"或"脐疗"。具有通经活络、清热解毒、活血化瘀、消肿止痛或温补阳气的作用。

（一）使用范围

敷药法适用于内、外、妇、儿、骨伤等多种疾病的治疗、保健。

1. **内科** 头痛、眩晕、感冒、咳嗽、哮喘、胃痛、便秘等。

2. **外科** 疮疡肿毒、关节肿痛、跌打损伤等。

3. **妇科** 月经不调、痛经、子宫脱垂等。

4. **五官科** 牙痛、口疮等。

5. **儿科** 小儿夜啼、厌食、遗尿等。

有药物过敏、皮肤容易起皮疹、水疱者慎用。眼部、唇部等处慎用。

（二）评估

评估患者主要症状、既往史、药物及敷料过敏史，是否妊娠。评估敷药局部的皮肤情况，避开皮肤破损、皮疹、溃疡等部位。

（三）用物准备

治疗盘、膏药（用中药粉末与调和剂均匀搅拌而成）或新鲜中草药（须备乳钵将鲜药捣烂）、酒精灯、火柴、剪刀、胶布、绷带、棉纸或薄胶纸、油膏刀或压舌板、弯盘。必要时准备屏风、大毛巾等。

（四）操作步骤

操作时若敷药膏，则根据患处面积，取大小合适的棉纸，用油膏刀或压舌板将药膏均匀地摊在纸上，厚薄适当，将棉纸四周反折。

1. 体位 根据所选穴位，采取适当体位，使药物能敷贴稳妥。

2. 敷药 贴药前，定准穴位。对皮肤不洁者，先用温水或酒精棉球将局部擦洗干净，然后敷药。

3. 固定 对于所敷药物，无论是糊剂、膏剂或捣烂的鲜品，均应妥善固定，以免移动或脱落。

4. 热敷 对于寒性病证，可在敷药后，于药上行热敷或艾灸。

（五）注意事项

1. 凡用溶剂调敷药物，须现调现用。对于胶布过敏者，可用其他方法固定贴敷药物。

2. 对于刺激性强、毒性较大的药物，贴敷穴位不宜过多，贴敷面积不宜过大，贴敷时间不宜过长，以免发疱过大或发生药物中毒。

3. 对于孕妇、幼儿，应避免贴敷刺激性强、毒性大的药物。残留在皮肤上的药膏，不可用汽油或肥皂等刺激性的物品擦洗。

第三节 中医体质辨识

一、中医体质辨识的概念

（一）中医体质

1. 中医体质（chinese medicine constitution）的概念 中医认为，体质是个体在生命过程中，在先天遗传和后天获得的基础上从形态结构、生理功能和心理状态三方面表现出的综合、相对稳定的特质。这种特质反映在生命过程中对自然、社会环境的适应能力和对疾病的抵抗能力，以及对某些致病因素的易罹性及发病的倾向性等方面。体质现象是人类生命现象的一种重要表现形式，具有个体差异性、群类趋同性、相对稳定性和动态可变性等特点。

2. 体质的形成 体质形成受先天因素和后天因素的双重影响。

（1）先天因素：即先天禀赋，其为遗传基础，对体质的形成起主要作用。先天因素是指出生以前在母体内所禀受的一切，包括父母生殖之精的质量、父母血缘关系所赋予的遗传性、父母生育的年龄、在母体内的孕育过程。先天禀赋是体质形成的基础，是人体体质强弱的前提条件。

（2）后天因素：主要有饮食、生活起居、疾病、情志、体育锻炼、社会心理、地理环境、劳动、药物等因素。饮食因素对体质形成的作用尤其重要。

（二）中医体质辨识

中医体质辨识是指根据中医体质分型知识对人体的体质进行分类的方法。它是中医学中判断人们健康状况的基础手段，有助于疾病的预防和治疗，并为健康管理的开展提供理论支持。在社区老年人健康管理中，通过中医体质辨识能够为其实施个性化的预防保健服务，对于提升老年人生活质量具有重要作用。

二、中医体质辨识的内容与方法

（一）中医体质的分类

古今有大量的文献记载了中医体质分型，分类方法众多。中医对体质的分类起源于秦汉时期，《黄帝内经》奠定了体质分类的基础，主要有阴阳分类法、五行分类法、形态分类法和心理分类法等。历代医家对体质分类也进行了不断的探索，目前公认的是体质九分法，采用《体质评定量表》判断九种体质，即平和质、阴虚质、阳虚质、气虚质、痰湿质、血瘀质、湿热质、气郁质和特禀质。该量表由我国中医专家王琦等制定而成，共60个条目，于2009年被中华中医药学会选定为中医体质评定的标准化指标。

（二）常见体质特征及其判断

1. 平和质（balanced constitution） 强健壮实的体质状态，表现为体态适中、面色红润、精力充沛状态。

（1）体质特征：① 形体特征上，体形匀称健壮；② 常见表现上，面色、肤色润泽，头发稠密有光泽，目光有神，鼻色明润，嗅觉通利，唇色红润，不易疲劳，精力充沛，耐受寒热，睡眠良好，胃纳佳，二便正常，舌色淡红，苔薄白，脉有力；③ 心理特征上，性格随和、开朗；④ 发病倾向上，平素患病较少；⑤ 对外界环境适应能力上，对自然环境和社会环境适应能力较强。

（2）量表测试 《体质评定量表》中评估平和质的内容见表14-3-1。

2. 阴虚质（yin-deficiency constitution） 由于体内津液、精血等阴液亏少，以阴虚内热为主要特征的体质状态。

（1）体质特征：① 形体特征上，体形瘦长；② 常见表现上，手足心热，平素易口燥咽干，鼻微干，口渴喜冷饮，大便干燥，舌红少津少苔，面色潮红，有烘热感，两目干涩，视物模糊，唇红微干，皮肤偏干，易生皱纹，眩晕耳鸣，睡眠差，小便短涩，脉象细弦或数；③ 心理特征上，性情急躁，外向好动，活泼；④ 发病倾向上，平素易患有阴亏燥热的疾病；⑤ 对外界环境的适应能力上，平素不耐热邪，耐冬不耐夏，不耐受燥邪。

（2）量表测试 《体质评定量表》中评估阴虚质的内容见表14-3-2。

▼ 表14-3-1 平和质的量表内容

单位：分

请根据近一年的体验和感觉，回答以下问题	没有（根本无）	很少（有一点）	有时（有些）	经常（相当）	总是（非常）
（1）您精力充沛吗？	1	2	3	4	5
（2）您容易疲乏吗？ *	5	4	3	2	1
（3）您说话声音低弱无力吗？ *	5	4	3	2	1
（4）您感到闷闷不乐，情绪低沉吗？ *	1	2	3	4	5
（5）您比一般人耐受不了寒冷（冬天的寒冷，夏天的冷空调、电扇等）吗？ *	5	4	3	2	1
（6）您能适应外界自然和社会环境变化吗？	1	2	3	4	5
（7）您容易失眠吗？ *	5	4	3	2	1
（8）您容易忘事（健忘）吗？ *	5	4	3	2	1
判断结果：□是　　□基本是　　□否					

注：标有*的条目须逆向计分，再用公式转化。① 计分方法：正向条目计分分别为1、2、3、4、5分，逆向条目计分分别为5、4、3、2、1分。原始分=每个问题所得原始分相加总和；转化分=［（原始分−题目数）/（题目数×4）］×100，即［（原始分−8）/32］×100。所得的转化分为0~100分，由转化分判定是否为该体质。② 转化分≥60分，其他8种体质转化分均<30分，判断为"是"；转化分≥60分，其他8种体质转化分均<40分，判断为"基本是/倾向是"；不满足上述条件者，判断为"否"。

▼ 表14-3-2 阴虚质的量表内容

单位：分

请根据近一年的体验和感觉，回答以下问题	没有（根本无）	很少（有一点）	有时（有些）	经常（相当）	总是（非常）
（1）您感到手足心发热吗？	1	2	3	4	5
（2）您感觉身体、脸上发热吗？	1	2	3	4	5
（3）您皮肤或口唇干吗？	1	2	3	4	5
（4）您口唇的颜色比一般人红吗？	1	2	3	4	5
（5）您容易便秘或大便干燥吗？	1	2	3	4	5
（6）您面部两颊潮红或偏红吗？	1	2	3	4	5
（7）您感到眼睛干涩吗？	1	2	3	4	5
（8）您感到口干咽燥，总想喝水吗？	1	2	3	4	5
判断结果：□是　　□倾向是　　□否					

注：转化分=［（原始分−题目数）/（题目数×4）］×100，即［（原始分−8）/32］×100。转化分≥40分，是该体质类型；转化分30~39分，倾向是；转化分<30分，可否认该体质类型。

3. 阳虚质（yang-deficiency constitution） 由于阳气不足，以虚寒现象为主要特征的体质状态。

（1）体质特征：① 形体特征上，多形体白胖，肌肉不壮；② 常见表现上，平素畏寒，手足不温，喜热饮食，精神不振，睡眠偏多，舌淡胖嫩边有齿痕、苔润，脉象沉迟而弱，面色柔白，目胞晦暗，口唇色淡，毛发易落，易出汗，大便溏薄，小便清长；③ 心理特征上，性格多沉静、内向；④ 发病倾向上，发病多为寒证，或易从寒化，易病痰饮、肿胀、泄泻、阳痿；⑤ 对外界环境的适应能力上，不耐受寒邪，耐夏不耐冬，易感湿邪。

（2）量表测试 《体质评定量表》中评估阳虚质的内容见表14-3-3。

▼ 表14-3-3 阳虚质的量表内容

单位：分

请根据近一年的体验和感觉，回答以下问题	没有（根本无）	很少（有一点）	有时（有些）	经常（相当）	总是（非常）
（1）您手足发凉吗？	1	2	3	4	5
（2）您胃脘部、背部、腰膝部怕冷吗？	1	2	3	4	5
（3）您感到怕冷，衣服比别人穿得多吗？	1	2	3	4	5
（4）您比一般人耐受不了寒冷（冬天的寒冷，夏天的冷空调、电扇等）吗？	1	2	3	4	5
（5）您比别人更容易患感冒吗？	1	2	3	4	5
（6）您吃（喝）凉的东西会感到不舒服或者怕吃（喝）凉的东西吗？	1	2	3	4	5
（7）您受凉或吃（喝）凉的东西后，容易腹泻拉肚子吗？	1	2	3	4	5
判断结果：□是　　□倾向是　　□否					

注：转化分≥40分，是该体质类型；转化分30~39分，倾向是；转化分<30分，可否认该体质类型。

相关链接 | **阳虚质的形成原因**

阳虚质的形成原因有先天禀赋不足和后天阳气损伤两个方面。先天禀赋中阳气不足多由孕育时父母年老体弱，或母亲在妊娠时过食寒凉食物或药物，或早产等原因引起。后天因素是影响阳虚质形成的外部条件，是决定体质动态可变的重要方面。主要包括饮食不当、久居寒冷、房劳过度、疾病与药物影响、年老阳衰等。平素多食寒凉之品，久之寒凉伤阳则出现阳气偏衰。了解影响阳虚质形成的原因，就可针对性地预防或纠正阳虚质，降低阳虚质向疾病转化的发生率。

4. 气虚质（qi-deficiency constitution） 由于元气不足，以气息低弱、机体及脏腑功能状态低下为主要特征的一种体质状态。

（1）体质特征：① 形体特征上，肌肉不健壮；② 常见表现上，平素语音低怯，气短懒言，肢体容易疲乏，精神不振，易出汗，舌淡红，舌体胖大、边有齿痕，脉象虚缓，面色偏黄，目光少神，口淡，唇色少华，毛发不华，头晕，健忘，大便正常，或有便秘但不结硬，或大便不成形，便后仍觉未尽，小便正常或偏多；③ 心理特征上，性格内向，情绪不稳定，胆小不喜欢冒险；④ 发病倾向上，平素体质虚弱，卫表不固，易患感冒，或病后抗病能力弱，易迁延不愈，或易患内脏下垂、虚劳等病；⑤ 对外界的适应能力上，不耐受寒邪、风邪、暑邪。

（2）量表测试 《体质评定量表》中评估气虚质的内容见表14-3-4。

单位：分

请根据近一年的体验和感觉，回答以下问题	没有（根本无）	很少（有一点）	有时（有些）	经常（相当）	总是（非常）
（1）您容易疲乏吗？	1	2	3	4	5
（2）您容易气短（呼吸短促，喘不上气）吗？	1	2	3	4	5
（3）您容易心慌吗？	1	2	3	4	5
（4）您容易头晕或站起时眩晕吗？	1	2	3	4	5
（5）您比别人容易患感冒吗？	1	2	3	4	5
（6）您喜欢安静，懒得说话吗？	1	2	3	4	5
（7）您说话声音低弱无力吗？	1	2	3	4	5
（8）您活动量稍大就容易出虚汗吗？	1	2	3	4	5
判断结果：□是　　□倾向是　　□否					

注：转化分≥40分，是该体质类型；转化分30~39分，倾向是；转化分<30分，可否认该体质类型。

5. 痰湿质（phlegm-dampness constitution） 由于水液内停而痰湿凝聚，以黏滞重浊为主要特征的体质状态。

（1）体质特征：① 形体特征上，体形肥胖、腹部肥满松软；② 常见表现上，面部皮肤油脂较多，多汗且黏，胸闷，痰多，面色淡黄而暗，眼胞微浮，容易困倦，平素舌体胖大，舌苔白腻，口黏腻或甜，身重不爽，脉滑，喜食肥甘，大便正常或不实，小便不多或微混；③ 心理特征上，性格偏温和、稳重恭谦、和达、多善于忍耐；④ 发病倾向上，易患消渴、中风、胸痹等病症；⑤ 对外界环境的适应能力上，对梅雨季节及湿重环境适应能力差。

（2）量表测试 《体质评定量表》中评估痰湿质的内容见表14-3-5。

▼ 表14-3-5　痰湿质的量表内容

单位：分

请根据近一年的体验和感觉，回答以下问题	没有（根本无）	很少（有一点）	有时（有些）	经常（相当）	总是（非常）
（1）您感到胸闷或腹部胀满吗？	1	2	3	4	5
（2）您感觉身体沉重不轻松或不爽快吗？	1	2	3	4	5
（3）您腹部肥满松软吗？	1	2	3	4	5
（4）您有额部油脂分泌多的现象吗？	1	2	3	4	5
（5）您上眼睑比别人肿（上眼睑有轻微隆起的现象）吗？	1	2	3	4	5
（6）您嘴里有黏黏的感觉吗？	1	2	3	4	5
（7）您平时痰多，特别是感到咽喉部总有痰堵着吗？	1	2	3	4	5
（8）您舌苔厚腻或有舌苔厚厚的感觉吗？	1	2	3	4	5
判断结果：□是　　□倾向是　　□否					

注：转化分≥40分，是该体质类型；转化分30~39分，倾向是；转化分<30分，可否认该体质类型。

6. 血瘀质（blood stasis constitution） 指体内有血液运行不畅的潜在倾向或瘀血内阻的病理基础，并表现出一系列外在征象的体质状态。

（1）体质特征：① 形体特征上，瘦人居多；② 常见表现上，平素面色晦暗，皮肤偏暗或色素沉着，容易出现瘀斑，易患疼痛，口唇暗淡或紫，舌质暗有点、片状瘀斑，舌下静脉曲张，脉象细涩或结代，眼眶暗黑，鼻部暗滞，易脱发，肌肤干，女性多见痛经、闭经或经血中多凝血块，或经色紫黑有块、崩漏，或有出血倾向；③ 心理特征上，心情易烦，急躁健忘；④ 发病倾向上，易患出血、中风、胸痹等病；⑤ 对外界环境的适应能力上，不耐受风邪、寒邪。

（2）量表测试 《体质评定量表》中评估血瘀质的内容见表14-3-6。

▼ 表14-3-6 血瘀质的量表内容

单位：分

请根据近一年的体验和感觉，回答以下问题	没有 （根本无）	很少 （有一点）	有时 （有些）	经常 （相当）	总是 （非常）
（1）您的皮肤在不知不觉中会出现青紫瘀斑（皮下出血）吗？	1	2	3	4	5
（2）您两颧部有细微红斑吗？	1	2	3	4	5
（3）您身上有哪里疼痛吗？	1	2	3	4	5
（4）您面色晦暗或容易出现褐斑吗？	1	2	3	4	5
（5）您会出现黑眼圈吗？	1	2	3	4	5
（6）您容易忘事（健忘）吗？	1	2	3	4	5
（7）您口唇颜色偏暗吗？	1	2	3	4	5
判断结果：□是　　□倾向是　　□否					

注：转化分≥40分，是该体质类型；转化分30~39分，倾向是；转化分＜30分，可否认该体质类型。

7. 湿热质（dampness-heat constitution） 以湿热内蕴为主要特征的体质状态。

（1）体质特征：① 形体特征上，形体偏胖或苍瘦；② 常见表现上，平素面垢油光，易生痤疮粉刺，舌质偏红，苔黄腻，容易口苦口干，身重困倦，体偏胖或苍瘦，心烦懈怠，眼睛红赤，大便燥结或黏滞，小便短赤，男易阴囊潮湿，女易带下增多，脉象多见滑数；③ 心理特征上，性格多急躁易怒；④ 发病倾向上，易患疮疖、黄疸、火热等病症；⑤ 对外界环境的适应能力上，对湿环境或气温偏高（尤其夏末秋初）的湿热气候较难适应。

（2）量表测试 《体质评定量表》中评估湿热质的内容见表14-3-7。

8. 气郁质（qi-stagnation constitution） 由于长期情志不畅、气机郁滞而形成的以性格内向不稳定、忧郁脆弱、敏感多疑为主要表现的体质状态。

（1）体质特征：① 形体特征上，形体瘦者为多；② 常见表现上，性格内向不稳定、忧郁脆弱、敏感多疑，对精神刺激适应能力较差，平素忧郁面貌，神情多烦闷不乐，胸胁胀满，或走窜疼痛，多伴善太息，或嗳气呃逆，或咽间有异物感，或乳房胀痛，睡眠较差，食欲减退，惊悸怔忡，健忘，痰多，大便多干，小便正常，舌淡红，苔薄白，脉象弦细；③ 心理特征上，性格内向不稳定、忧郁脆弱、敏感多疑；④ 发病倾向上，易患郁症、脏躁、不寐、惊恐等；⑤ 对外界环境的适应能力上，对精神刺激适应能力较差，不喜欢阴雨天气。

▼ 表14-3-7　湿热质的量表内容

单位：分

请根据近一年的体验和感觉，回答以下问题	没有（根本无）	很少（有一点）	有时（有些）	经常（相当）	总是（非常）
（1）您面部或鼻部有油腻感或油亮发光吗？	1	2	3	4	5
（2）您脸上容易生痤疮或皮肤容易生疮疖吗？	1	2	3	4	5
（3）您感到口苦或嘴里有苦味吗？	1	2	3	4	5
（4）您大便有黏滞不爽，有解不尽的感觉吗？	1	2	3	4	5
（5）您小便时尿道有发热感、尿色浓（深）吗？	1	2	3	4	5
（6）您带下色黄（白带颜色发黄）吗？（限女性回答）	1	2	3	4	5
（7）您的阴囊潮湿吗？（限男性回答）	1	2	3	4	5
判断结果：□是　　□倾向是　　□否					

注：转化分≥40分，是该体质类型；转化分30~39分，倾向是；转化分＜30分，可否认该体质类型。

（2）量表测试　《体质评定量表》中评估气郁质的内容见表14-3-8。

▼ 表14-3-8　气郁质的量表内容

单位：分

请根据近一年的体验和感觉，回答以下问题	没有（根本无）	很少（有一点）	有时（有些）	经常（相当）	总是（非常）
（1）您感到闷闷不乐、情绪低沉吗？	1	2	3	4	5
（2）您精神紧张、焦虑不安吗？	1	2	3	4	5
（3）您多愁善感、感情脆弱吗？	1	2	3	4	5
（4）您容易感到害怕或受到惊吓吗？	1	2	3	4	5
（5）您胁肋部或乳房胀痛吗？	1	2	3	4	5
（6）您无缘无故叹气吗？	1	2	3	4	5
（7）您咽喉部有异物感，口吐之不出，咽之不下吗？	1	2	3	4	5
判断结果：□是　　□倾向是　　□否					

注：转化分≥40分，是该体质类型；转化分30~39分，倾向是；转化分＜30分，可否认该体质类型。

9. 特禀质（inherited special constitution）　表现为一种特异性体质，多指由先天因素和遗传因素造成的一种体质缺陷，包括先天性、遗传性的生理缺陷，遗传病，过敏反应，原发性免疫缺陷等。

（1）体质特征：① 形体特征上，无特殊，或有畸形，或有先天生理缺陷；② 常见表现上，遗传病有垂直遗传，先天性、家族性特征；③ 心理特征上，因禀质特异情况而不同；④ 发病倾向上，过敏体质者易发生药物过敏，易患花粉症；⑤ 对外界环境的适应能力上，适应能力差。

（2）量表测试　《体质评定量表》中评估特禀质的内容见表14-3-9。

单位：分

请根据近一年的体验和感觉，回答以下问题	没有 （根本无）	很少 （有一点）	有时 （有些）	经常 （相当）	总是 （非常）
（1）您没有感冒也会打喷嚏吗？	1	2	3	4	5
（2）您没有感冒也会鼻痒、流鼻涕吗？	1	2	3	4	5
（3）您有因季节变化、地理变化或异味等原因而喘促的现象吗？	1	2	3	4	5
（4）您容易过敏（药物、食物、气味、花粉、季节交替时、气候变化）吗？	1	2	3	4	5
（5）您的皮肤起荨麻疹（风团、风疹块、风疙瘩）吗？	1	2	3	4	5
（6）您的皮肤因过敏出现紫癜（紫红色瘀点、瘀斑）吗？	1	2	3	4	5
（7）您的皮肤一抓就红，并出现抓痕吗？	1	2	3	4	5
判断结果：□是　　□倾向是　　□否					

注：转化分≥40分，是该体质类型；转化分30~39分，倾向是；转化分<30分，可否认该体质类型。

三、中医体质辨识的应用

（一）儿童的中医体质辨识与中医调护

由于儿童处于生长发育期，中华中医药学会推荐的《体质评定量表》不适合用于儿童。目前常用的儿童中医体质分类是以五脏为中心结合气血、痰湿、阴阳等方面进行分类，分为正常体质和偏颇体质两大类，其中偏颇体质根据临床观察及专家论述又可分为八种类型。对于偏颇体质，可从饮食、中药、日常调养等方面进行体质调护。

1. 正常体质　又称平和型体质，即处于阴阳平和的状态，是健康儿童的体质类型，具体表现为形体匀称、精力充沛、性情活泼、饮食适量、大小便正常、脉象和缓有力，此类儿童一般患病较少且不易过敏。

2. 脾虚型体质　该体质突出的特点是脾胃功能薄弱，表现为形体瘦弱、食欲差、面色无光泽、大便偏稀、舌质偏淡、脉象浮缓无力，此类儿童容易积滞便秘，患口疮、泄泻、疳证等疾病。儿童脾虚型体质的饮食应忌辛辣、寒凉、油腻、过甜，适量多吃些红肉、动物心肝、红豆、山药、鸡蛋等食物，可遵医嘱服用炙甘草汤、七味白术散、参苓白术散等中药，日常调养应注意养血益阴、健脾消导、行气化湿。

3. 肺虚型体质　该体质的特点是肺气虚弱，表现为面色苍白、指纹色淡、舌质淡红、脉细，此类儿童易患感冒、咳嗽、呼吸道感染、汗证、哮喘等疾病。儿童肺虚型体质饮食应以补益肺气为主，不吃酸、甜、辛、辣等食物，可吃鱼、瘦肉、鸡蛋等优质蛋白及新鲜水果、蔬菜，可以服用银耳川贝雪梨膏或玉屏风颗粒，注意避免穿衣过温、过凉，应带儿童多参加户外锻炼，增加机体的抵抗力。

4. 肾虚型体质　该体质特点是肾气亏耗，表现为消瘦、四肢不温、毛发稀疏、牙齿替换延迟、舌质淡嫩、脉沉细或迟缓无力，此类儿童易患尿频、遗尿、矮小症等疾病。儿童肾虚型体质可在饮食中适当添加补益肾阴、肾阳的食物，如韭菜、核桃仁、羊肉、海参等，可服用四子填精胶囊补肾温阳，平时要让孩子多参加体育锻炼，提高身体免疫力。

5. 阳热型体质　该体质的特点是体内阳热偏盛，表现为暴躁易怒、好动多动、大便干结、舌色苔黄、脉滑数，此类儿童易患反复外感热病、惊风、乳蛾、多动障碍等疾病。儿童阳热型体质在饮食方面忌辛辣、刺激食物，多吃清凉、滋润的食物，如荸荠、冬瓜、鲜藕等，生活中应做静态运动调节体内血运，可遵医嘱服用清热凉血的白茅根、侧柏叶、大蓟、小蓟等草药。

6. 阴虚型体质　该体质特点是脏腑阴液不足，表现为面色萎黄、手足心热、唇干唇红、脉象细数，此类儿童易患夜啼、不寐、汗证、惊厥等疾病。儿童阴虚型体质宜食味甘、性平稍凉，具有滋阴降火、养阴清热作用的食物，如荞麦、荸荠、生梨等，此外还可服用生脉散、秋梨膏等中药以起到养阴生津、补中益气的作用。

7. 痰湿型体质　该体质特点是气血津液运化失调，表现为形体偏胖、肌肉松软、口中黏腻、大便溏、脉濡或滑，此类儿童易患厌食、肥胖症、水肿等疾病。儿童痰湿型体质宜食温补脾胃、化痰利湿的食物，如粳米、小米、芡实、白萝卜等，不宜肥甘油腻、酸涩食品，忌过饱食，可适当服用六君子丸或杏苏二陈丸健脾化痰。

8. 脾虚湿滞型体质　该体质特点是脾胃功能薄弱，表现为便溏尿少、食滞难消、口臭、脉细，此类儿童易患湿疹、疳积、胞生痰核等疾病。儿童脾虚湿滞型宜食味甘稍温补脾益气的食物，如粳米、栗子、熟藕等，也可适度食用牛肚、猪肚等动物胃脏，可适当服用四妙丸以清下疏中，清利下焦湿热。

9. 特禀型体质　该体质特点是有过敏特质，常有过敏性疾病家族史，表现为皮肤较干、舌质淡红、舌苔薄白或薄黄、脉平，此类儿童易患过敏性鼻炎、哮喘、荨麻疹、湿疹等疾病。儿童特禀型体质在日常生活中应注意保持周围环境的清洁，做好防护工作，减少与变应原接触的机会，饮食应以清淡、补益脾气的食物为主，对于易敏体质儿童则应注意常备治疗过敏的药物。

（二）老年人的中医体质辨识与中医调护

目前，社区对老年人的中医体质评定采用中华中医药学会推荐的《体质评定量表》分类和判定标准，根据不同类型的体质特点，结合老年人的生理、心理特点，提出针对性的中医调护措施。

1. 平和质

（1）保健原则：重在维护。

（2）情志调摄：保持平日心态乐观，情绪稳定，以积极心态处理日常事务。

（3）饮食调养：保持膳食平衡，做到食物多样化。食物的五味各有其所归之脏，酸味入肝，苦味入心，甘味入脾，辛味入肺，咸味入肾，应力求五味调和，不可偏食。不宜吃过寒过热的食物。顺应四时，根据四时季节不同，选择适宜的食物。

（4）起居调适：遵循自然，简单规律生活，顺应四季变化，适时增减衣物。

（5）运动保健：应通过运动保持和加强现有的体质状态，进一步提高体质水平。根据年龄、性别、个人兴趣爱好，自行选择不同的锻炼方法。

（6）穴位保健：以经络穴位按摩为主，常用手法有按、摩、推、拿、揉、捏、颤、打等，可几种手法相互配合进行。穴位按摩春季可选择足三里穴，夏季选择劳宫穴，秋季选择三阴交穴，冬季选择命门穴。

2. 阴虚质

（1）保健原则：重在滋阴降火，镇静安神。

（2）情志调摄：学会调节自我情绪，多静少动，少与人争，保持平和的心态。可以练习书法、下棋、绘画等，怡情养性、陶冶情操。

（3）饮食调养：选择甘凉滋润、生津养阴的食品，如大枣、黑豆、核桃、黑芝麻、荞麦、小麦、黑木耳等。多吃新鲜蔬菜、瓜果或含纤维素、维生素较多的食物。宜吃优质蛋白质含量丰富的食品，如鸭肉、甲鱼。平时可多食用滋阴的粥汤，如枣杞粳米粥、麦冬粳米粥、银耳红枣羹、百合莲子羹、海参当归汤等。忌吃辛辣刺激、煎炸炒爆的食品。

（4）起居调适：居住环境宜安静，选择坐北朝南的房子。在日常生活起居中，应顺应四时变化，遵循"春夏养阳，秋冬养阴"的原则。春夏季宜"夜卧早起"，保持睡眠充足。秋季宜早睡早起，冬季宜早睡晚起。

（5）运动保健：宜选择中小强度的运动项目，如太极拳、太极剑、八段锦等。也可练习"六字诀"中的"嘘"字功，以涵养肝气。锻炼时要防止出汗过多，及时补充水分，避免在炎热的夏天或闷热的环境中运动。

（6）穴位保健：穴位按摩春季可选择涌泉穴，夏季选择三阴交穴，秋季选择太溪穴，冬季选择脾俞穴。

🔔 **问题与思考**

亚健康状态又称"第三状态"、亚疾病状态、不定陈述综合征等，是指人的身心处于疾病与健康之间的一种低质状态，机体虽无明确的疾病，但在生理上、心理上出现种种不适应的感觉和症状，从而呈现活力和对外界适应力降低的一种生理状态。中医学认为，健康是指机体内部的阴阳平衡，以及机体与外界环境的平衡。机体的正常生理平衡被破坏，引起"阴阳失调、气血失调、脏腑功能失和"，导致亚健康的发生。

思考：亚健康状态时出现阴虚质与高血压患者同时伴有阴虚质，其中医调理措施有何异同？

---

3. 阳虚质

（1）保健原则：重在扶阳固本，防寒保暖。

（2）情志调摄：应加强精神调养。平时要学会调整不良情绪和情感的方法，要善于自我排遣或广交朋友，向他人倾诉；对待生活中的不顺，要从正反两方面分析，尽量减少消极情绪的影响。平时可多听活跃、欢快、兴奋、激情的音乐进行调和。

（3）饮食调养：应用温热食物调养，以益气助阳，如牛肉、羊肉、乳制品、蛋类、海虾、淡菜、韭菜、鲜生姜、大蒜等，水果则以荔枝、桂圆、杨梅、橘子、苹果、葡萄等为宜。

（4）起居调适：冬季要避寒就温以养护阳气，尤其要注意腰部及下肢保暖。春夏季节，可借助自然界之阳气以培补阳气，如日光浴或空气浴等，晴好天气多参加户外活动。同时，要注意夏季暑热多汗，也易导致阳气随汗外泄。

（5）运动保健：应加强有氧运动，适当增加户外运动锻炼，不宜在阴冷天气或潮湿处锻炼，如水中游泳易受湿寒之气，不太合适。阳光充足的上午为室外锻炼的最佳时间。注意运动量不宜过大，以防汗出伤阳。

（6）穴位保健：穴位按摩春季可选择关元穴，夏季选择肾俞穴，秋季选择气海穴，冬季选择肝俞穴。

4. 气虚质

（1）保健原则：重在益气健脾，慎避风邪。

（2）情志调摄：应注意养成豁达、乐观的生活态度，避免精神过度紧张、焦虑、过度悲伤或过度恼怒，保持心情愉快。

（3）饮食调养：糯米性温，味甘有补脾益气的作用，脾虚者宜用糯米煮粥服食。番薯性平，味甘，能补中、暖胃、肥五脏，脾虚之人可用番薯当主粮，常食用。薏苡仁性微寒，味甘，具有健脾益胃的功效，脾虚者宜用薏苡仁同粳米煮粥服食。鸡肉性温，味甘，补脾益气，补精填髓，常用药膳黄芪煨老母鸡。大枣性温，味甘，有补脾胃，益气血的作用，脾虚气血不足者，宜用大枣煨烂服食。

（4）起居调适：应注意保暖，防止外寒侵袭，忌汗出当风。睡眠时间过长不利于脾胃之气运达全身，因此，既要保证睡眠充足，也要控制睡眠时间。春夏宜早起，秋冬宜晚起。

（5）运动保健：气虚质者体力偏差，不宜进行高强度及高负荷的运动，忌用猛力和做长久憋气的动作，以免耗损元气。可根据自身体能状况，选用一些比较柔和的传统健身项目，如太极拳、八段锦、太极剑等，适当增加锻炼次数，减少每次锻炼的总负荷量，掌握好运动时间，循序渐进。

（6）穴位保健：穴位按摩春季可选择三阴交穴，夏季选择足三里穴，秋季选择太渊穴，冬季选择涌泉穴。

5. 痰湿质

（1）保健原则：重在祛除湿痰，畅达气血。

（2）情志调摄：保持心情平和、豁达、开朗，避免各种气机郁结的发生。应适当增加社会活动，多交朋友，培养广泛的兴趣爱好，转移注意力。平时可练习深呼吸，清理杂乱的思绪和念头。合理安排休闲、娱乐，以舒畅情志，调畅气机，改善体质，促进健康。

（3）饮食调养：宜多选用除湿利痰的食物。蔬菜类包括山药、芋头、韭菜、金针菜、木耳、南瓜、冬瓜、丝瓜、黄瓜、苦瓜等。主食类包括薏米、荞麦、燕麦、小米、小麦、大米、玉米。水果类包括西瓜、香蕉、苹果、荔枝、柠檬、樱桃、栗子等。鱼虾类包括鲫鱼、鳊鱼、泥鳅、黄鳝等。肉类包括牛肉、羊肉、鸡肉等。豆类及豆制品包括黄豆、绿豆、蚕豆、豆腐、豆浆等。

（4）起居调适：居室及工作环境宜温暖干燥，不宜阴冷潮湿，平时多进行户外活动，多晒太阳或进行日光浴，以舒展阳气，通达气机。夏季温度高，要特别注意湿邪的侵袭。在湿冷的气候条件下，要减少户外活动，避免受寒淋雨。

（5）运动保健：应结合自身情况选择合适的运动方式，如散步、慢跑、游泳、武术、球类运动及适合自身的各种舞蹈等，以振奋阳气，发散湿浊。运动应循序渐进，长期坚持，以14—16时阳气极盛之时为佳，运动环境宜温暖，以利机体物质代谢。

（6）穴位保健：穴位按摩春季可选择丰隆穴，夏季选择足三里穴，秋季选择脾俞穴，冬季选择肺俞穴。

6. 血瘀质

（1）保健原则：重在活血散瘀。

（2）情志调摄：既要调畅气血，又要梳理气机。培养乐观豁达的心态，保持心情愉悦。宜常看喜剧、滑稽戏等，常与朋友聊天，培养新的爱好，及时宣泄不良情绪。

（3）饮食调养：宜多吃有行气、活血功效的食物，如白萝卜、油菜、韭菜、洋葱、黑大豆、黄豆、慈姑、香菇、黑木耳、大蒜、生姜、山楂、桃仁、银杏、柑橘、柠檬、柚子、金橘、玫瑰花茶、茉莉花茶等。

（4）起居调适：血瘀质者具有血行不畅的潜在倾向，血得温则行，得寒则凝。因此，居室宜温暖、舒适，避免寒冷刺激。睡眠起居有规律，保持充足的睡眠，不熬夜。日常生活中适当运动，注意动静结合。

（5）运动保健：运动有利于调畅全身经络气血，调和五脏六腑。可选择一些中小负荷并且具有促进气血运行作用的项目，如易筋经、保健功、太极拳、五禽戏、健身操等。

（6）穴位保健：穴位按摩春季可选择血海穴，夏季选择期门穴，秋季选择心俞穴，冬季选择三阴交穴。

7. 湿热质

（1）保健原则：重在疏肝利胆、祛湿清热。

（2）情志调摄：五志过极，易于生火。情志过极，或暗耗阴血，或助火生痰，易于加重湿热质的偏颇。故应学习儒家及道家的典籍，增加心性修养。掌握宣泄不良情绪的方法，如疏泄法、转移法、音乐疗法等，学会正确对待悲与喜、苦与乐、顺与逆，保持稳定的心态。

（3）饮食调养：合理饮食，避免湿热加重。一日三餐应定点定时，不要过饱，八分饱即可。另外，合理选择具有祛湿热作用的甘寒、甘平食物，如薏米、红豆、绿豆、芹菜、黄瓜、藕等。

（4）起居调适：居室宜干燥，通风良好。不宜长期熬夜或过度疲劳。注意卫生，预防皮肤病。穿着宜宽松，选择透气性好的棉麻服装。

（5）运动保健：适合大强度、大运动量的锻炼，如中长跑、游泳、爬山、各种球类等，以消耗体内多余的热量，排出多余的水分，达到清热除湿的目的。练习"六字诀"中的"呼""嘻"字功，可健脾清热利湿，有助于改善体质偏颇。

（6）穴位保健：穴位按摩春季可选择太冲穴，夏季选择下脘穴，秋季选择三阴交穴，冬季选择足三里穴。

8. 气郁质

（1）保健原则：重在行气解郁。

（2）情志调摄：根据"喜胜忧"的情志相胜原则，注重培养乐观进取精神及开朗乐观的性格，积极参加有益的社会活动，加强人际交往，丰富生活情趣，以利气机调畅，改善不良情绪。

（3）饮食调养：多吃行气解郁的食物，如牛奶、小麦、蒿子秆、海带、海藻、萝卜、金橘、黄花菜、山楂、玫瑰花等。忌食辛辣、咖啡、浓茶等刺激性食品，少食肥甘厚味的食物。

（4）起居调适：顺应四时变化，起居有常，保证充足的睡眠。居室宜安静，温湿度适宜。宜动不宜静，适当增加户外活动，尽量避免独处。

（5）运动保健：身体锻炼有利于调理气机，舒畅情志。可选择大强度、大运动量的运动，如游泳、跑步、武术、登山等。多参加群体技术性体育项目，从提高技术水平上体验体育锻炼的乐趣。也可选择下棋、瑜伽、放松训练等体育游戏，促进人际交流，改善抑郁情绪。

（6）穴位保健：穴位按摩春季可选择天枢穴，夏季选择膻中穴，秋季选择曲池穴，冬季选择肝俞穴。

9. 特禀质

（1）保健原则：重在益气固表，养血消风。

（2）情志调摄：可根据具体情况采取相应的情志调摄措施，及时调整不良情绪，促使心态平和。

（3）饮食调养：中医认为过敏主要是肺气不足，卫表不固所致。春夏之际经常服用药膳鳝鱼煲猪肾，具有益气固表、温肾健脾的功效。生活中避免接触变应原。

（4）起居调适：特禀质者应根据个体情况调适起居。过敏体质者在季节更替时，要及时增减衣被，增强机体对环境的适应能力。春季风邪当令，易加重过敏症状，故应戴口罩，尽量减少户外活动，避免接触各种致敏物质，适当服用预防性药物，减少发病机会。

（5）运动保健：特禀质的形成与先天禀赋有关，可练习"六字诀"中的"吹"字功，以调养先天，培补肾精肾气。

（6）穴位保健：穴位按摩春季可选择足三里穴，夏季选择合谷穴，秋季选择血海穴，冬季选择肺俞穴。

（沈翠珍）

学习小结

社区通过运用中医学的"治未病""整体观念"和"辨证论治"的核心思想，对社区居民进行健康管理，目前重点开展老年人和0~36月龄儿童的中医药健康管理。

拔罐、艾灸、刮痧、推拿、敷药等中医技术具有简、便、验、廉等特点，使用广泛，已成为社区常用的中医适宜技术。

在社区开展中医体质辨识是采用《体质评定量表》来判断九种体质，即平和质、阴虚质、阳虚质、气虚质、痰湿质、血瘀质、湿热质、气郁质和特禀质，从而进行疾病的预防和治疗，为中医药健康管理提供了理论支持。目前，主要应用在社区老年人、0~36月龄儿童的个性化预防保健服务中。

复习参考题

1. 选择题

（1）按摩足三里穴位的主要功能是

A. 疏肝解郁

B. 行气活血

C. 和胃降逆

D. 补益中气

E. 滋阴润肺

（2）王女士，50岁，最近因伏案写作，感到背部肌肉疼痛不适。社区护士选择最合适的中医护理技术是

A. 刮痧疗法

B. 穴位敷贴法

C. 拔罐疗法

D. 针灸法

E. 穴位注射法

（3）患儿，8月龄，最近出现腹胀，食欲减退。社区护士给予必要的处理后，还应指导患儿家长按摩的部位是

A. 腹部

B. 背部

C. 足部

D. 四神聪穴

E. 百会穴

2. 王女士，48岁，企业经理。最近因工作繁忙，出现眩晕、头痛、面红目赤、急躁易怒、口干口苦、便秘、舌红、脉弦数。请问：

（1）王女士可能是哪种体质类型？

（2）根据中医体质类型，应进行哪些饮食指导？

3. 刘大伯，72岁。经常感到畏寒，出现手足不温、精神不振、易出汗、大便溏薄、小便清长、喜热饮食。检查：舌淡胖嫩边有齿痕、苔润，脉象沉迟而弱。请问：

（1）刘大伯可能是哪种体质类型？

（2）如何对刘大伯进行体质调护？

选择题答案

（1）D （2）C （3）A

推荐阅读

［1］ 陈明敏，叶康丽，徐志杰，等. 我国慢性阻塞性肺疾病社区管理现状与展望. 中国全科医学，2020，23（03）：251-256.

［2］ 陈长香，侯淑肖. 社区护理学. 3版. 北京：北京大学医学出版社，2023.

［3］ 吴祎芬，侯娟，吴忠颖. 探讨适合我国当前慢性病发展形势的慢性病管理模式. 中国实用医药，2017，12（24）：196-197.

［4］ 谌永毅，刘翔宇. 安宁疗护专科护理. 北京市：人民卫生出版社，2020.

［5］ 程云. 上海市护理站运行模式现状与建议. 中国护理管理，2018，18（05）：587-590.

［6］ 崔焱，张玉侠. 儿科护理学. 7版. 北京：人民卫生出版社，2021.

［7］ 胡志斌，黄国伟. 预防医学. 8版. 北京：人民卫生出版社，2024.

［8］ 郭清. 健康管理学. 北京：人民卫生出版社，2015.

［9］ 国家卫生和计划生育委员会. 国家基本公共卫生服务规范（第三版）. （2017-02-28）［2023-10-29］. http://www.nhc.gov.cn/ewebeditor/uploadfile/2017/04/20170417104506514.pdf.

［10］ 国家卫生健康委疾病预防控制局. 中国居民营养与慢性病状况报告（2020年）. 北京：人民卫生出版社，2021.

［11］ 国家卫生健康委员会妇幼健康司，全国妇幼卫生监测办公室. 全国妇幼健康监测工作手册（2021版）.

［12］ 国务院联防联控机制综合组. 新型冠状病毒感染防控方案（第十版）. 中国病毒病杂志，2023，13（02）：108-110.

［13］ 何国平，赵秋利. 社区护理理论与实践. 2版. 北京：人民卫生出版社，2018.

［14］ 胡秀英，肖惠敏. 老年护理学. 5版. 北京：人民卫生出版社，2022.

［15］ 姜丽萍. 社区护理学. 5版. 北京：人民卫生出版社，2021.

［16］ 刘国莲，宁艳花. 生命终末期护理管理. 广州市：中山大学出版社，2019.

［17］ 刘楠，李卡. 康复护理学. 5版. 北京：人民卫生出版社，2022.

［18］ 沈翠珍，王诗源. 社区护理学. 4版. 北京：中国中医药出版社，2021.

［19］ 沈洪兵，齐秀英. 流行病学. 9版. 北京：人民卫生出版社，2018.

［20］ 孙秋华，刘建军. 中医护理学基础. 2版. 北京：人民卫生出版社，2022.

［21］ 田军香，孙雪影，赵孟淑，等. 国外居家护理服务的研究进展及启示. 中华护理杂志，2019，54（04）：637-640.

［22］ 田雨同，张艳，侯小花，等. "互联网+护理服务"平台的构建及应用研究. 中华护理杂志，2020，55（10）：1537-1542.

［23］ 涂英，沈翠珍. 社区护理学. 3版. 北京：人民卫生出版社，2018.

［24］ 王爱红，张先庚. 社区护理学. 3版. 北京：人民卫生出版社，2021.

［25］王静静，钱东福. 某区域"互联网+护理服务"平台应用情况研究. 南京医科大学学报（社会科学版），2022，22（02）：180-185.

［26］王莉，付阿丹，黄艳，等."互联网+"医院–社区–家庭合作型护理服务模式的建立与实践. 中国护理管理，2019，19（11）：1617-1621.

［27］王玉龙. 康复功能评定学. 北京：人民卫生出版社，2018.

［28］夏环玲，宋启东. 安宁疗护症状处理. 天津市：天津科学技术出版社，2020.

［29］徐东娥. 中医适宜技术与特色护理实用手册. 北京：中国中医药出版社，2021.

［30］杨思进，王益平. 中医体质养生手册. 北京：科学出版社，2020.

［31］于晓松，季国忠. 全科医学. 2版. 北京：人民卫生出版社，2023.

［32］袁乾. 稳定期慢性阻塞性肺疾病测评工具的应用进展. 黑龙江医学，2022，46（09）：1144-1146.

［33］张娴，刘婕，郭凯，等. 社区护理信息化管理平台在失能老年人居家服务中的应用. 中国护理管理，2022，22（03）：396-399.

［34］郑晓. 社区中老年人多重慢病风险评估模型构建及健康管理服务路径研究. 广州：南方医科大学，2022.

［35］中华人民共和国国家卫生健康委员会. 卫生统计指标 第5部分：妇幼保健（WS/T 598.5—2018）.（2018-04-17）[2023-10-29]. http://www.nhc.gov.cn/ewebeditor/uploadfile/2018/05/20180523104507275.pdf.

［36］中华医学会妇产科学分会产科学组. 孕前和孕期保健指南（2018）. 中华妇产科杂志，2018，53（1）：7-13.

［37］于晓松，路孝琴. 全科医学概论. 6版. 北京：人民卫生出版社，2024.

［38］SCHWARTZ L N, SHAFFER J D, BUKHMAN G. The origins of the 4 × 4 framework for noncommunicable disease at the World Health Organization. SSM Popul Health, 2021, 13（8490）：100731.

［39］World Health Organization. World health statistics 2022: monitoring health for the SDGs, sustainable development goals.（2022-05-19）[2023-10-29]. https://www.who.int/publications/i/item/9789240051157.

附 录

附录1 第1次产前检查服务记录表

姓名：　　　　　　　　　　　　　　　　　　　　　　　编号□□□-□□□□□

填表日期	年　月　日			填表孕周	周	
孕妇年龄						
丈夫姓名			丈夫年龄		丈夫电话	
孕次		产次		阴道分娩_____次　剖宫产_____次		
末次月经	年　月　日或不详	预产期		年　月　日		
既往史	1 无　2 心脏病　3 肾脏疾病　4 肝脏疾病　5 高血压　6 贫血　7 糖尿病　8 其他 □/□/□/□/□/□					
家族史	1 无　2 遗传病史　3 精神疾病史　4 其他 □/□/□					
个人史	1 无特殊　2 吸烟　3 饮酒　4 服用药物　5 接触有毒有害物质 6 接触放射线　7 其他 □/□/□/□					
妇产科手术史	1 无　2 有 □					
孕产史	1 自然流产　2 人工流产　3 死胎　4 死产　5 新生儿死亡　6 出生缺陷儿					
身高	cm			体重	kg	
体质指数	kg/m²			血压	／　　　　mmHg	
听诊	心脏：1 未见异常　2 异常 □			肺部：1 未见异常　2 异常 □		
妇科检查	外阴：1 未见异常　2 异常 □			阴道：1 未见异常　2 异常 □		
	宫颈：1 未见异常　2 异常 □			子宫：1 未见异常　2 异常 □		
	附件：1 未见异常　2 异常 □					
辅助检查	血常规		血红蛋白值_____g/L　白细胞计数值_____/L 血小板计数值_____/L　其他			
	尿常规		尿蛋白_____尿糖_____尿酮体_____尿隐血_____其他			
	血型	ABO				
		Rh*				
	血糖*		_____mmol/L			
	肝功能		血清谷丙转氨酶_____U/L　血清谷草转氨酶_____U/L 白蛋白____g/L　总胆红素_____μmol/L　结合胆红素_____μmol/L			
	肾功能		血清肌酐_____μmol/L　血尿素氮_____mmol/L			
	阴道分泌物*		1 未见异常　2 滴虫　3 假丝酵母菌　4 其他 □/□/□			
			阴道清洁度：1 Ⅰ度　2 Ⅱ度　3 Ⅲ度　4 Ⅳ度 □			
	乙型肝炎		乙型肝炎表面抗原_____　乙型肝炎表面抗体* 乙型肝炎e抗原*_____　乙型肝炎e抗体* 乙型肝炎核心抗体*			
	梅毒血清学试验*		1 阴性　2 阳性 □			
	HIV抗体检测*		1 阴性　2 阳性 □			
	超声*					
	其他*					
总体评估	1 未见异常　2 异常 □					
保健指导	1 个人卫生　2 心理　3 营养　4 避免致畸因素和疾病对胚胎的不良影响 5 产前筛查宣传告知　6 其他_____ □/□/□/□/□					
转诊　1 无　2 有 □ 原因：_____机构及科室：						
下次随访日期	年　月　日		随访医生签名			

注：标有 * 的项目尚未纳入国家基本公共卫生服务项目，其中梅毒血清学试验、HIV抗体检测检查为重大公共卫生服务免费测查项目。

266

附录2 第2~5次产前随访服务记录表

姓名：　　　　　　　　　　　　　　　　　　　　　编号□□□-□□□□□

项目		第2次	第3次	第4次	第5次
（随访/督促）日期					
孕周					
主诉					
体重（kg）					
产科检查	宫底高度（cm）				
	腹围（cm）				
	胎位				
	胎心率（次/min）				
血压（mmHg）		/	/	/	/
血红蛋白值（g/L）					
尿蛋白					
其他辅助检查*					
分类		1 未见异常 □ 2 异常	1 未见异常 □ 2 异常	1 未见异常 □ 2 异常	1 未见异常 □ 2 异常
指导		1 生活方式 2 营养 3 心理 4 运动 5 其他	1 生活方式 2 营养 3 心理 4 运动 5 自我监护 6 母乳喂养 7 其他	1 生活方式 2 营养 3 心理 4 运动 5 自我监护 6 分娩准备 7 母乳喂养 8 其他	1 生活方式 2 营养 3 心理 4 运动 5 自我监护 6 分娩准备 7 母乳喂养 8 其他
转诊		1 无　2 有　　□ 原因： 机构及科室：	1 无　2 有　　□ 原因： 机构及科室：	1 无　2 有　　□ 原因： 机构及科室：	1 无　2 有　　□ 原因： 机构及科室：
下次随访日期					
随访医生签名					

注：若有标*的项目，填写此处。

附录3 产后访视记录表

姓名： 编号□□□-□□□□□

随访日期	年　月　日				
分娩日期	年　月　日		出院日期	年　月　日	
体温（℃）	℃				
一般健康情况					
一般心理状况					
血压（mmHg）					
乳房	1 未见异常　2 异常				□
恶露	1 未见异常　2 异常				□
子宫	1 未见异常　2 异常				□
伤口	1 未见异常　2 异常				□
其他					
分类	1 未见异常　2 异常				□
指导	1 个人卫生 2 心理 3 营养 4 母乳喂养 5 新生儿护理与喂养 6 其他				□/□/□/□/□
转诊	1 无　2 有 原因： 机构及科室：				□
下次随访日期					
随访医生签名					

附录4 产后42日健康检查记录表

姓名：   编号□□□-□□□□□

随访日期	年 月 日		
分娩日期	年 月 日	出院日期	年 月 日
一般健康情况			
一般心理状况			
血压（mmHg）			
乳房	1 未见异常　2 异常		□
恶露	1 未见异常　2 异常		□
子宫	1 未见异常　2 异常		□
伤口	1 未见异常　2 异常		□
其他			
分类	1 已恢复　2 未恢复		□
指导	1 心理保健 2 性保健与避孕 3 婴儿喂养 4 产妇营养 5 其他		□/□/□/□/□
处理	1 结案　2 转诊 原因： 机构及科室：		□
随访医生签名			

附录5　高血压患者随访服务记录表

姓名：　　　　　　　　　　　　　　　　　　　　　　　　编号□□□－□□□□□

	随访日期	年　　月　　日	年　　月　　日	年　　月　　日	年　　月　　日
	随访方式	1 门诊　2 家庭 3 电话　　　　□	1 门诊　2 家庭 3 电话　　　　□	1 门诊　2 家庭 3 电话　　　　□	1 门诊　2 家庭 3 电话　　　　□
症状	1 无症状 2 头痛头晕 3 恶心呕吐 4 视物模糊、耳鸣 5 呼吸困难 6 心悸胸闷 7 鼻出血不止 8 四肢发麻 9 下肢水肿	□/□/□/□ □/□/□/□ 其他：	□/□/□/□ □/□/□/□ 其他：	□/□/□/□ □/□/□/□ 其他：	□/□/□/□ □/□/□/□ 其他：
体征	血压（mmHg）				
	体重（kg）	/	/	/	/
	体质指数 （BMI）（kg/m²）	/	/	/	/
	心率（次/min）				
	其他				
生活方式指导	日吸烟量（支）	/	/	/	/
	日饮酒量（两）	/	/	/	/
	运动	__次/周　__min/次 __次/周　__min/次	__次/周　__min/次 __次/周　__min/次	__次/周　__min/次 __次/周　__min/次	__次/周　__min/次 __次/周　__min/次
	摄盐情况（咸淡）	轻/中/重　/轻/中/重	轻/中/重　/轻/中/重	轻/中/重　/轻/中/重	轻/中/重　/轻/中/重
	心理调整	1 良好　2 一般 3 差　　　　□	1 良好　2 一般 3 差　　　　□	1 良好　2 一般 3 差　　　　□	1 良好　2 一般 3 差　　　　□
	遵医行为	1 良好　2 一般 3 差　　　　□	1 良好　2 一般 3 差　　　　□	1 良好　2 一般 3 差　　　　□	1 良好　2 一般 3 差　　　　□
	辅助检查				
	服药依从性	1 规律　2 间断 3 不服药　　□	1 规律　2 间断 3 不服药　　□	1 规律　2 间断 3 不服药　　□	1 规律　2 间断 3 不服药　　□
	药物不良反应	1 无　2 有　□	1 无　2 有　□	1 无　2 有　□	1 无　2 有　□
	此次随访分类	1 控制满意 2 控制不满意 3 不良反应 4 并发症　　□	1 控制满意 2 控制不满意 3 不良反应 4 并发症　　□	1 控制满意 2 控制不满意 3 不良反应 4 并发症　　□	1 控制满意 2 控制不满意 3 不良反应 4 并发症　　□
用药情况	药物名称1				
	用法用量	每日　次　每次	每日　次　每次	每日　次　每次	每日　次　每次
	药物名称2				
	用法用量	每日　次　每次	每日　次　每次	每日　次　每次	每日　次　每次
	药物名称3				
	用法用量	每日　次　每次	每日　次　每次	每日　次　每次	每日　次　每次
	其他药物				
	用法用量	每日　次　每次	每日　次　每次	每日　次　每次	每日　次　每次
转诊	原因				
	机构及科别				
	下次随访日期				
	随访医生签名				

附录6 2型糖尿病患者随访服务记录表

姓名：   编号□□□-□□□□□

	随访日期				
	随访方式	1 门诊　2 家庭 3 电话　　　　□	1 门诊　2 家庭 3 电话　　　　□	1 门诊　2 家庭 3 电话　　　　□	1 门诊　2 家庭 3 电话　　　　□
症状	1 无症状 2 多饮 3 多食 4 多尿 5 视物模糊 6 感染 7 手足麻木 8 下肢水肿 9 体重明显下降	□/□/□/□/ □/□/□/□/ 其他	□/□/□/□/ □/□/□/□/ 其他	□/□/□/□/ □/□/□/□/ 其他	□/□/□/□/ □/□/□/□/ 其他
体征	血压（mmHg）				
	体重（kg）	/	/	/	/
	体质指数 （kg/m²）	/	/	/	/
	足背动脉搏动	1 触及正常　　□ 2 减弱（双侧　左侧 右侧） 3 消失（双侧　左侧 右侧）	1 触及正常　　□ 2 减弱（双侧　左侧 右侧） 3 消失（双侧　左侧 右侧）	1 触及正常　　□ 2 减弱（双侧　左侧 右侧） 3 消失（双侧　左侧 右侧）	1 触及正常　　□ 2 减弱（双侧　左侧 右侧） 3 消失（双侧　左侧 右侧）
	其他				
生活方式指导	日吸烟量	/	/	/	/
	日饮酒量	/	/	/	/
	运动	__次/周　__分钟/次 __次/周　__分钟/次	__次/周　__分钟/次 __次/周　__分钟/次	__次/周　__分钟/次 __次/周　__分钟/次	__次/周　__分钟/次 __次/周　__分钟/次
	主食（g/d）	/	/	/	/
	心理调整	1 良好　2 一般 3 差　　　　　□	1 良好　2 一般 3 差　　　　　□	1 良好　2 一般 3 差　　　　　□	1 良好　2 一般 3 差　　　　　□
	遵医行为	1 良好　2 一般 3 差　　　　　□	1 良好　2 一般 3 差　　　　　□	1 良好　2 一般 3 差　　　　　□	1 良好　2 一般 3 差　　　　　□
辅助检查	空腹血糖值	_____mmol/L	_____mmol/L	_____mmol/L	_____mmol/L
	其他检查	糖化血红蛋白____% 检查日期：__月__日	糖化血红蛋白____% 检查日期：__月__日	糖化血红蛋白____% 检查日期：__月__日	糖化血红蛋白____% 检查日期：__月__日
	服药依从性	1 规律　2 间断 3 不服药　　　□	1 规律　2 间断 3 不服药　　　□	1 规律　2 间断 3 不服药　　　□	1 规律　2 间断 3 不服药　　　□
	药物不良反应	1 无　2 有____　□	1 无　2 有____　□	1 无　2 有____　□	1 无　2 有____　□
	低血糖反应	1 无　2 偶尔 3 频繁　　　　□	1 无　2 偶尔 3 频繁　　　　□	1 无　2 偶尔 3 频繁　　　　□	1 无　2 偶尔 3 频繁　　　　□
	此次随访分类	1 控制满意 2 控制不满意 3 不良反应 4 并发症　　　□	1 控制满意 2 控制不满意 3 不良反应 4 并发症　　　□	1 控制满意 2 控制不满意 3 不良反应 4 并发症　　　□	1 控制满意 2 控制不满意 3 不良反应 4 并发症　　　□
用药情况	药物名称1				
	用法用量	每日　次｜每次	每日　次｜每次	每日　次｜每次	每日　次｜每次
	药物名称2				
	用法用量	每日　次｜每次	每日　次｜每次	每日　次｜每次	每日　次｜每次
	药物名称3				
	用法用量	每日　次｜每次	每日　次｜每次	每日　次｜每次	每日　次｜每次
	胰岛素	种类： 用法和用量：	种类： 用法和用量：	种类： 用法和用量：	种类： 用法和用量：
转诊	原因				
	机构及科别				
	下次随访日期				
	随访医生签名				

附录7 严重精神障碍患者个人信息补充表

姓名：_____ 　　　　　　　　　编号□□□-□□□□□

监护人姓名		与患者关系	
监护人住址		监护人电话	
辖区居（村）委会联系人、电话			
户别	1 城镇　2 农村		□
就业情况	1 在岗工人　2 在岗管理者　3 农民　4 下岗或无业　5 在校学生 6 退休　7 专业技术人员　8 其他　9 不详		□
知情同意	1 同意参加管理 0 不同意参加管理 签字： 签字时间 _____年_____月_____日		□
初次发病时间	_____年_____月_____日		
既往主要症状	1 幻觉　2 交流困难　3 猜疑　4 喜怒无常　5 行为怪异　6 兴奋话多　7 伤人毁物 8 悲观厌世　9 无故外走　10 自语自笑　11 孤僻懒散　12 其他 □/□/□/□/□/□/□/□/□		
既往关锁情况	1 无关锁　2 关锁　3 关锁已解除		□
既往治疗情况	门诊	1 未治　2 间断门诊治疗　3 连续门诊治疗 首次抗精神病药治疗时间_____年_____月_____日	□
	住院	曾住精神专科医院/综合医院精神专科_____次	
目前诊断情况	诊断_____　确诊医院_____　确诊日期_____		
最近一次治疗效果	1 临床痊愈　2 好转　3 无变化　4 加重		□
危险行为	1 轻度滋事_____次　2 肇事_____次 3 肇祸_____次　4 其他危害行为_____次 5 自伤_____次　6 自杀未遂_____次 7 无		□/□/□/□/□/□
经济状况	1 贫困，在当地贫困线标准以下　2 非贫困		□
专科医生的意见 （如果有请记录）			
填表日期	年　　月　　日	医生签字	

附录8 严重精神障碍患者随访服务记录表

姓名： 　　　　　　　　　　　　　　　　　　　　编号□□□-□□□□□

随访日期	年　　月　　日	
本次随访形式	1 门诊　2 家庭访视　3 电话	□
若失访，原因	1 外出打工　2 迁居他处　3 走失　4 连续3次未到访　5 其他	□
如死亡，日期和原因	死亡日期　　　　　　　　　　年　　　月　　　日	
	死亡原因　1 躯体疾病 ① 传染病　② 肿瘤　③ 心脏病　④ 脑血管疾病 ⑤ 呼吸系统疾病　⑥ 消化系统疾病　⑦ 其他疾病　⑧ 不详	□
	2 自杀　3 他杀　4 意外　5 精神疾病相关并发症　6 其他	□
危险性评估	0（0级）　1（1级）　2（2级）　3（3级）　4（4级）　5（5级）	□
目前症状	1 幻觉　2 交流困难　3 猜疑　4 喜怒无常　5 行为怪异　6 兴奋话多　7 伤人毁物 8 悲观厌世　9 无故外走　10 自语自笑　11 孤僻懒散　12 其他 □/□/□/□/□/□/□/□/□/□/□/□	
自知力	1 自知力完全　2 自知力不全　3 自知力缺失	□
睡眠情况	1 良好　2 一般　3 较差	□
饮食情况	1良好　2一般　3较差	□
社会功能情况	个人生活料理　1 良好　2 一般　3 较差	□
	家务劳动　　　1 良好　2 一般　3 较差	□
	生产劳动及工作　1 良好　2 一般　3 较差　9 此项不适用	□
	学习能力　　　1 良好　2 一般　3 较差	□
	社会人际交往　1 良好　2 一般　3 较差	□
危险行为	1 轻度滋事____次　2 肇事____次　3 肇祸____次　4 其他危害行为____次 5 自伤____次　6 自杀未遂____次　7 无	□
两次随访期间关锁情况	1 无关锁　2 关锁　3 关锁已解除	□
两次随访期间住院情况	0 未住院　1 目前正在住院　2 曾住院，现未住院 末次出院时间_____年_____月____日	□
实验室检查	1 无　　2 有	□
用药依从性	1 按医嘱规律用药　2 间断用药　3 不用药　4 医嘱勿需用药	□
药物不良反应	1 无　2 有_____9 此项不适用	□
治疗效果	1 痊愈　2 好转　3 无变化　4 加重　9 此项不适用	□
是否转诊	1 否　2 是 转诊原因： 转诊至机构及科室：	□

用药情况	药物1：	用法：每日（月）　　次	每次剂量　　mg
	药物2：	用法：每日（月）　　次	每次剂量　　mg
	药物3：	用法：每日（月）　　次	每次剂量　　mg
用药指导	药物1：	用法：每日（月）　　次	每次剂量　　mg
	药物2：	用法：每日（月）　　次	每次剂量　　mg
	药物3：	用法：每日（月）　　次	每次剂量　　mg

康复措施	1 生活劳动能力　2 职业训练　3 学习能力　4 社会交往　5 其他	□/□/□/□
本次随访分类	1 不稳定　2 基本稳定　3 稳定	□
下次随访日期	_____年_____月_____日	随访医生签名

索　引

A

艾灸法（moxibustion therapy）246

B

拔罐疗法（cupping therapy）245

C

初级卫生保健（primary health care，PHC）006
传染病（communicable diseases）235
创伤后应激障碍（post-traumatic stress disorder，PTSD）234

D

单亲家庭（single parent family）091
电子健康档案（electronic health record，EHR）047

E

儿童保健（child care）117

F

非婚姻家庭（non-marital family）091
分析性研究（analytical study）059
敷药法（application method）249

G

高血压（hypertension）174
公共卫生（public health）004
刮痧疗法（scrapping therapy）247

H

核心家庭（nuclear family）091

J

急性应激障碍（acute stress disorder，ASD）234
疾病分布（distribution of disease）054
家庭发展任务（family developmental task）094
家庭访视（home visit）105
家庭功能（family function）093
家庭价值系统（family value system）093
家庭健康护理计划（family health nursing plan）103
家庭健康护理评估（family health nursing assessment）099

家庭健康护理评价（family health nursing evaluation） 104

家庭健康护理实施（family health nursing implementation） 104

家庭健康护理诊断（family health nursing diagnosis） 103

家庭结构（family structure） 092

家庭角色（family role） 092

家庭权力结构（family power structure） 092

家庭生活周期（family life cycle） 094

家庭资源（family resource） 094

家系图（family genogram） 100

健康传播（health communication） 021

健康干预（health intervention） 044

健康管理（health management） 039

健康家庭（healthy family） 095

健康监测（health monitoring） 041, 126

健康教育（health education） 020

健康社区（healthy community） 003

健康素养（health literacy） 021

健康体检（health examination） 169

健康危险因素（health risk factor） 039

健康危险因素评价（health risk factors appraisal） 042

精神障碍（mental disorder） 184

居家护理（home care） 110

K

康复（rehabilitation） 189

康复护理（rehabilitation nursing，RN） 189

L

联合家庭（allied family） 091

流行病学（epidemiology） 053

M

慢性病（chronic disease） 164

描述性研究（descriptive study） 058

P

平和质（balanced constitution） 251

Q

气虚质（qi-deficiency constitution） 253

气郁质（qi-stagnation constitution） 255

S

三级预防（three levels of prevention） 005

筛查（screening） 064, 168

社区（community）001
社区妇女保健（women health care in community）135
社区护理（community care）012
社区护士（community nurse）014
社区健康促进（community health promotion）031
社区健康教育（community health education）021
社区居民健康档案（community resident health file）047
社区康复（community-based rehabilitation，CBR）190
社区康复护理（community-based rehabilitation nursing）190
社区卫生服务（community health service，CHS）004
湿热质（dampness-heat constitution）255
实验研究（experimental study）060
随访（follow-up）169

T

痰湿质（phlegm-dampness constitution）254
糖尿病（diabetes mellitus，DM）178
特禀质（inherited special constitution）256
突发公共事件（public emergency）225
突发公共卫生事件（public health emergency）225
推拿（massage）248

W

围婚期（perimarital period）137
围绝经期（perimenopausal period）141

X

新型冠状病毒感染（novel coronavirus infection）237
穴位贴敷法（acupoint sticking therapy）249
血瘀质（blood stasis constitution）255

Y

严重精神障碍（severe mental disorder）184
阳虚质（yang-deficiency constitution）252
一般反应（common vaccine reaction）124
以社区为导向的基层医疗模式（community-oriented primary care，COPC）046
异常反应（rare vaccine reaction）124
阴虚质（yin-deficiency constitution）251
预防接种（vaccination）120
预警（early warning）229

Z

中医体质（chinese medicine constitution）250
主干家庭（trunk family）091
自我管理（self-management）045

10